心电图实习图谱

主　编　谢志斌　许顶立

副主编　杨京山　赖文岩　曾庆春

U0350960

科学出版社

北　京

内 容 简 介

本图谱列举心电图病例228幅,分为两部分。第一部分(第1～158例)为多导联同步描记心电图,除常见病心电图外,还介绍部分复杂疑难心律失常及电生理方面的新进展。第二部分(第159～228例)为单导联描记心电图,以常见病心电图为主,可供基层医院读者阅读。

本图谱内容系统、图文并茂、易懂通俗,可作为医学院校学生、年轻医生、护士和心电图专业医技人员的参考书,也可作为心电图学习培训教材。

图书在版编目(CIP)数据

心电图实习图谱/谢志斌,许顶立主编.—北京:科学出版社,2017.1
ISBN 978-7-03-051589-6

Ⅰ.心… Ⅱ.①谢… ②许… Ⅲ.心电图—图谱 Ⅳ.R540.4-64

中国版本图书馆 CIP 数据核字(2017)第 006757 号

责任编辑:程晓红 董 林 / 责任校对:李 影
责任印制:徐晓晨 / 封面设计:龙 岩

科 学 出 版 社出版
北京东黄城根北街 16 号
邮政编码:100717
http://www.sciencep.com
北京建宏印刷有限公司 印刷
科学出版社发行 各地新华书店经销

*

2017 年 01 月第 一 版 开本:787×1092 1/16
2018 年 03 月第三次印刷 印张:20
字数:501 000

定价:78.00 元
(如有印装质量问题,我社负责调换)

前　言

心电图技术自发明并应用到临床以来已有 100 余年,由于它具有方便、无创、安全、可重复等特点,已广泛应用于临床诊疗中。目前心电图已成为心血管内科常规检查项目,也是其他临床学科如外科、妇产科、儿科、麻醉科、重症监护病房等重要的无创性检查方法。掌握心电图的基本知识是临床医务工作者必备的基本功之一。心电图知识一直以来是内科学教学的重点,对于初学心电图的医学生也是难点。

作为从事心电图临床和教学工作多年的心电工作者,我们有责任编写一部简明的好学易懂的心电图图谱,帮助初学者或实习生学好心电图这门课。本图谱的主编谢志斌主任技师于1994 年编辑出版了《心电图图谱》,作为南方医科大学(原第一军医大学)校内教材应用至今已20 余年,受到学生和教师的欢迎和好评,使编者深受鼓励。随着临床心电图技术的进展,有创性检查如冠脉造影、心内电生理检查和射频消融术、心电记录仪的进步等,使心电学描记技术和诊断能力更加完善。因此,在教师和学生要求下,我们全新精选临床常见心电图实例 158 幅作为本书的第一部分,而旧版《心电图图谱》完整保留下来作为本书的第二部分。

本书图例均从南方医院近年临床心电工作中积累的典型病例精选,每例都有翔实的临床资料,与相关检查如冠脉造影、心内电生理及射频消融术和心脏彩超进行对照,结合临床资料和心电图表现逐一进行分析解读,做出判断。本书特点是图例经典,诊断明确,文字简明扼要,通俗易懂,做到心电图与临床实践密切结合,便于医学生课后自修,使读者更快地掌握心电图知识。本图谱可作为医学院校学生、研究生、进修生、年轻医生、护士和心电图专业医技人员的参考书,也可作为心电图学习班教材。

感谢南方医科大学南方医院心血管内科专家教授对《心电图实习图谱》出版给予的鼓励和支持,感谢南方医院心血管内科心电图室王凡医师、林志彬医师及全体同仁为本书出版给予的大力帮助及所做的各项工作。还要感谢著名心血管病专家刘伊丽教授、赖世忠教授当年对旧版《心电图图谱》的审阅修改和指导。

由于编者水平有限,时间仓促,错误和问题敬请读者批评指正。

编　者

2016 年 3 月 30 日于南方医科大学南方医院

心电图阅读分析方法

当系统地学习了心电图的基本知识后,如何阅读和分析心电图十分重要,只有熟练地掌握了心电图的分析方法和技巧,把心电图波段的改变与临床资料有机结合起来,才能对心电图做出正确的诊断。

1. **描记合格的心电图** 要描记合格的心电图,首先确保心电图仪的各项技术参数合格,如时间常数、频率响应、阻尼、走纸速度及定标电压等性能符合规定的要求。描记心电图时还要选择合适的场所,做好描记前的准备,避免发生干扰和基线漂移而影响阅读分析,并要保证心电图各波段清晰不失真。

2. **描记常规 12 导联心电图** 在做心电图检查之前,首先要了解患者(受检者)的临床资料,一般情况下描记常规 12 导联心电图即可,必要时加做附加导联,如怀疑正后壁心肌梗死应加做 $V_7 - V_9$ 导联,疑有右室心肌梗死时加做 $V_3R - V_5R$ 导联。如果是心律失常,应选择 P 波清楚导联描记,通常选择 II、V_1 导联,描记时间适当长一些,以便有足够的长度分析心律失常的变化规律。

3. **正确安放电极** 通常心电图导联电极用颜色标记。如肢体导联:红色(R)连接右上肢;黄色(L)连接左上肢;绿色(F)连接左下肢;黑色(N)连接右下肢。胸导联:V_1(红色)位于胸骨右缘第 4 肋间;V_2(黄色)位于胸骨左缘第 4 肋间;V_3(绿色)位于 V_2 与 V_4 两点连线的中点;V_4(棕色)位于左锁骨中线与第 5 肋间相交处,V_5(黑色)位于左腋前线与 V_4 同一水平处;V_6(紫色)位于左腋中线与 V_4 同一水平处。

4. **心电图的测量与分析** 阅读分析心电图时,可先将各导联波段大致看一遍,注意心电图 12 导联是否完整,有否遗漏或连接错误,然后仔细观察 P 波、QRS 波和 T 波及各波段间期是否正常,其相互之间的关系,如波形大小、形态有无增宽或变形,ST 段有无偏移(抬高或下移),T 波是直立、低平或倒置,平均心电轴是正常或有左右偏移,以及胸导联有无顺钟或逆钟向转位,一般对大部分心电图异常变化即能做出正确判断。遇到可疑或比较复杂心律失常心电图应认真测量,测量内容包括:P-P 间期、R-R 间期、P-R 间期、P 波时限、Q 波时限、QRS 波时限、ST 段、Q-T 间期、P 波振幅和 QRS 波振幅等,对所测参数进行仔细分析,找出其异常改变特征,以便帮助对结果的解释和判断。

5. **确定基本心律** 对于较复杂的心律失常心电图应首先找出基本心律,多数情况下基本为窦性心律,即可见窦性 P 波,P 波在 II 导联直立,aVR 导联倒置。当发现心律不齐,如过早搏动,看是室性早搏还是室上性早搏(室上性分为房性和交界性),如延缓出现则为逸搏,分为室性和交界性逸搏。如 P 波消失则可能为异位心律,如 F 波(心房扑动)、f 波(心房颤动)。是心动过速还是心动过缓,如果是心动过速,看是宽 QRS 波还是窄 QRS 波心动过速,如果心动过速 QRS 波正常,可能是窦性心动过速、房性心动过速或室上性心动过速等;如果是宽 QRS 波约 80% 是室性心动过速,少数为室上性心动过速伴束支阻滞或室内差异性传导等。心动过速时是否有 P 波,以及 P 波与 QRS 波的关系,对判断室性心动过速、室上性心动过速有帮助。如果是心动过缓,需明确是窦性心动过缓,还是逸搏性心律,进一步鉴别是室上性还是室性逸搏心律,如果 QRS 波时限正常,为交界性逸搏心律;QRS 波增宽,时限大于 0.12s 者,为室性逸搏性心律。

6. **激动传导问题**　正常人心脏激动起源于窦房结,激动经房室传导系统顺序下传抵达心室,产生 P-QRS-T 波。而激动传导过程都按一定的顺序和一定的时间传导,如正常 P 波的时间<0.11s,P-R 间期 0.12~0.20s(与心率快慢相关),QRS 波时间<0.11s,Q-T 间期 0.40s 左右(与心率快慢相关)。任何部位发生传导延长或传导中断为传导阻滞。如 P-R 间期延长>0.21s,为一度房室传导阻滞;二度房室传导阻滞时,P 波与 QRS 波呈比例下传(传导阻滞),又分为二度Ⅰ型和Ⅱ型,Ⅰ型下传 P-R 间期逐渐延长,直到脱掉一个 QRS-T 波;Ⅱ型下传 P-R 间期固定,常为 2:1~4:1 房室传导阻滞;三度房室传导阻滞时,P 波下传心室完全受阻,P 波与 QRS 波无关,心房率>心室率,为三度房室传导阻滞伴交界性或室性逸搏心律。另外,如果心房率缓慢,心室率>心房率为干扰性房室分离伴交界性逸搏心律。

7. **室内束支阻滞**　室内传导阻滞分为束支、分支传导阻滞,束支传导阻滞则表现在胸导联 QRS 波时限增宽及形态异常,如右束支传导阻滞时 V_1 导联 QRS 波呈 rSR′型,左束支传导阻滞时 V_5 导联 R 波增宽粗钝;分支传导阻滞主要表现是平均心电轴偏移,左前分支阻滞时心电轴左偏,左后分支阻滞时心电轴右偏,以及肢导联 QRS 波形态出现相应改变等。

8. **心肌梗死**　心肌梗死心电图的主要改变是异常 Q 波或 QS 波,如果发现心电图出现异常 Q 波,伴有 ST 段抬高和 T 波直立高耸应考虑急性心肌梗死,结合临床症状和心肌酶谱异常不难诊断。要注意的是,超急性期心肌梗死只有 ST 段抬高和 T 波直立高耸,无异常 Q 波;而陈旧性心肌梗死只有异常 Q 波,ST-T 可以是正常,此时应与非梗死性 Q 波鉴别诊断。

9. **房室肥大和 ST-T 改变**　心房肥大时,P 波时限增宽、切迹,振幅增高;心室肥厚则主要表现 QRS 波振幅异常增高,又分为左心室肥厚及右心室肥厚。左室肥厚时 V_5 导联 QRS 波振幅高,右室肥厚则 V_1 导联 R 波振幅增高。

ST-T 改变可以是冠心病心肌缺血所致,也可能是继发性改变(如继发于左束支阻滞、预激综合征、室性异位搏动等),应结合临床和心电图特点进行分析判断。

目　录

第一部分　多导联同步心电图

第二部分　单导联心电图

第一部分　　多导联同步心电图

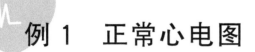

例1　正常心电图

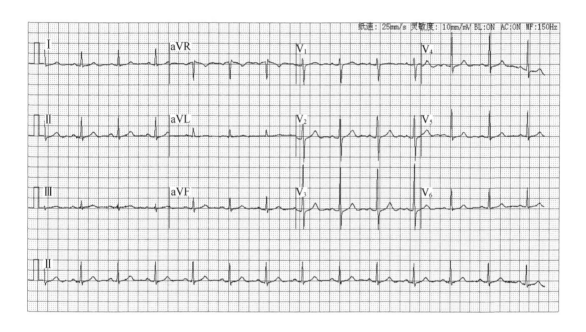

纸速:25mm/s　灵敏度:10mm/mV BL:ON AC:ON MF:150Hz

临床资料:郑××,女,48岁。临床诊断:查体。

心电图特征:P波规律出现,$P_{I、II、aVF、V_{4-6}}$直立,P_{aVR}倒置。P波形态、时限、电压正常。P-P间期0.72s,心率83次/分。QRS时限0.08s,P-R间期0.17s,Q-T间期0.38s,心电轴正常33°。I、aVL导联呈qR型;aVR呈qR型;III、aVF呈Rs,V_1导联呈rS型,V_2导联呈RS型,V_{4-6}呈Rs型。ST段无偏移,T波正常。

心电图诊断:1.窦性心律;2.正常心电图。

讨论:本例心电图具备:①P波I、II、aVF、V_{3-6}直立,P_{aVR}倒置;②心率在60～100次/分;③P-R间期>0.12s;④在同一导联上P-P间期之差<0.12s。全导联QRS波群形态时限及振幅正常,ST段无偏移,T波正常。本幅心电图应诊断为窦性心律,正常心电图。

例2 窦性心律不齐

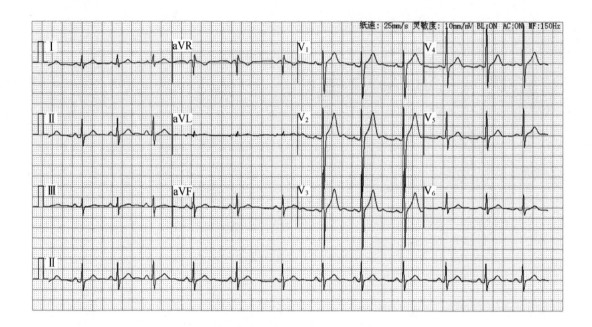

临床资料:潘××,男,25岁。临床诊断:上呼吸道感染。

心电图特征:P 波规律出现,$P_{I、II、III、aVF、V1-6}$ 直立,P_{aVR} 倒置。P 波时限 0.10s,电压 0.15mV,P 波形态正常。P-P 间期 0.71～0.91s,最长 P-P 间期与最短 P-P 间期之差>0.12s,平均心率 75 次/分。QRS 时限 0.09s,P-R 间期 0.16s,Q-T 间期 0.36s,心电轴正常40°。 I 导联呈 Rs 型;aVR 呈 qR 型;aVL 呈小综合波;II、III、aVF、V_3 呈 RS 型;V_{1-2} 导联呈 rS 型;V_{4-6} 呈 Rs 型。ST 段无偏移,T 波正常。

心电图诊断:窦性心律不齐。

讨论:本例心电图具备以下 3 点:①P 波为窦性,即 $P_{I、II、aVF、V3-6}$ 直立,P_{aVR} 倒置;②P-R 间期≥0.12s;③在同一导联或同一份心电图上,其最长 P-P 间期与最短 P-P 间期之差>0.12s;示窦性心律不齐。该患者心律不齐可能与上呼吸道感染有关。

例3 窦性心动过速

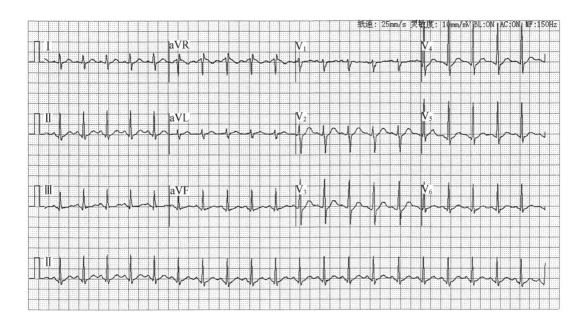

纸速:25mm/s 灵敏度:10mm/mV BL:ON AC:ON MF:150Hz

临床资料:陈××,男,29岁。临床诊断:心悸原因待查。

心电图特征:P波规律出现,$P_{I、II、aVF、V_{4-6}}$直立,P_{aVR}倒置。P波时限0.10s,电压0.15mV,形态正常。P-P间期0.48s,心率125次/分,QRS时限0.08s,P-R间期0.14s,Q-T间期0.34s,心电轴正常79°。导联I呈RS型,aVL、V_{1-2}导联呈rS型;aVR呈rsR'型;II、III、aVF、V_{4-6}导联呈qRs型;V_3呈Rs型。ST-T无偏移,T波正常。

心电图诊断:窦性心动过速。

讨论:本例心电图具备以下特点:①P波为窦性(例1);即$P_{I、II、aVF、V_3-6}$直立,P_{aVR}倒置,P电轴在0°～70°之间;②P-R间期≥0.12s;③心率125次/分(在100～160次/分之间),为窦性心动过速。

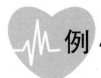 例4 窦性心动过缓

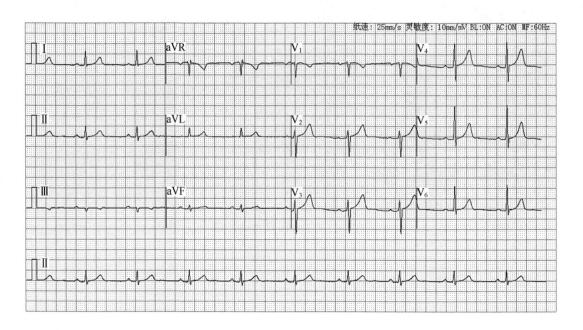

临床资料:梁××,男,49岁。临床诊断:甲状腺功能低下。

心电图特征:P波规律出现,$P_{I、II、III、aVF、V2-6}$直立,P_{aVR}倒置。P波形态,时限及电压正常。P-P间期1.40s,心率58次/分。QRS时限0.09s,P-R间期0.19s,Q-T间期0.44s,心电轴轻度左偏13°。导联I、II呈Rs型,aVR呈qR型,aVL呈R型,III呈rS型,aVF呈RS型,V_{1-3}呈rS型,V_{5-6}导联呈Rs型,V_4呈RS型。ST段无偏移,T波正常。

心电图诊断:窦性心动过缓。

讨论:本例心电图具备以下特点:①P波为窦性,即$P_{I、II、aVF、V3-6}$直立,P_{aVR}倒置;②心率(P-P间期频率)低于60次/分;③P-R间期>0.12s,示窦性心动过缓。临床上窦性心动过缓多见于老年人和运动员。另外窦房结功能减退,甲状腺功能低下,服用了β受体阻滞剂等药物,也可引起窦性心动过缓。

例5 窦性心动过缓伴不齐

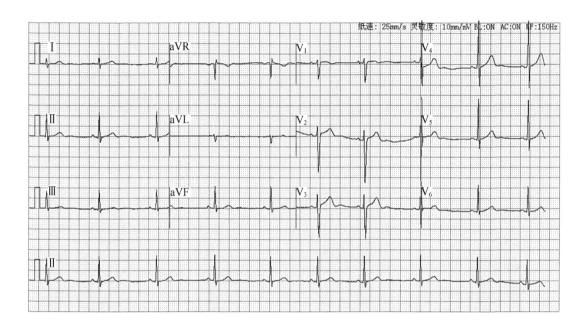

临床资料：徐××，男，18岁。临床诊断：慢性胃炎。

心电图特征：P波规律出现，$P_{I、II、III、aVF、V1-6}$直立，P_{aVR}倒置。P波时限0.07s，电压0.1mV，P波形态正常。P-P间期0.94～1.16s，最长P-P间期与最短P-P间期之差＞0.12s，平均心率56次/分。QRS时限0.10s，P-R间期0.12s，Q-T间期0.39s，心电轴正常83°。导联I呈Rs型，aVR呈qR型，aVL呈rS型，II、III、aVF、V_{5-6}呈qRs型，V_{1-3}呈rS型，V_4呈Rs型。ST段无偏移，T波正常。

心电图诊断：窦性心动过缓伴不齐。

讨论：本例心电图具备以下特点：①P波为窦性，即$P_{I、II、aVF、V3-6}$直立，P_{aVR}倒置；②心率（P-P间期频率）低于60次/分，示窦性心动过缓；③P-R间期＞0.12s；④其最长P-P间期与最短P-P间期之差＞0.12s，故心电图诊断为窦性心动过缓伴不齐。

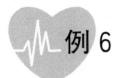 例6 窦房结内游走心律

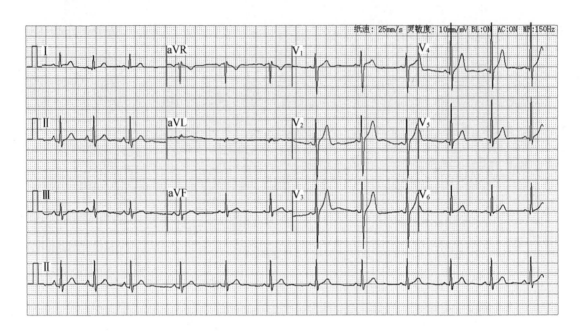

临床资料:何××,男,22岁。临床诊断:右侧腹股沟斜疝。

心电图特征:P波规律出现,$P_{II、III、aVF、V1-6}$直立,P_{aVR}倒置。P波形态略有不同,P-P间期不等,P-P间期0.66～1.0s,心率60～90次/分。心率增快时P波振幅相对增高达0.2mV,P-R间期0.15s,缓慢时P波振幅相对低为0.1mV,P-R间期0.13s。QRS时限0.09s,Q-T间期0.35s。ST段无偏移,T波正常。

心电图诊断:窦房结内游走性心律。

讨论:患者为无器质性心脏病的年轻人,因腹股沟斜疝术前记录心电图。基本心律为窦性,但P波形态稍有不同,P-P间期长短不等,且有规律的变化,当激动起源于窦房结头部时P波振幅增高,P-P间期缩短,心率增快;否则P波振幅低,P-P间期增宽,心率减慢,示激动起源于窦房结尾部。

本幅心电图表现符合窦房结内游走性心律,其临床意义与窦性心律不齐相似,多见于无器质性心脏病的年轻人。

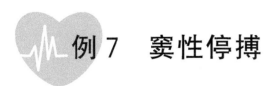 例7　窦性停搏

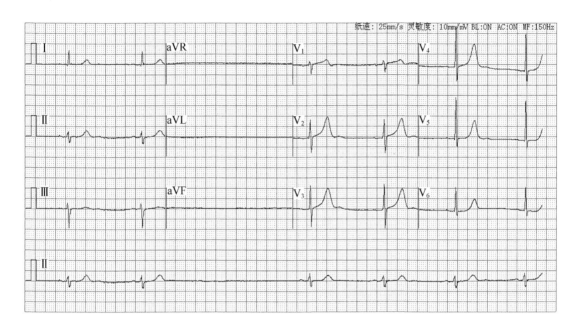

临床资料:陈××,男,72岁。临床诊断:病态窦房结综合征。

心电图特征:P波形态正常,第2、3个P-P间期突然延长,达3340ms,其间无P-QRS-T波群,长P-P间期＞2倍窦性P-P间期。窦性心率43次/分。P-R间期0.16s,Q-T间期0.51s,QTc=0.38ms;心电轴显著左偏-34°。ST段无偏移,T波正常。

心电图诊断:1.窦性心动过缓;2.窦性停搏;3.心电轴显著左偏。

讨论:患者无明显诱因反复出现胸闷、头晕,持续数秒自行缓解。心电图表现为窦性心动过缓,心房率43次/分,QRS波群形态正常。长Ⅱ导联P-P间期突然出现明显延长达3340ms,与前后P-P间期不呈倍数,而且大于正常P-P间期2倍,示窦性停搏。结合患者临床症状,诊断病态窦房结综合征,为心脏起搏器置入术的适应证。后来患者置入永久性人工心脏起搏器,临床症状消失。

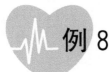 **例8 窦性停搏伴交界性逸搏**

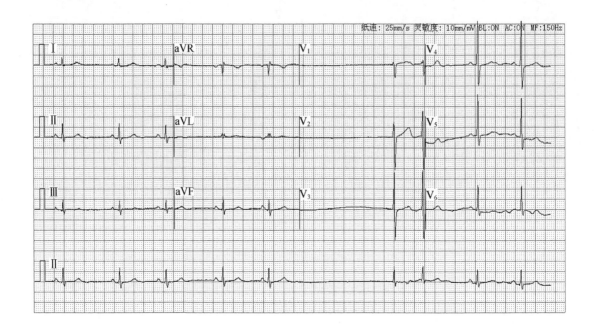

临床资料:邱××,女,61岁。临床诊断:病态窦房结综合征。

心电图特征:P波形态正常,P-P间期不齐,最长P-P间期与最短P-P间期之差>0.12s。第5、6个P-P间期之间夹有一QRS波,其前无P波,与前面QRS波群间期为2500ms,其间无P-QRS-T波群,长P-P间期>2倍窦性P-P间期而且不成倍数,平均心率53次/分。P-R间期0.14s,Q-T间期0.42s,心电轴正常34°。ST段无偏移,T波正常。

心电图诊断:1.窦性心动过缓伴不齐;2.窦性停搏伴交界性逸搏;3.心室夺获。

讨论:病态窦房结综合征(sick simus syndrome,SSS)简称病窦综合征,是指窦房结及其周围组织病变而产生的一系列心律失常,患者常常有头晕、黑矇、晕厥等临床症状,称为病窦结合征。心电图改变包括①显著的窦性心动过缓,心率<45次/分,常伴有交界性或室性逸搏;②窦性停搏或窦房阻滞;③在显著窦性心动过缓伴不齐基础上,常同时出现快速性室上性心律失常,如房性心动过速、心房扑动、心房颤动等,又称慢-快综合征。如果病变同时累及房室交界区而引起传导阻滞,或发生窦性停搏时,较长时间不出现交界性逸搏,称为窦房结、房室结双结病变。

本例患者平日经常出现胸闷、头晕等不适症状。就诊时记录心电图表现为:基本心律为窦性,心房率53次/分,心动过缓伴节律不齐,QRS波群形态正常。长Ⅱ导联第5、6个P-P间期明显延长达2.86s,其与前面的短P-P间期不呈倍数,其间伴有交界性逸搏,心电图改变示窦性停搏,为病态窦房结综合征的一种类型。第6个QRS波群为交界性逸搏,跟随其后的QRS波群前可见窦性P波,P-R间期>0.12s,为心室夺获。

例 9　窦性停搏伴室性逸搏心律

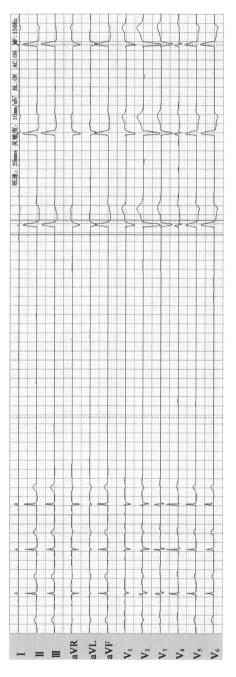

临床资料：黄××，男，72岁。临床诊断：1.病态窦房结综合征；2.高血压病。

心电图特征：P波形态时限及电压正常，QRS波时限0.08s，Q-T间期0.48s，心电轴正常，心率62次/分。从第3个窦性下传的QRS波群之后，突然出现长达6.20s心脏停搏，为心电静止，此后连续出现3个宽大畸形QRS波群，其前无P波，QRS时限>0.12s，ST段及T波与QRS主波方向相反，R-R间期均齐，心室率30次/分，示室性逸搏心律。

心电图诊断：1.窦性心律；2.窦性停搏伴室性逸搏心律；3.双结病变。

讨论：患者反复出现一过性晕厥，一天发作数次至数十次不等。每次持续时间1～2s自行恢复，为进一步治疗收入院。心电图主要改变为突然出现长时间心脏停搏，其长R-R间期既无P波，也无QRS-T波群，示窦房结、房室结均有病变，称为双结病变。患者临床呈现有心源性晕厥等严重的血流动力学障碍，为心脏安装起搏器适应证。入院后行永久性心脏起搏器置入术，术后上述症状消失。

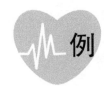 例10　二度Ⅱ型窦房传导阻滞

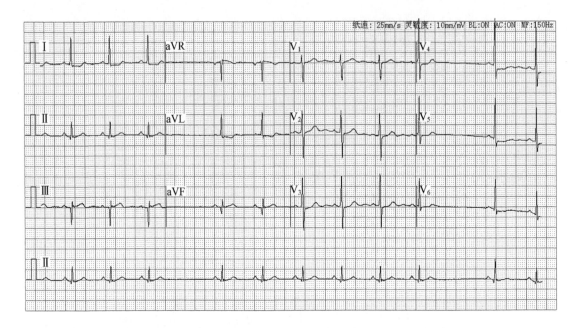

临床资料：胡××，女，80岁。临床诊断：1.冠心病，陈旧性下壁心肌梗死；2.病态窦房结综合征；3.高血压2级(很高危)。

心电图特征：P波规律出现，$P_{I、II、aVF、V4-6}$直立，P_{aVR}倒置，各导联P波形态时限及振幅正常。P-P间期0.78~1.48s，心率76次/分。QRS时限0.08s，Q-T间期0.37s，心电轴轻度左偏-1°。导联Ⅲ、aVF分别呈Qr、QR型，ST段Ⅰ、aVL、V_{4-6}水平型下移0.1mV，T波正常。于长Ⅱ导联可见长P-P间期，长P-P间期是短P-P间期的2倍。

心电图诊断：1.窦性心律；2.二度Ⅱ型窦房传导阻滞；3.陈旧性下壁心肌梗死；4.ST-T改变。

讨论：本例为高血压、冠心病下壁心肌梗死老年患者。自觉有胸闷、头晕、气促等入院。其心电图表现为：P波为窦性，心率76次/分，心律均齐，QRS波群形态正常。长Ⅱ导联第4、10个P波与前面的P波间距明显延长，正好是基本窦性P-P间期的2倍，应诊断为二度Ⅱ型窦房传导阻滞，结合患者的临床症状，考虑患者为病窦综合征。入院后行人工心脏起搏器置入术，术后症状消失。此外，病人6年前因急性下壁心肌梗死，冠脉造影右冠全闭，导联Ⅱ、Ⅲ、aVF可见病理性Q波，符合陈旧性下壁心肌梗死的心电图诊断。

例 11　二度 Ⅱ 型窦房传导阻滞

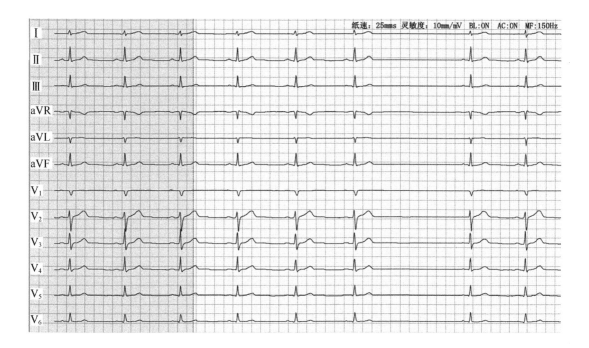

临床资料:吴××,女,30 岁。临床诊断:胸闷、头晕查因。

心电图特征:P 波规律出现,$P_{1、Ⅱ、aVF、V4-6}$ 直立,P_{aVR} 倒置。各导联 P 波形态时限及振幅正常。P-P 间期 1.2s,心房率 50 次/分。QRS 时限 0.07s,Q-T 间期 0.45s,心电轴正常,ST 段无偏移,T 波正常。于长 Ⅱ 导联可见突然延长的长 P-P 间期,长 P-P 间期是短 P-P 间期的整 2 倍。

心电图诊断:1. 窦性心动过缓;2. 二度 Ⅱ 型窦房传导阻滞。

讨论:患者 2 年前因病毒性心肌炎住院治疗,近半年无明显诱因反复出现发作性胸闷、气促、头晕等临床症状。心电图示:基本心律为窦性心动过缓,心律均齐,P-R 间期,QRS 波群及 ST-T 均正常。主要心电图改变是:于 Ⅱ 导联可见规律 P-P 间期中,突然出现显著延长达 2.48s 的 P-P 间期,而长 P-P 间期正好是正常 P-P 间期 2 倍,故心电图诊断二度 Ⅱ 型窦房传导阻滞。结合患者临床症状,心电图出现窦性心动过缓伴窦房阻滞,考虑为病态窦房结综合征。

例12 窦房结、房室结双结病变

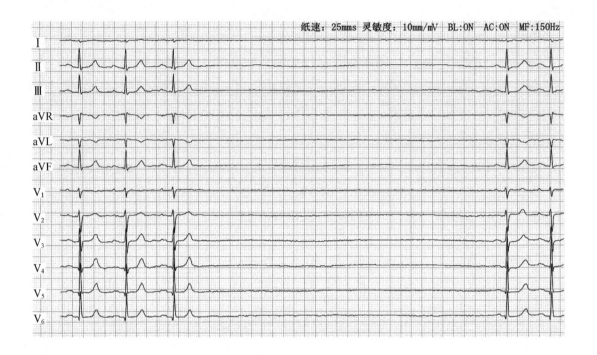

纸速:25mms 灵敏度:10mm/mV BL:ON AC:ON MF:150Hz

临床资料:朱××,女,66岁。临床诊断:病态窦房结综合征。

心电图特征:P波形态、时限及振幅正常,P-P间期0.68s,基础心率69次/分,QRS时限、形态振幅正常。P-R间期0.22s,Q-T间期0.45s,心电轴正常。图中第3个P-QRS-T波群后可见R-R间期突然延长达6.28s,其间无P-QRS-T波群,示心电静止。ST段无偏移,T波正常。

心电图诊断:1. 窦性心律;2. 窦性停搏;3. 一度房室传导阻滞;4. 双结病变。

讨论:患者无明显诱因反复出现胸闷、头晕及晕厥等症状,持续数秒自行缓解。上述症状再次发作时急诊入院。查24h动态心电图示,在规律的窦性心律中突然出现长达6.28s的长R-R间期,长间歇中无P波和QRS波群,示窦性停搏或窦性静止,长间期后亦未出现交界性逸搏,提示房室结也存在病变,故诊断窦房结和房室结双结病变。为置入人工心脏起搏器的绝对适应证。患者经常出现心源性晕厥症状,置入DDD人工心脏起搏器后,临床症状消失。

例 13　慢-快综合征

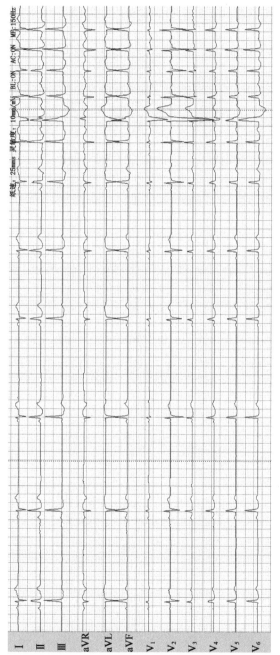

临床资料：汤××，男，65岁。临床诊断：1.高血压病；2.心悸；胸闷查因。

心电图特征：P波规律出现，$P_{I,II,aVF,V4-6}$直立，P_{aVR}倒置。各导联P波形态时限及振幅正常。P-P间期1.6~2.28s，心房率26~38次/分。P-R间期0.14s，QRS时限0.08s，Q-T间期0.36s。ST段无偏移，T波正常。图中第6个窦性P波消失，P波消失，以f波代替，示心房颤动，心室率增快，平均心室率108次/分。患者心率增快后，示室内差异性传导。倒数第5个QRS波增宽，示室内差异性传导。$ST段_{I,II,III,aVF,V4-6}$下移0.1~0.25mV，aVR上抬0.15mV，为继发性改变。

心电图诊断：慢-快综合征（显著窦性心动过缓伴交界性逸搏及心房颤动）。

讨论：患者无明显诱因突发心悸、胸闷入院诊治。心电图表现为：P波形态正常，P-P间期明显不齐，心房率为26~38次/分，示显著窦性心动过缓伴不齐。图中第6个窦性P波之后，P波消失，代之以形态不同、间隔不等的f波，即所谓缓慢-快速型心房颤动，即所谓缓慢-快综合征，它是病态窦房结综合征的一个类型。第3个QRS波之前窦性P-R短约009s，示次界性逸搏。

结合患者突发胸闷、心悸、头晕等临床症状，有安装永久心脏起搏器的适应证。行永久心脏起搏器置入术，术后自觉胸闷、头晕等症状消失。

纸速：25mm/s　灵敏度：10mm/mV　BU:ON　AC:ON　MU:150Hz

I　II　III　aVR　aVL　aVF　V₁　V₂　V₃　V₄　V₅　V₆

例 14 左心室肥厚伴劳损

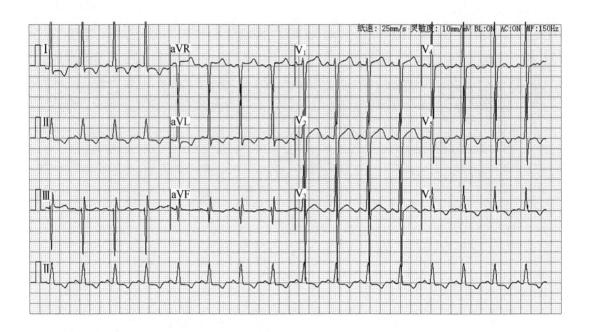

　　临床资料:凌××,男,31 岁。临床诊断:1. 脑干出血;2. 高血压病 3 级(极高危);3. 高血压肾病;4. 高脂血症。

　　心电图特征:P 波规律出现,形态时限电压正常,心率 95 次/分。P-R 间期 0.17s,QRS 时限 0.11s,Q-T 间期 0.40s,心电轴中度左偏$-5°$。肢体导联 I、aVL 呈 Rs 型,$R_I=3.1mV$,III 呈 rSr 型,$S_{III}=2.2mV$,$R_I+S_{III}=5.3mV$,$R_{aVL}=2.65mV$;胸导联 V_{1-2} 呈 rS 型,V_{3-4} 呈 RS 型,V_5 呈 Rs 型,V_6 呈 Rs 型。$R_{V5}+S_{V1}=5.4mV$。$ST_{I、II、aVL、aVF、V5-6}$ 水平型下移 $0.05\sim0.1mV$,$T_{I、II、aVL、V5-6}$ 倒置。

　　心电图诊断:1. 窦性心律;2. 左心室肥厚伴劳损。

　　讨论:本例心电图患者发现高血压病 7 年,因头痛头晕 3d 入院。查头颅 CT 示脑干出血;超声心动图示左室腔增大,左室壁增厚;心电图示:QRS 波电压增高,$R_{V5}+S_{V1}=5.4mV$;QRS 时限增宽 0.11s;心电轴中度左偏($-5°$),ST 段下移及 T 波倒置。是一例典型左心室肥厚伴劳损心电图改变。

例 15　　左心室肥厚伴劳损

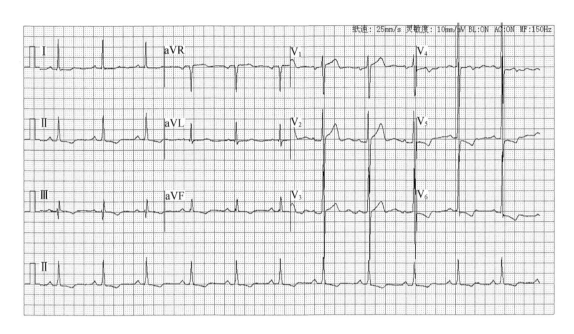

临床资料：熊××，男，53岁。临床诊断：1. 高血压病；2冠心病。

心电图特征：P波规律出现，形态时限及振幅正常，心率68次/分。P-R间期0.19s，QRS波时限0.10s，Q-T间期0.40s，心电轴轻度左偏27°。$R_{V_5}=4.0$mV，$S_{V_1}=1.5$mV，$R_{V_5}+S_{V_1}=5.5$mV。导联 I、aVL呈qRs型，导联V_{1-2}呈rS型，V_3呈RS型，V_{4-6}呈Rs型，II呈R型，III、aVF呈rsR′型。$ST_{I、aVL、II、III、aVF、V_{5-6}}$水平型下移0.05~0.15mV；$T_{II、III、aVF、V_{5-6}}$倒置。

心电图诊断：1. 窦性心律；2左心室肥厚伴劳损。

讨论：患者高血压病10余年，未正规服降血压药治疗。因头晕、头痛、胸闷收入院。超声心动图示左室肥厚，心电图表现为：①QRS波群电压增高$R_{V_5}=4.0$mV，$S_{V_1}=1.5$mV，$R_{V_5}+S_{V_1}=5.5$mV；②QRS波群时限稍增宽0.11s；③ST段V_{5-6}下移，T波倒置，$ST_{V_{1-2}}$稍抬高，T波直立。本幅是一例典型左心室肥厚伴劳损心电图改变。

例 16   左心室肥厚伴劳损

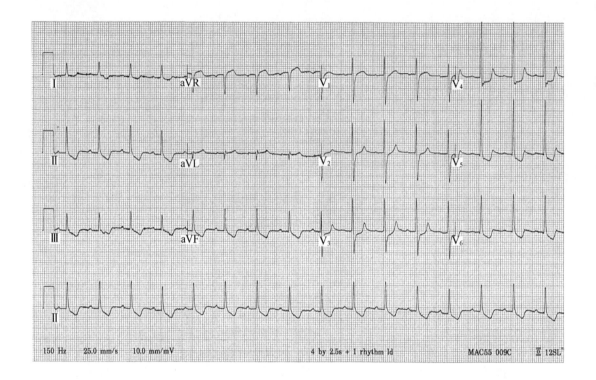

临床资料：林××，女，61 岁。临床诊断：1. 高血压病；2. 冠心病；3. 2 型糖尿病。

心电图特征：P 波规律出现，时限振幅正常。P-P 间期相等，心率 100 次/分，QRS 时限 0.09s，P-R 间期 0.17s，Q-T 间期 0.32s，心电轴正常 65°。肢体导联 I、II、III、aVF 呈 R 型，aVR 呈 QS 型；胸导联 V_1 呈 rS 型，V_{2-3} 呈 RS 型，V_4 呈 Rs 型，V_{5-6} 呈 qR 型；$R_{V5}=2.6mV$，$R_{V5}+S_{V1}=3.9mV$。ST 段 I、II、III、aVF、V_{4-6} 下斜型下移 0.15～0.25mV。

心电图诊断：1. 窦性心律；2. 左心室肥厚伴劳损。

讨论：患者临床有高血压病、糖尿病 10 余年，近两年劳累后有胸闷、胸痛等症状。心电图改变为：QRS 波群电压增高，导联 V_5 呈 qR 型，$R_{V5}=2.6mV$，$R_{V5}+S_{V1}=3.9mV$；多数导联 ST 段下移，T 波倒置，符合左心室肥厚伴劳损。结合患者临床资料及症状，ST 段下移明显，考虑患者可能有明显心肌供血不足。

例 17　左心房肥大、左心室肥厚伴劳损

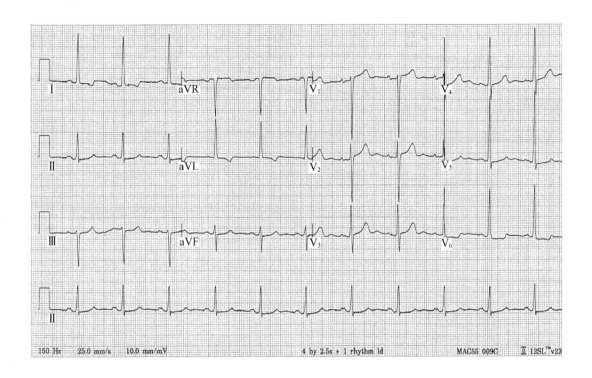

　　临床资料:王××,女,47 岁。临床诊断:1. 高血压病;2. 冠心病。

　　心电图特征:P 波规律出现,时限 0.12s,形态呈双峰,峰间距>0.04s,P 波振幅正常。P-P 间期均齐,心率 69 次/分。QRS 时限 0.09s,P-R 间期 0.17s,Q-T 间期 0.42s,心电轴左偏 −6°。肢体导联 Ⅰ、aVL 呈 R 型,R_I=2.4mV,Ⅲ 呈 rS 型,$S_Ⅲ$=1.6mV,R_I+$S_Ⅲ$=4.0mV,R_{aVL}=1.9mV;胸导联 V_{1-2} 呈 rS 型,V_{3-4} 呈 Rs 型,V_5 呈 Rs 型,V_6 呈 R 型,R_{V5}=3.3mV,R_{V5}+S_{V1}=6.15mV。ST 段 Ⅰ、Ⅱ、aVL、V_{5-6} 水平型下移 0.05~0.1mV;$T_{I、aVL}$ 倒置,T_{V5-6} 低平。

　　心电图诊断:1. 窦性心律;2. 左心房肥大;3. 左心室肥厚伴劳损。

　　讨论:本幅心电图记录于高血压、冠心病患者,其主要改变为:QRS 波电压增高,导联 V_5 呈 Rs 型,R_{V5}=3.3mV,R_{V5}+S_{V1}=6.15mV;心电轴左偏 −6°;ST 段 V_{5-6} 下移,T 波低平。结合患者临床资料,符合左心室肥厚伴劳损心电图改变。

例 18 左心房肥大、左心室肥厚伴劳损

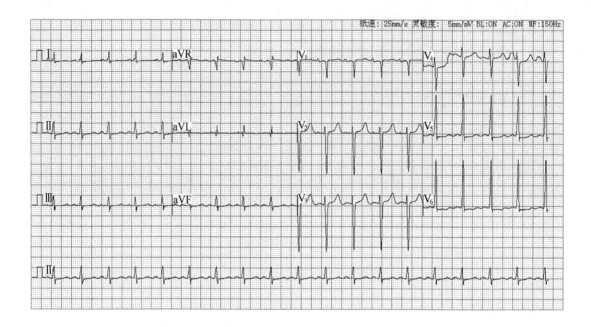

临床资料：容××，女，18 岁。临床诊断：左心室心肌致密化不全性心肌病。

心电图特征：P 波规律出现，P 波时限增宽 0.13s，形态双峰，峰距 0.04s，Ptf$_{V1}$ = 0.11mm·s。P-P 间期均齐，心率 110 次/分。P-R 间期 0.15s，QRS 时限 0.10s，Q-T 间期 0.36s，心电轴正常 49°。胸导联 V$_5$ 呈 Rs 型，R$_{V5}$ = 4.0mV，R$_{V6}$ = 4.6mV，S$_{V1}$ = 1.65mV，R$_{V5}$ + S$_{V1}$ = 5.65mV。ST 段 V$_{5-6}$ 水平型下移 0.1~0.15mV；T$_I$ 低平，T$_{aVL}$ 倒置。

心电图诊断：1. 窦性心动过速；2. 左心房肥大；3. 左心室肥厚伴劳损。

讨论：患者因无明显诱因感活动后胸闷、气促、心悸 1 年，加重 3d 入院。超声心动图示：全心扩大，以左心室明显，左室心尖部可见心肌致密化不全改变，符合左室心肌致密化不全性心肌病；X 线胸片：心影增大，考虑扩张型心肌病；心电图表现为：①QRS 波群电压增高，R$_{V5}$ = 4.0mV，S$_{V1}$ = 1.65mV。R$_{V5}$ + S$_{V1}$ = 5.65mV；②QRS 波群时限稍增宽 0.11s；③ST 段 V$_{5-6}$ 下移，T 波低平。另外 P 波时限明显增宽，呈双峰型。

结合临床考虑为左室心肌致密化不全性心肌病导致的左心房肥大，左心室肥大伴劳损。左室心肌致密化不全性心肌病的临床症状与原发性扩张型心肌病相似，都有心脏扩大、心力衰竭等，心电图改变常见有心律失常，以及左心房、左心室肥大等，其鉴别诊断依赖超声心动图、心脏 MR 检查。

例 19　心尖肥厚型心肌病

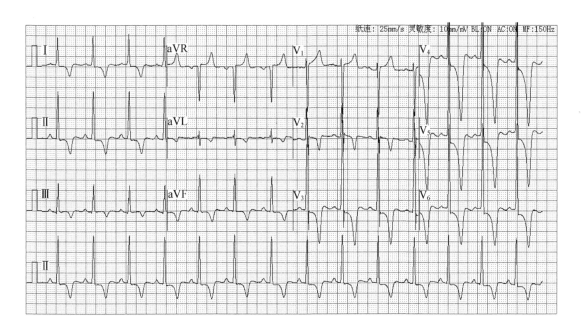

临床资料:王××,男,22 岁。临床诊断:1. 胸痛查因;2. 冠状动脉粥样硬化;3. 心律失常,阵发性心房颤动。

心电图特征:P 波规律出现,形态时限及振幅正常,P-P 间期均齐,心率 85 次/分。QRS 时限 0.07s,P-R 间期 0.16s,Q-T 间期 0.44s,心电轴正常 60°。导联 V_1 呈 rS 型,V_2 呈 Rsr′型,V_{3-6} 呈 Rs;胸导联 $R_{V_3}=4.4mV$,$R_{V_4}=7.7mV$,$R_{V_5}=6.0mV$,$R_{V_4}>R_{V_5}>R_{V_3}$,$S_{V_1}=2.2mV$。$R_{V_5}+S_{V_1}=8.2mV$。ST 段 Ⅰ、Ⅱ、aVL、V_{3-6} 水平型下移 0.1~0.4mV,各导联 T 波与 QRS 主波方向相反,T 波倒置较深酷似"冠状 T 波",且有 $T_{V_4}>T_{V_5}>T_{V_3}$ 特征。

心电图诊断:1. 窦性心律;2. 左心室肥厚伴劳损,提示心尖肥厚型心肌病。

讨论:患者因反复心悸胸闷 3 年,近一周剧烈活动后心前区疼痛入院。查心脏彩超示左室心尖肥厚型心肌病。为排除冠心病而行冠状动脉和左室造影检查,造影结果冠脉未见狭窄;左室呈胡桃状改变,室壁运动未见异常,LVEF 64%,示心尖肥厚型心肌病。12 导联心电图示胸导联 QRS 波振幅明显增高,$R_{V_5}=6.0mV$,$S_{V_1}=2.2mV$,$R_{V_5}+S_{V_1}=8.2mV$,伴普遍导联 T 波倒置,以胸前 V_{3-6} T 波倒置较深,酷似"冠状 T 波",且有 $R_{V_4}>R_{V_5}>R_{V_3}$ 及 $T_{V_4}>T_{V_5}>T_{V_3}$ 特征。是一例典型左室心尖肥厚型心肌病的心电图改变。

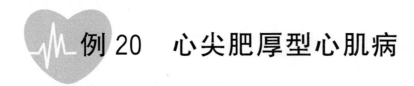

例 20 心尖肥厚型心肌病

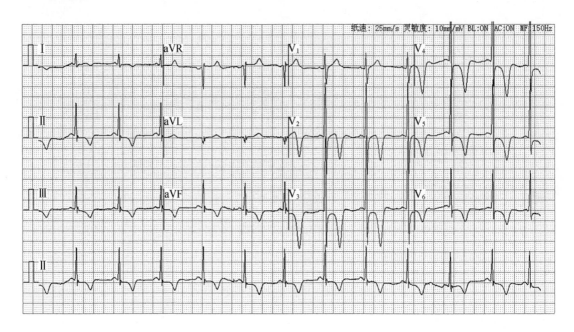

临床资料: 张××,男,50岁。临床诊断:1.心尖肥厚型心肌病;2.冠心病;3.心律失常,阵发性心房颤动;4.腰椎间盘突出。

心电图特征: P波规律出现,形态时限及振幅正常,P-P间期均齐,心率73次/分。QRS时限0.11s,P-R间期0.13s,Q-T间期0.41s,心电轴正常75°。导联Ⅰ呈Rs型,aVL呈Qrs型,Ⅱ、Ⅲ、aVF呈Rsr′型,V_1呈rS型,V_2呈RS型,V_{3-6}呈Rs型;胸导联$R_{V3}=3.6mV$,$R_{V4}=3.8mV$,$R_{V5}=2.7mV$。$ST_{Ⅱ、Ⅲ、aVF、V4-6}$水平型下移0.1~0.2mV;T波Ⅰ、Ⅱ、Ⅲ、aVF、V_{3-6}倒置,T波倒置较深酷似"冠状T波"。

心电图诊断: 1.窦性心律;2.左心室肥厚伴劳损,提示左室心尖肥厚型心肌病。

讨论: 本例是典型左室心尖肥厚型心肌病心电图改变。心电图检查示:胸前导联QRS波群V_{3-5}振幅明显增高,$R_{V5}=2.7mV$,以R_{V4}波幅最高3.8mV;V_{3-5}明显ST段下移,T波深倒置酷似"冠状T波",符合心尖肥厚型心肌病心电图特点。为排除冠心病而行冠状动脉和左室造影检查,冠状动脉造影:左主干(LM),左前降支(LAD),左回旋支(LCX)未见狭窄,右冠(RCA)未见明显病变,血流都在TIMI 3级。左心室造影结果示心尖肥厚型心肌病,即左室呈胡桃状,室壁运动未见明显异常,LVEF 64%。超声心动图检查,示左室心尖肥厚型心肌病。

例 21　肥厚性非对称型心肌病

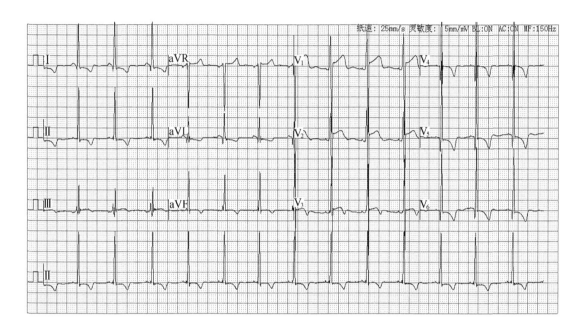

临床资料:罗××,男,14 岁。临床诊断:胸闷、气促查因。

心电图特征:P 波规律出现,形态时限及振幅正常,P-P 间期均齐,心率 84 次/分。QRS 时限 0.11s,P-R 间期 0.10s,Q-T 间期 0.38s,心电轴正常 50°。导联 I、aVL、V_{4-6} 呈 qR 型,其 q 波深而窄,时限<0.04s。V_{1-2} 呈 rS,V_3 呈 RS;胸导联 $R_{V5}=8.2mV$,$S_{V1}=6.2mV$,$R_{V5}+S_{V1}$ 高达 14.4mV。$ST_{I、II、aVL、V5-6}$ 水平型下移 0.15~0.3mV,$ST_{III、aVF、aVR、V1-3}$ 抬高 0.1~0.7mV。各导联 T 波与 QRS 波主波方向相反,T 波倒置较深酷似"冠状 T 波"。

心电图诊断:1. 窦性心律;2. 左心室肥厚伴劳损。

讨论:患者因胸闷、气促、活动后加剧就诊。超声心动图检查整个左室壁明显增厚,以室间隔中部增厚最为明显,厚度达 21mm,左室后壁增厚 16mm,室间隔与左室后壁之比大于 1.3:1,示肥厚性非对称型心肌病。心电图检查示基本心律为窦性,心率 84 次/分。主要心电图改变为:①左胸导联 QRS 波群电压明显增高,$R_{V5}=8.2mV$,$S_{V1}=6.2mV$,$R_{V5}+S_{V1}$ 高达 14.4mV;②QRS 时限稍增宽;③ST 段 V_{5-6} 及 I、II、aVL 水平下移,普遍导联 T 波倒置,以 V_{4-6} 倒置最为明显,深达 1.0mV,"呈冠状 T 波"改变;④导联 I、aVL、V_{4-6} 呈 qR 型,其 q 波深而窄,考虑与肥厚型心肌病有关。结合患者临床资料及超声心动图检查结果,上述心电图改变符合肥厚型心肌病。本病应与高血压病、瓣膜病和先天性心脏病等引起的左心室肥厚鉴别,超声心动图对其鉴别诊断有实用价值。

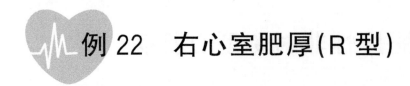

例22 右心室肥厚(R型)

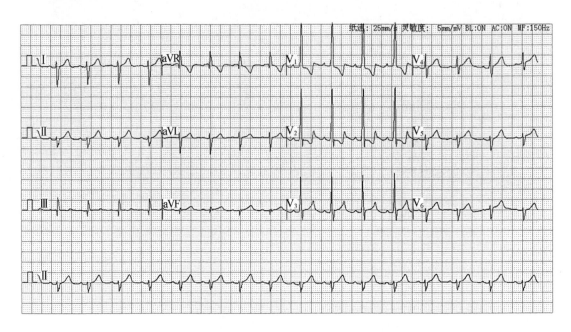

临床资料：黄××，男，9岁。临床诊断：先天性心脏病法洛四联症。

心电图特征：P波规律出现，$P_{I、II、aVF、V4-6}$直立，P_{aVR}倒置。P波时限振幅正常。P-P间期均齐，心率97次/分。QRS时限0.10s，P-R间期0.16s，Q-T间期0.36s，心电轴重度右偏176°。导联Ⅰ、Ⅱ、aVL呈rS型，aVR呈QR型，Ⅲ、aVF呈rsR'型，V_1导联呈R型，$R_{V1}=4.2mV$，V_{2-3}呈Rs型，V_4呈RS型，V_{5-6}呈rS型，$R_{V1}=4.2mV$，$S_{V5}=1.1mV$，$R_{V1}+S_{V5}=5.4mV$。$ST_{I、II、III、V4-6}$上抬0.1～0.15mV，T_{V1-2}倒置。

心电图诊断：1. 窦性心律；2. 右心室肥厚伴劳损（R型）。

讨论：本幅心电图记录于先天性心脏病法洛四联症患儿。主要改变为：①导联V_1呈R型，$R_{V1}>1.0mV$（振幅高达4.2mV），V_5呈rS型，S波明显加深，aVR呈R型，$R_{aVR}>0.5mV$；②心电轴显著右偏176°；③明显顺钟向转位V_5呈rS型；④ST段V_{1-2}下移，V_{1-2}的T波倒置。为一例典型右心室肥厚伴劳损（V_1呈R型）心电图改变。

例23　右心房肥大,右心室肥厚(Rs型)

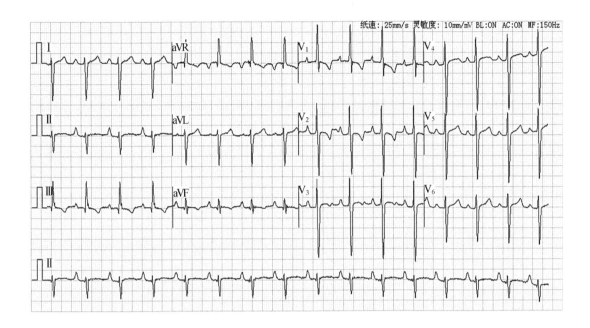

临床资料:叶××,男,37岁。临床诊断:先天性心脏病法洛三联症。

心电图特征:P波规律出现,$P_{I、II、aVF、V4-6}$直立,P_{aVR}倒置。P波时限正常,P波振幅Ⅱ导联 0.35mV,V_2导联0.3mV。P-P间期规整,心率93次/分。QRS时限0.09s,P-R间期0.20s, Q-T间期0.38s,心电轴重度右偏170°。Ⅰ、aVL导联呈rS型,Ⅱ呈rS型、Ⅲ、aVR呈qR型, V_1导联呈Rs型,V_{2-6}呈rS型。R_{V1}=1.8mV,S_{V5}=2.25mV,$R_{V1}+S_{V5}$=4.05mV。ST段无明 显偏移,T波Ⅲ、aVF、V_{1-2}倒置。

心电图诊断:1.窦性心律;2.右心房肥大;3.右心室肥厚伴劳损(Rs型)。

讨论:患者临床诊断先天性心脏病法洛三联症,术前记录心电图。基本心律为窦性,主要 改变为:①导联V_1呈Rs型,R_{V1}>1.0mV,高达1.8mV,V_5呈rS型,S波V_5加深;②心电轴明 显右偏170°;③aVR呈qR型,R_{aVR}>0.5mV,R高达1.2mV;④胸前导联QRS波呈显著顺钟 向转位(V_5呈rS型),符合重度右心室肥厚伴劳损(V_1呈Rs型)心电图改变;P波高尖, $P_{II、aVF、V1}$振幅增高>0.25mV,示右心房肥大。

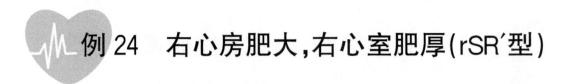

例 24 右心房肥大,右心室肥厚(rSR′型)

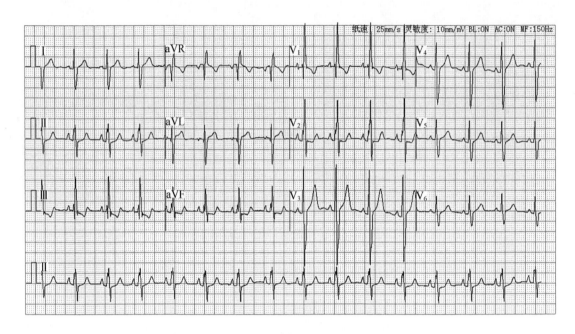

临床资料:高××,男,16 岁。临床诊断:先天性心脏病房间隔缺损。

心电图特征:P 波规律出现,$P_{I,II,aVF,V4-6}$直立,P_{aVR}倒置。P 波时限正常,$P_{II,III,aVF}$导联振幅 0.25～0.30mV,V_2导联 0.30mV。P-P 间期均齐,心率 91 次/分。QRS 时限 0.11s,P-R 间期 0.14s,Q-T 间期 0.36s,心电轴右偏 121°。导联 I 呈 qRS 型,aVL 呈 qrS 型,II、III、aVF 呈 rsR′s 型,aVR 呈 QR 型,V_1导联呈 rSR′型,V_{3-5}呈 rS 型,V_6呈 RS 型,顿其 S 波粗钝或顿挫。$R_{V1}=2.1mV$,$S_{V5}=0.9mV$,$R_{V1}+S_{V5}=3.0mV$。$ST_{III,aVF}$水平型下移 0.05～0.1mV,T 波负正双向。

心电图诊断:1. 窦性心律;2. 不完全性右束支传导阻滞;3. 右心房肥大;4. 右心室肥厚(rSR′型)。

讨论:患者为先天性心脏病房间隔缺损,术前记录心电图。其主要改变为:①导联 V_1呈 rSR′型,R'_{V1}明显增高达 2.1mV,V_5呈 rS 型,S_{V5}明显加深;②aVR 呈 QR 型,$R_{aVR}>0.5mV$;③心电轴右偏 121°;④顺钟向转位(V_5呈 RS 型,S 波明显加深)。V_1导联 ST 段下移,T 波倒置。符合右束支阻滞型右心室肥厚伴劳损(V_1呈 rSR′型),临床上多见先天性心脏病房间隔缺损患者。

例 25　左心房肥大,右心室肥厚(RS 型)

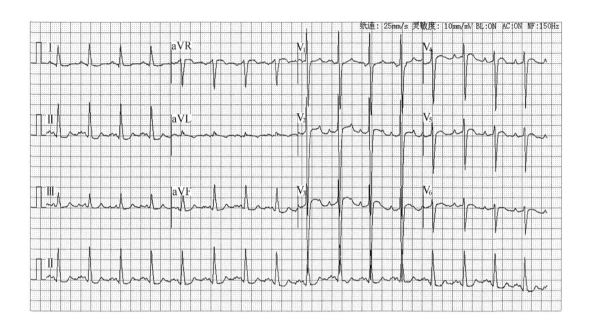

临床资料:宋××,男,22 岁。临床诊断:1. 先天性心脏病复杂畸形:完全型大动脉转位,室间隔缺损;2. 急性左心衰竭。

心电图特征:P 波规律出现,$P_{I、II、aVF、V2-6}$直立,P_{aVR}倒置。P 波时限 0.16s,P 波形态可见切迹及双峰,峰间距>0.04s,P-P 间期相等,心率 96 次/分。QRS 时限 0.11s,P-R 间期 0.20s,Q-T 间期 0.36s,心电轴正常 58°。肢体导联除 aVR 呈 rS 型外,其他均为 qR 型,V_{1-2}导联呈 RS 型,V_{3-6}导联呈 rS 型。$R_{V1}=1.6mV$,$S_{V5}=1.9mV$,$R_{V1}+S_{V5}=3.5mV$。ST 段肢体导联 I、II、aVL、aVF 水平型下移 0.05~0.1mV,胸前导联 ST_{V2-6}上抬 0.1mV,T 波无明显改变。

心电图诊断:1. 窦性心律;2. 左心房肥大;3. 右心室肥厚(RS 型)。

讨论:本例心电图基本心律为窦性,$P_{I、II、aVF、V6}$时限增宽,形态有切迹或呈双峰形,示左心房肥大。导联 V_1呈 RS 型,$R_{V1}>1.0mV$,振幅高达 1.6mV,V_{3-5}呈 rS 型,S 波明显加深,胸前导联 QRS 波群呈显著顺钟向转位(V_5呈 rS 型),为右心室肥厚(V_1呈 RS 型)。综上所述,符合左心房肥大,右心室肥厚心电图诊断。

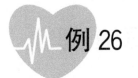

例 26 右心房肥大,右心室肥厚(rS 型), 符合肺源性心脏病心电图改变

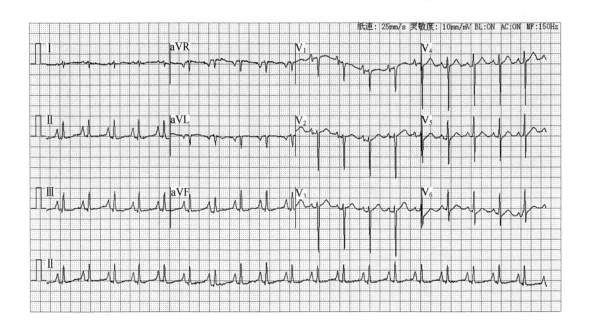

临床资料:陈××,男,66 岁。临床诊断:肺源性心脏病。

心电图特征:P 波规律出现,$P_{I、II、aVF、V_{4-6}}$直立,P_{aVR}倒置。P 波时限正常,$P_{II、III、aVF}$振幅 0.30~0.40mV。P-P 间期 0.51s,心率 117 次/分。QRS 时限 0.07s,P-R 间期 0.14s,Q-T 间期 0.32s,心电轴右偏 97°。导联 I、aVL、aVR 呈 rS 型,II、III、aVF 呈 qR 型,V_{1-5}导联呈 rS 型,V_6呈 RS 型,示明显顺钟向转位。ST 段无偏移;T 波 II、III、aVF 低平。

心电图诊断:1. 窦性心动过速;2. 右心房肥大;3. 右心室肥厚(rS 型)符合肺源性心脏病心电图改变。

讨论:本例为肺源性心脏病患者心电图,基本心律为窦性,主要改变为:① P 波电压增高,$P_{II、III、aVF}$高尖,电压>0.25mV;②心电轴右偏 97°;③胸前导联 QRS 波群呈明显顺钟向转位(V_5呈 rS 型,S 波 V_5明显加深),结合患者临床资料,诊断右心房肥大(肺型 P 波),右心室肥厚(V_1呈 rS 型),符合肺源性心脏病心电图改变。

例27 双心房肥大,双心室肥厚

10mm/mV

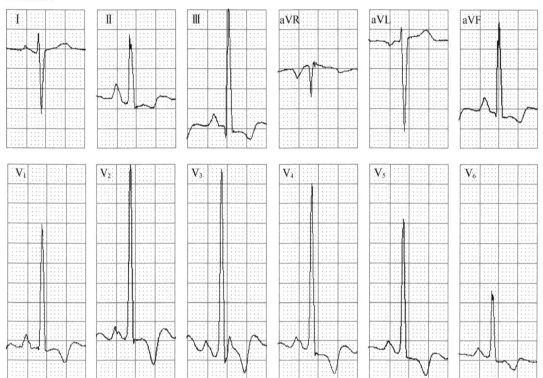

临床资料:林××,女,20岁。临床诊断:先天性心脏病:1.室间隔缺损(双向分流);2.重度肺动脉高压;3.心功能Ⅱ级。

心电图特征:P波规律出现,$P_{I、Ⅱ、aVF、V4-6}$直立,P_{aVR}倒置。P-R间期0.16s,QRS时限0.11s,Q-T间期0.38s,心电轴右偏110°。P波时限0.12s,$P_{Ⅱ}$振幅>0.25mV(高达0.4mV),P_{V1}=0.35mV,导联Ⅰ、aVL呈rS型,aVR呈Qrsr型,Ⅱ、Ⅲ、aVF呈qR型,V_1呈qR型,V_{2-6}呈R型;R_{V1}=3.15mV,R_{V2}=4.4mV,R_{V3}=4.7mV,R_{V5}=3.4mV,$R_{V1}+S_{V5}$=3.15mV。$ST_{Ⅱ、Ⅲ、aVF、V1-6}$水平型下移0.1~0.15mV,$T_{Ⅱ、Ⅲ、aVF、V1-6}$倒置。

心电图诊断:1.窦性心律;2.双心房肥大,双心室肥厚伴劳损。

讨论:本幅心电图主要改变为:①QRS波群电压增高,导联V_1、V_5呈R型,R波均有明显增高:R_{V1}=3.15mV,R_{V5}=3.4mV;②QRS波群时限稍增宽为0.11s;③心电轴右偏110°;④ST-T改变:导联Ⅱ、Ⅲ、aVF、V_{1-6}ST段下移,T波倒置;⑤P波电压增高,时限增宽。上述心电图改变符合双心房肥大、双心室肥厚伴劳损的心电图诊断。

例28 双心房肥大,双心室肥厚

10mm/mV

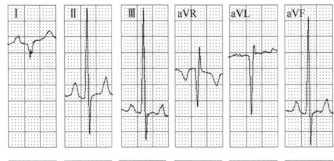

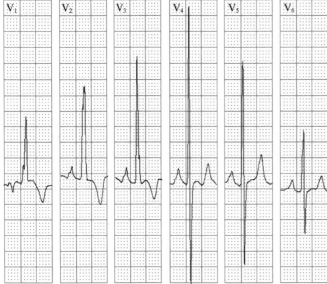

临床资料: 李××,男,7岁。

临床诊断: 先天性复杂心脏病:1. 房间隔缺损;2. 动脉导管未闭;3. 肺动脉高压。

心电图特征: P波规律出现,$P_{I、II、aVF、V4-6}$直立,P_{aVR}倒置。P波时限0.12s,P波振幅II导联0.45mV,P_{V2}导联0.50mV,心率97次/分。P-R间期0.19s,QRS时限0.10s,Q-T间期0.35s,心电轴右偏102°。导联I呈QS型,aVL、aVR呈Qr型,II、III、aVF呈Rs型,V_{1-3}呈R型,V_{4-5}呈Rs型,V_6呈RS型。R_{V1} = 1.7mV,R_{V5} = 4.0mV,S_{V5} = 2.6mV,R_{V1} + S_{V5} = 4.3mV。ST段无偏移,T_{V1-3}倒置,T_{V4-6}直立。

心电图诊断: 1. 窦性心律;2. 双心房肥大、双心室肥厚。

讨论: 患儿为先天性心脏病房间隔缺损,动脉导管未闭。超声心动图示双心房双心室腔扩大,中度肺动脉高压。心电图改变为:①P波高尖,电压高达0.45mV(>0.25mV),时限增宽达0.12s,示双心房肥大心电图表现。②导联V_1呈R型,R_{V1}=1.7mV,V_5呈Rs型,R_{V5}振幅达4.0mV,心电轴右偏102°,示双心室肥厚。上述心电图改变符合双心房肥大,双心室肥厚的心电图诊断。

例 29 双心房肥大,双心室肥厚

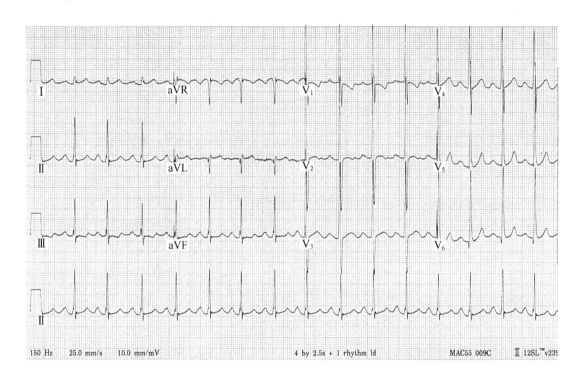

临床资料:李××,男,28 岁。临床诊断:先天性心脏病,室间隔缺损(双向分流),重度肺动脉高压。

心电图特征:P 波规律出现,$P_{I、II、aVF、V4-6}$直立,P_{aVR}倒置。心率 96 次/分。P-R 间期 0.22s,QRS 时限 0.10s,Q-T 间期 0.38s,心电轴正常 79°。P 波时限 0.14s,P_{V2}呈双峰,峰间距 >0.04s,P 波电压增高,P_{II}>0.25mV。导联 V_1 呈 Rs 型,R_{V1} = 3.1mV,V_5 呈 qR 型,R_{V5} = 5.0mV。

心电图诊断:1. 窦性心律;2. 双心房肥大;3. 双心室肥厚伴劳损。

讨论:患者为先天性心脏病,室间隔缺损(巨大缺损,双向分流)。超声心动图示:室间隔缺损为 3.2cm×1.5cm,彩色多普勒血流示左右心室双向分流,双心房双心室全心腔扩大,重度肺动脉高压。心电图表现为双侧心室肥厚,即 V_1 导联呈 Rs 型,R_{V1}>1.0mV,高达 3.1mV 示重度右室肥厚;R_{V5} 呈 qR 型,R_{V5}>2.5mV,振幅达 5.0mV,示重度左心室肥厚。另外,P 波时限增宽,双峰,P 波电压增高,示双心房肥大。P-R 间期稍有延长,可能是 P 波明显增宽导致 P-R 间期延长之故。

例 30　慢性冠状动脉供血不足

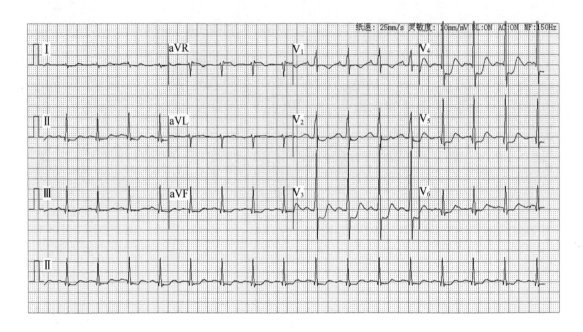

临床资料：曾××，男，74 岁。临床诊断：1. 冠心病；2. 高血压病；3. 糖尿病。

心电图特征：P 波规律出现，$P_{I、II、III、aVF、V4-6}$直立，P_{aVR}倒置。P 波时限振幅及形态正常，心率 96 次/分。QRS 时限 0.09s，P-R 间期 0.15s，Q-T 间期 0.40s，心电轴右偏 92°。$ST_{I、II、III、aVF、V3-6}$水平型下移 0.1～0.4mV，T 波正常。

心电图诊断：1. 窦性心律；2. 慢性冠状动脉供血不足。

讨论：本例为老年患者，既往有冠心病、高血压、糖尿病史。于 3 年前出现活动后胸闷、胸痛、气促，休息 2～3min 或含服速效救心丸可缓解，以后症状逐渐加重，胸痛时间也较前延长，发作频率增多，伴大汗，为进一步诊治入院。检查心电图示，基本心律为窦性，QRS 波群形态正常。其主要异常为：多数导联 ST 段压低，如 V_{2-6} 和 II、III、aVF 明显压低，最深达 0.4mV（前壁 V_{3-4}），T 波无明显改变。

冠状动脉病变引起心肌缺血的心电图主要为 ST 段改变，其慢性冠脉供血不足多表现 ST 段下移和（或）T 波倒置；本幅心电图多数导联 ST 段明显压低，结合患者临床症状应诊断慢性冠状动脉供血不足，而且可能为冠脉多支病变。

患者行 CTA（冠脉 CT）检查示左前降支（LAD）95％狭窄；左回旋支（LCX）75％狭窄；右冠（RCA）90％狭窄。

例31　慢性冠状动脉供血不足

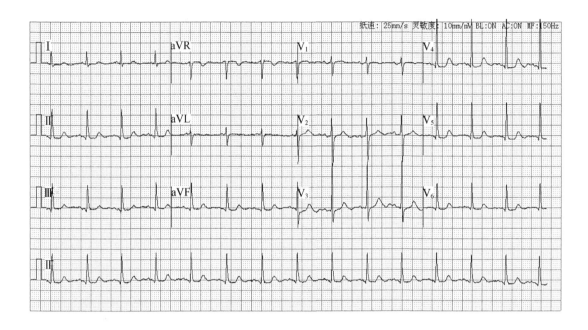

临床资料:马××,女,74岁。临床诊断:1. 高血压病;2. 冠心病;3. 缺血性肠病。

心电图特征:P波规律出现,$P_{I、II、aVF、V4-6}$直立,P_{aVR}倒置。P波形态、时限及振幅正常,心率86次/分。P-R间期0.14s,QRS时限0.08s,Q-T间期0.40s,心电轴正常73°。$ST_{II、III、aVF、V4-6}$水平型下移0.05~0.1mV,T波正常。

心电图诊断:1. 窦性心律;2. 慢性冠状动脉供血不足。

讨论:患者有高血压病、冠心病史,因便血诊断缺血性肠病入院。心电图基本心律为窦性心律。其主要异常改变是$ST_{II、III、aVF、V4-6}$缺血型下移>0.05mV,符合慢性冠状动脉供血不足的心电图诊断。

例 32　　慢性冠状动脉供血不足

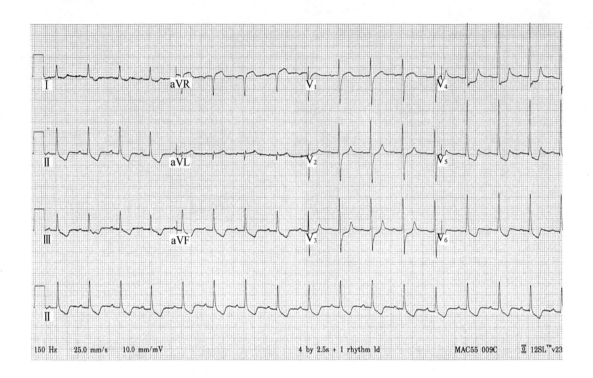

临床资料:魏××,女,61 岁。临床诊断:1. 冠心病;2. 高血压病;3. 痛风性关节炎。

心电图特征:P 波规律出现,$P_{I、II、III、aVF、V4-6}$直立,P_{aVR}倒置。P 波时限振幅及形态正常,心率 101 次/分。QRS 时限 0.09s,P-R 间期 0.17s,Q-T 间期 0.31s,心电轴正常 65°。ST 段$_{I、II、III、aVF、V4-6}$下斜型下移 0.1~0.3mV,伴 T 波倒置。

心电图诊断:1. 窦性心动过速;2. 慢性冠状动脉供血不足。

讨论:患者冠心病,高血压病 10 余年,2011 年 7 月 19 日胸痛伴咳嗽、咳痰入院。心电图检查示:基本心律为窦性心动过速,各导联 QRS 波群形态、电压及时限正常。心电图主要改变为:ST 段呈下斜型下移,T 波倒置,结合患者临床病史,心电图改变符合慢性冠状动脉供血不足。

例 33　慢性冠状动脉供血不足

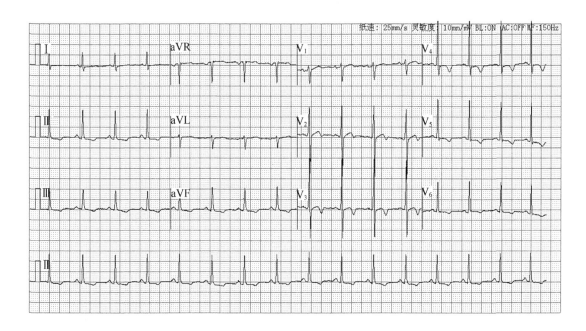

临床资料:程××,男,51 岁。临床诊断:1. 高血压病;2. 冠心病。

心电图特征:P 波规律出现,$P_{I、II、III、aVF、V4-6}$直立,P_{aVR}倒置。P 波时限振幅及形态正常。心率 94 次/分。QRS 时限 0.08s,P-R 间期 0.13s,Q-T 间期 0.33s,心电轴正常 69°。$ST_{II、III、aVF、V4-6}$水平型下移 0.05~0.1mV,伴 T 波倒置。

心电图诊断:1. 窦性心律;2. 慢性冠状动脉供血不足。

讨论:患者有高血压病史 3 年,近 1 年活动后心悸、胸闷、胸痛,近 1 个月上述症状加重而来门诊就诊。检查心电图示:$ST_{II、III、aVF、V4-6}$呈缺血型下移,最深达 0.1mV,伴 T 波倒置。结合患者临床症状考虑心肌供血不足,可能为冠状动脉病变所致。

例 34　心绞痛发作时心肌缺血

图 1　心绞痛发作前 2016 年 2 月 24 日 15:30

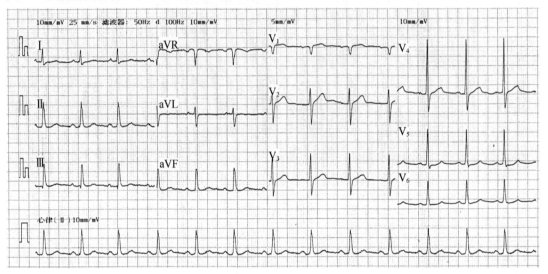

图 2　心绞痛发作时 2016 年 2 月 24 日 22:21

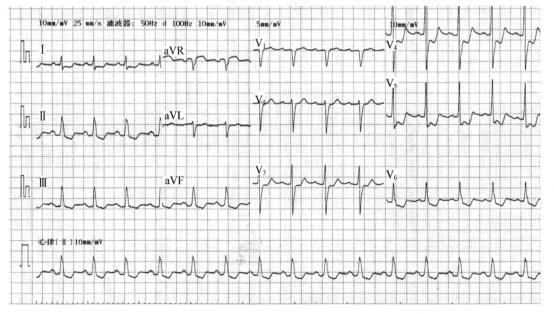

临床资料：林××，男，71岁。临床诊断：冠心病，心绞痛。

心电图特征

图1：P波规律出现，时限振幅及形态正常，心率78次/分。P-R间期0.18s，QRS时限0.10s，Q-T间期0.39s，心电轴正常64°。ST段无偏移，T波正常。

图2：P波规律出现，$P_{I、II、III、aVF、V4-6}$直立，P_{aVR}倒置。P波时限振幅及形态正常。心率90次/分。P-R间期0.13s，QRS时限0.10s，Q-T间期0.38s，心电轴正常67°。ST段$_{II、III、aVF、V4-6}$下斜型下移0.15~0.3mV伴T波负正双向。

心电图诊断：1. 窦性心律；2. 心绞痛发作时心肌缺血（冠状动脉供血不足）。

讨论：患者反复胸闷、胸痛10余年，平常心电图检查正常（图1），当心绞痛发作时，心电图前侧壁及下壁导联出现明显缺血型ST段下移，T波倒置或负正双向（图2）。冠状动脉造影结果显示左主干（LM）弥漫性动脉粥样硬化；左前降支（LAD）近中段支架内轻度内皮增生，支架内70%再狭窄；左回旋支（LCX）弥漫动脉粥样硬化，开口90%狭窄；右冠（RCA）支架内重度内皮增生，支架内95%狭窄。心电图出现缺血型ST-T改变与冠脉病变区域一致。

例35 心绞痛发作时心肌缺血

图1 胸痛发作前

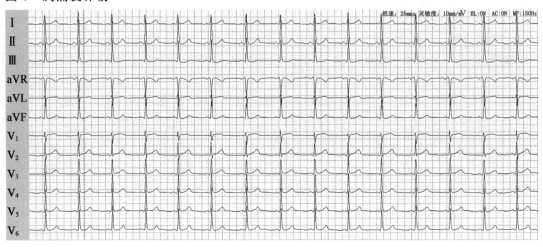

图2 胸痛发作时

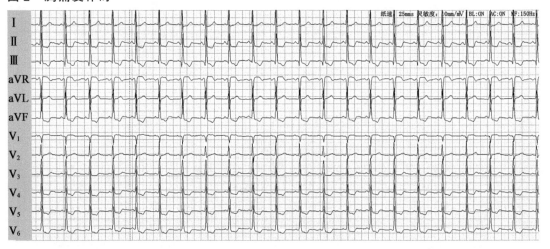

临床资料：熊××，女，56岁。临床诊断：冠心病，心绞痛。

心电图特征

图1：P波规律出现，P_{I、II、III、aVF、V4-6}直立，P_{aVR}倒置，P波时限振幅及形态正常，心率63次/分。QRS时限0.10s，P-R间期0.14s，Q-T间期0.44s，心电轴正常73°。ST段无偏移，T波正常。

图2：P波规律出现，P_{I、II、III、aVF、V4-6}直立，P_{aVR}倒置。P波时限振幅及形态正常。心率90次/分。QRS时限0.10s，P-R间期0.13s，Q-T间期0.38s，心电轴正常67°。ST

段$_{II、III、aVF、V3-6}$水平型下移 0.1～0.15mV 伴 T 波负正双向。

　　心电图诊断：1. 窦性心律；2. 心绞痛发作时心肌缺血（冠状动脉供血不足）。

　　讨论：患者反复胸闷，胸痛 10 余年，平常心电图检查正常（图 1），当心绞痛发作时，心电图出现明显缺血型 ST 段下移，T 波倒置或负正双向（图 2）。冠状动脉造影结果显示左前降支（LAD）及右冠（RCA）50％～60％狭窄。

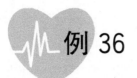
例 36　变异型心绞痛

图 1　胸痛发作

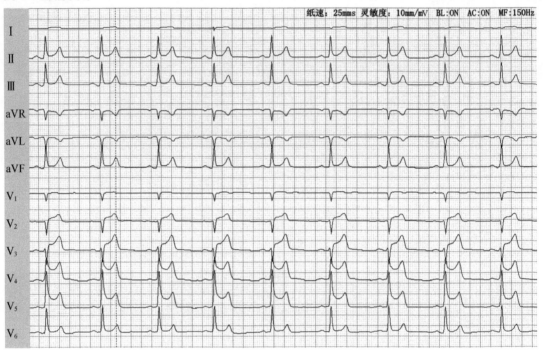

图 2　胸痛缓解

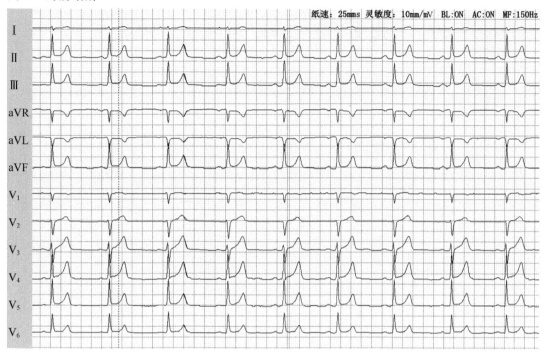

临床资料:朱××,男,51 岁。临床诊断:1. 胸痛查因;2. 高血压病 3 级。

心电图特征

图 1:P 波规律出现,形态、时限及振幅正常,aVR 倒置。P-P 间期 0.78s,心率 76 次/分,P-R 间期 0.18s,QRS 时限 0.10s,Q-T 间期约 0.43s。导联 V_1 呈 QS,V_2 呈 rS 型,r 波细小,ST 段 V_{1-5} 抬高 0.2~0.55mV 伴 T 波高耸,抬高的 ST 段与高耸的 T 波融合形成单向曲线。

图 2:P 波规律出现,形态、时限及振幅正常,QRS 波形态、时限及振幅正常。ST 段无明显偏移,T 波正常。

心电图诊断

图 1:1. 窦性心律;2.ST-T 改变符合变异型心绞痛。

图 2:1. 窦性心律;2. 正常心电图。

讨论:患者因反复胸痛,疼痛剧烈呈压榨样,每天发作 2~3 次,持续时间 10 余分钟而入院。常规 12 导联心电图检查正常,24h 动态心电图检查示:患者全程心绞痛发作 5 次,均发生在夜间安静时(晚上 21 点至次日早晨 5 点钟),与活动无关。心绞痛发作时导联 V_{1-5} ST 段抬高伴 T 波直立高耸(图 1),每次心绞痛持续 20 余分钟,可自行缓解,疼痛缓解后心电图 ST-T 恢复正常(图 2)。本幅心电图改变符合变异型心绞痛。行冠状动脉造影冠脉未见明显病变,考虑患者心绞痛为冠状动脉痉挛所致。

例 37 变异型心绞痛

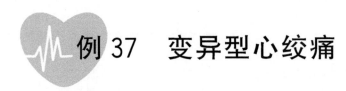

图 1 胸痛发作

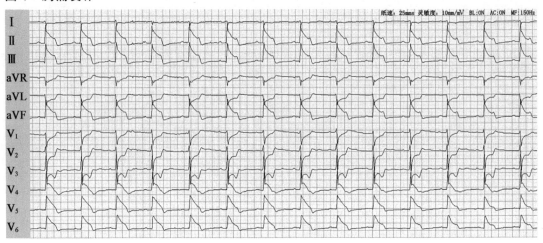

图 2 胸痛缓解

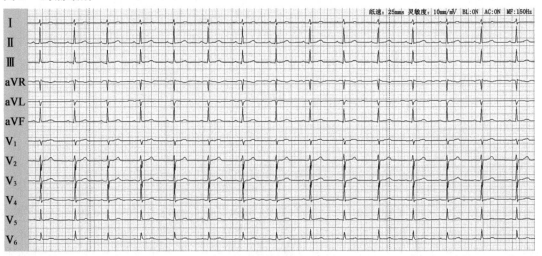

临床资料:叶××,女,68 岁。临床诊断:1. 胸痛查因;2. 冠心病。

心电图特征

图 1:P 波规律出现,P$_{I、II、III、aVF、V4-6}$直立,P$_{aVR}$倒置。P 波时限振幅及形态正常,心率 58 次/分。QRS 时限 0.08s,P-R 间期 0.20s,Q-T 间期 0.40s。ST 段$_{II、III、aVF、V4-6}$上抬 0.6~0.8mV 与 T 波融合形成一单向曲线。

图 2:P 波及 QRS 波群形态、时限及振幅正常。ST 段无偏移,T 波正常。

心电图诊断

图 1:1. 窦性心动过缓;2. ST-T 改变符合变异型心绞痛。

图 2:1. 窦性心律;2. 正常心电图。

讨论:患者反复出现心前区剧烈疼痛,呈压榨性,伴胸闷、心悸、晕厥等入院。行冠状动脉造影结果示:左回旋支(LCX)60%～70%狭窄。常规 12 导联心电图结果正常,24h 动态心电图 Ⅱ、Ⅲ、aVF、V_{4-6} 导联 ST 段抬高伴 T 波直立高耸(图 1),同时患者自觉剧烈心绞痛发作。心绞痛和心电图改变均发生于安静状态,与活动、情绪激动无关。心绞痛持续约 30min 缓解,心绞痛缓解后,心电图 ST-T 恢复正常(图 2)。

本例患者在左回旋支(LCX)狭窄的基础上合并冠脉痉挛,引起心电图下壁及前侧壁导联 ST 段抬高伴心绞痛症状,持续 30min 后缓解,心绞痛缓解后心电图 ST-T 也恢复正常,为一典型变异型心绞痛病例。

例 38 变异型心绞痛,频发室性早搏 呈二联律

图 1 胸痛发作

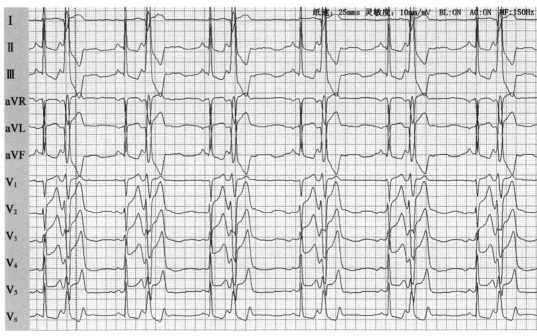

图 2 胸痛缓解后

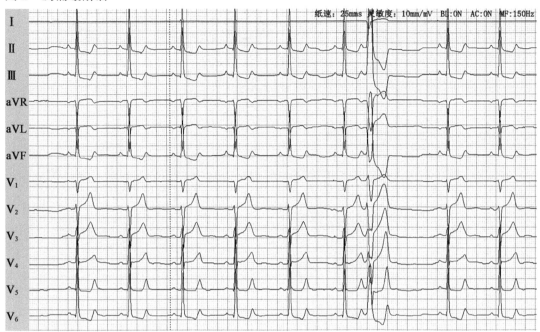

临床资料:王××,男,63 岁。临床诊断:1. 冠心病;2. 高血压病;3. 心律失常。

心电图特征

图 1:P 波规律出现,形态、时限及振幅正常,aVR 倒置。P-P 间期 0.78s,平均心率 85 次/分,P-R 间期 0.16s,QRS 时限 0.10s。ST_{V1-5} 抬高 0.1～0.70mV,$ST_{II、III、aVF、V6}$ 下斜型下移 0.1～0.15mV,T_{V1-5} 与 ST 段融合形成单向曲线。每个窦性 P-QRS-T 波群后可见提前出现的 QRS-T 波群,其前无 P 波,QRS 时限 0.15s,ST-T 与 QRS 主波方向相反,为室性早搏。

图 2:P 波及 QRS 波群规律出现,形态、时限及振幅正常。$ST_{II、III、aVF、V6}$ 下斜型下移 0.1～0.15mV,T 波正常。

心电图诊断

图 1:1. 窦性心律;2. 频发室性早搏呈二联律;3.ST-T 改变符合变异型心绞痛。

图 2:1. 窦性心动过缓;2. 偶发室性早搏;3. 慢性冠状动脉供血不足。

讨论:患者 1 年前反复出现心前区疼痛,呈压榨样,每次发作持续 5～10min,伴有胸闷、气促、心悸、头晕等不适。患者 20d 前无明显诱因再次频繁出现心前区疼痛,持续 10～30min,休息未能明显缓解而入院。24h 动态心电图检查,结果示导联 V_{1-5}、I、aVL ST 段呈间歇性抬高伴 T 波高耸,对应导联 V_6、II、III、aVF ST 段下移,T 波倒置,伴随出现频发室性早搏(图 1),同时患者出现心绞痛,疼痛剧烈呈压榨样,且均于安静状态或是夜间睡觉发生,心绞痛与活动或情绪激动无关。30min 后心电图抬高的 ST 段恢复至心绞痛前状态,即导联 ST_{V1-5} 正常,$ST_{V6、II、III、aVF}$ 下移,室性早搏明显减少(图 2)。行冠状动脉造影结果显示左前降支(LAD)近中段弥漫性病变,狭窄 90%,第一对角支 60%狭窄,左回旋支(LCX)中远段狭窄 80%,第一钝缘支(M1)开口狭窄 70%。

本例为一典型的变异型心绞痛心电图改变。因患者有冠脉病变,平时虽然有心前区不适,但心电图仅呈慢性冠状动脉供血不足改变,ST 段于部分导联下移 0.1～0.15mV(图 2);当患者冠状动脉在狭窄基础上合并痉挛时,心肌出现严重缺血,心电图表现 ST 段抬高伴 T 波高耸,频发室性早搏同时患者伴随出现明显心绞痛症状。

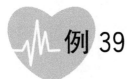

例 39 变异型心绞痛,二度Ⅱ型房室传导阻滞

图 1 胸痛发作

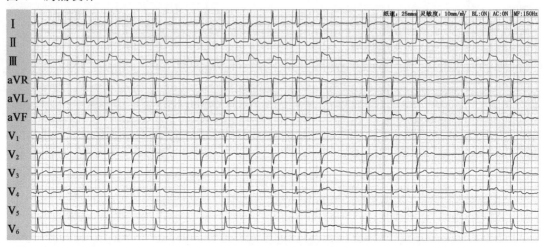

图 2 胸痛缓解

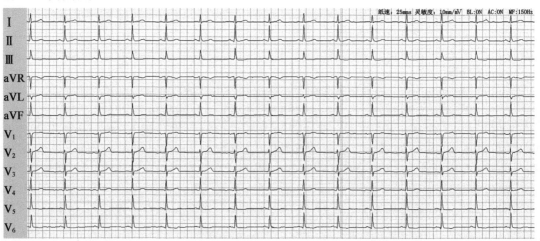

临床资料:梁××,男,73 岁。临床诊断:1. 冠心病;2. 高血压病 3 级;3.2 型糖尿病。

心电图特征

图 1:P 波规律出现,形态时限及振幅正常。P-P 间期 0.70s,心率 85 次/分。QRS 时限 0.08s,Q-T 间期 0.42s,心电轴正常 50°。ST 段Ⅱ、Ⅲ、aVF、V~4-6~弓背上抬 0.1~0.4mV,T 波与上抬的 ST 段融合成一单向曲线。图中间歇出现长 R-R 间期,部分 P 波下传受阻,其后无

QRS 波群,出现心室漏搏现象。下传 P-R 间期 0.24s,P-R 间期恒定,房室传导比例不等,分别形成 7:6 及 4:3 的房室传导阻滞。

　　图 2:P 波及 QRS 波群规律出现,形态时限及振幅正常。ST 段无偏移,T 波正常。

心电图诊断

　　图 1:1. 窦性心律;2.ST-T 改变符合变异型心绞痛;3. 二度 Ⅱ 型房室传导阻滞。

　　图 2:1. 窦性心律;2. 正常心电图。

　　讨论:患者反复发作性心绞痛 10 余年,再发 5d 入院。常规 12 导联心电图检查正常。24h 动态心电图检查示:导联 Ⅱ、Ⅲ、aVF ST 段呈间歇性抬高伴 T 波直立高耸,伴有二度 Ⅱ 型房室传导阻滞(图 1),同时患者出现剧烈胸痛,这些改变均发生于安静状态或是夜间睡觉时,含服硝酸甘油可以缓解,每次发作持续 20min 左右,心绞痛缓解后心电图恢复正常(图 2),本例符合变异型心绞痛的心电图改变。行冠状动脉造影示,右冠(RCA)中段 80% 狭窄。

例 40 平板运动试验阳性

图 1 运动前:心电图正常

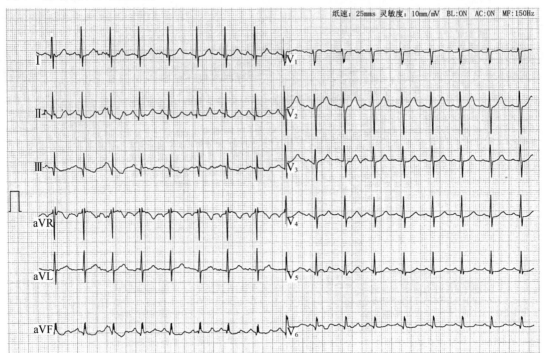

图 2　运动后:ST-T 缺血性改变

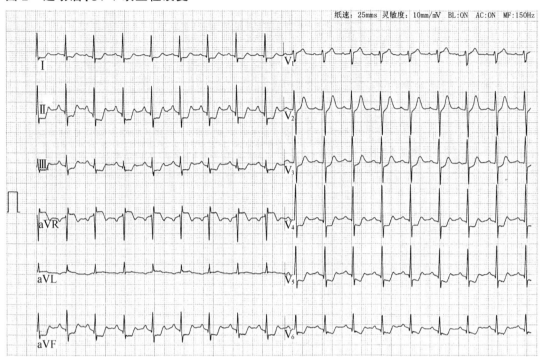

纸速:25mms　灵敏度:10mm/mV　BL:ON　AC:ON　MF:150Hz

临床资料:马××,男,71 岁。临床诊断:1. 冠心病;2. 高血压病;3. 糖尿病。

心电图特征:平板运动试验前(图 1):P 波规律出现,$P_{I、II、aVF、V4-6}$ 直立,P_{aVR} 倒置。P 波时限振幅正常,心率 98 次/分。QRS 时限 0.08s,P-R 间期 0.14s,Q-T 间期 0.36s,心电轴正常。ST 段无明显偏移,T 波正常。患者平板运动试验至 147s 心电图(图 2):$ST_{I、II、III、aVF、V5-6}$ 缺血型下移 0.1~0.4mV,aVR 上抬 0.2mV。

心电图诊断:1. 平静心电图正常;2. 平板运动试验阳性。

讨论:患者有冠心病、高血压、糖尿病史 10 余年,近一年来自觉心悸、胸闷、胸痛,平静心电图检查正常(图 1);行平板运动试验检查,当平板运动试验进行至 90s 时,患者出现胸闷、胸痛、心前区有压榨感,立即终止运动,即刻描记心电图(图 2),示 $ST_{I、II、III、aVF、V5-6}$ 呈缺血性明显下移,下移最深达 0.4mV,ST_{aVR} 呈对应性抬高 0.2mV,运动试验呈阳性改变。本例运动试验持续时间短即出现 ST 段异常改变,而且出现于多个导联,考虑患者为多支冠状动脉血管病变或左主干病变。

部分冠心病患者冠状动脉有明显狭窄,如果不发生心绞痛时平静心电图可表现正常,心电图无心肌缺血性改变;当运动负荷增加时,必然产生心肌耗氧量增加,而原来有狭窄的冠状动脉血流量不能相应增加,心肌血供出现供需矛盾,表现在心电图上出现 ST 段呈缺血性下移,同时可伴有心绞痛症状。

例 41　平板运动试验阳性

图 1　运动前：心电图正常

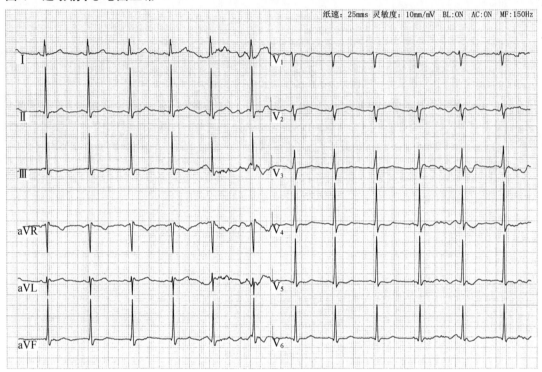

纸速：25mms　灵敏度：10mm/mV　BL:ON　AC:ON　MF:150Hz

图 2　运动后:ST-T 缺血性改变

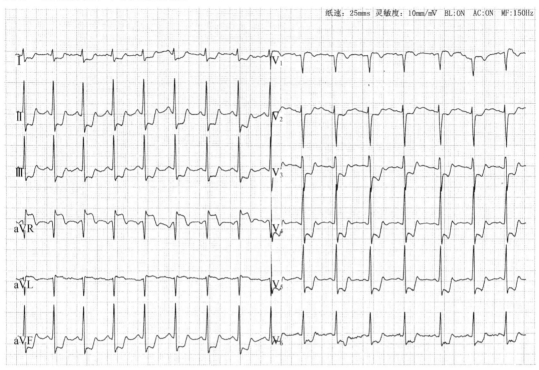

纸速: 25mms　灵敏度: 10mm/mV　BL:ON　AC:ON　MF:150Hz

临床资料:李××,男,55 岁。临床诊断:1. 冠心病;2. 高血压病;3.2 型糖尿病。

心电图特征:平板运动试验前(图 1):P 波规律出现,$P_{I、II、aVF、V4-6}$直立,P_{aVR}倒置。P 波时限振幅正常,心率 74 次/分。QRS 时限 0.10s,P-R 间期 0.14s,Q-T 间期 0.40s,心电轴正常。ST 段无明显偏移,T 波稍低平。当患者平板运动试验至 110s 时心电图(图 2)ST 段于普遍导联下斜型下移 0.15~0.5mV,$ST_{aVR,V1}$上抬 0.15~0.25mV。

心电图诊断:1. 平静心电图正常;2. 平板运动试验阳性。

讨论:患者自觉心悸、胸闷、胸痛来院诊疗,平静心电图检查正常(图 1);行平板运动试验检查,当平板运动试验至 110s 时,患者出现胸闷、胸痛、心前区有压榨感,立即终止运动,即刻描记心电图(图 2),示 $ST_{I、II、III、aVF、V2-6}$呈缺血性明显下移,下移最深达 0.5mV,$ST_{aVR,V1}$抬高 0.15~0.25mV,示运动试验呈阳性改变。本例运动试验持续时间短即出现 ST 段异常改变,而且出现于多个导联,考虑患者为多支冠脉血管病变或左主干病变。

行冠状动脉造影结果显示,为多支血管严重狭窄,即左前降支(LAD)95%狭窄,左回旋支(LCX)85%狭窄,右冠(RCA)90%狭窄,冠脉造影结果与平板运动试验心电图改变相吻合。

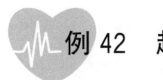 例 42　超急性前壁心肌梗死

图 1　胸痛发作时　2015 年 10 月 23 日 11:54:12

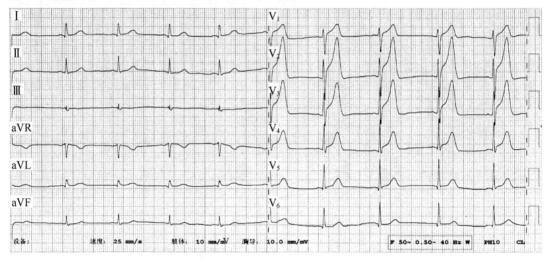

图 2　PCI 术后　2015 年 10 月 23 日 14:03:51

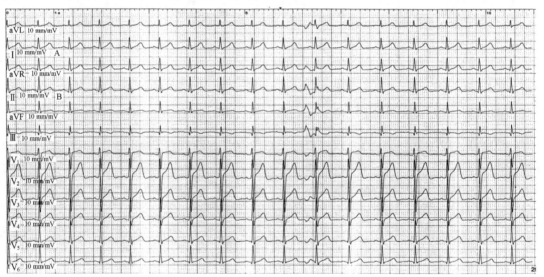

图 3　PCI 术后 6d　2015 年 10 月 29 日

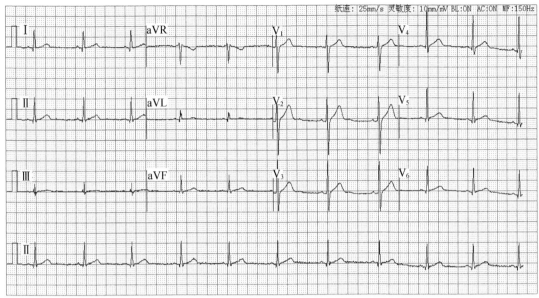

临床资料:李××,男,34 岁。临床诊断:冠心病,急性前间壁心肌梗死。此图是患者发病前后三次记录心电图。

心电图特征:心电图图 1:P 波规律出现,$P_{I、II、III、aVF、V4-6}$ 直立,P_{aVR} 倒置。P 波形态时限电压正常;心率 58 次/分,P-R 间期 0.12s,QRS 时限 0.09s,心电轴 15°,Q-T 间期 0.43s。最长 R-R 间期与最短 R-R 间期相差大于 0.12s。ST_{V1-4} 抬高 0.3～0.6mV 伴 T 波高耸。图 2:ST 段,T 波基本恢复正常。图 3:ST 段无偏移,T 波正常。

心电图诊断:1. 窦性心动过缓伴不齐;2. 超急性前壁心肌梗死。

讨论:患者是外科医生,2 年前有劳累后心前区闷痛,休息后可自行缓解,之后胸闷反复发生,休息可缓解未行诊治。2h 前因劳累后患者再次突发心前区疼痛,胸痛呈压榨样,有濒死感,伴大汗淋漓,急查心电图示 V_{1-4} 导联 ST 段抬高 0.2～0.6mV,T 波直立高耸,但尚未出现异常 Q 波,考虑超急性前间壁心肌梗死。为进一步治疗来院就诊,门诊以"急性前间壁心肌梗死"于 2015 年 10 月 23 日收入院。急查心肌酶谱异常升高;超声心动图示左室心尖变圆,室间隔中下段,心尖部室壁变薄,运动消失,心尖部可见反向运动,超声心动图诊断冠心病前间壁心肌梗死合并室壁瘤。患者于发病后 2.5h 行冠状动脉造影示左前降支(LAD)近段狭窄 90%,经球囊预扩张冠脉病变后,于 LAD 近段置入支架。冠脉造影示置入支架远端血管再通,血流 TIMI 3 级。术后心电图 ST 段、T 波基本恢复正常(图 2)。6d 后于 2015 年 10 月 29 日复查心电图示窦性心律,正常心电图(图 3)。由于心肌梗死在超急性期只有 ST-T 改变,未出现坏死型 Q 波之前开通狭窄血管,恢复心肌血流灌注,此时大部分缺血心肌细胞还在可逆转期,因此心电图原来抬高 ST 段及高耸 T 波恢复正常。由此看来,及时有效诊治对超急性心肌梗死至关重要,可避免发展为心肌梗死或使已发生的心肌梗死范围缩小。

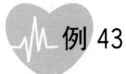 例43 超急性广泛前壁、右室心肌梗死

胸痛发作

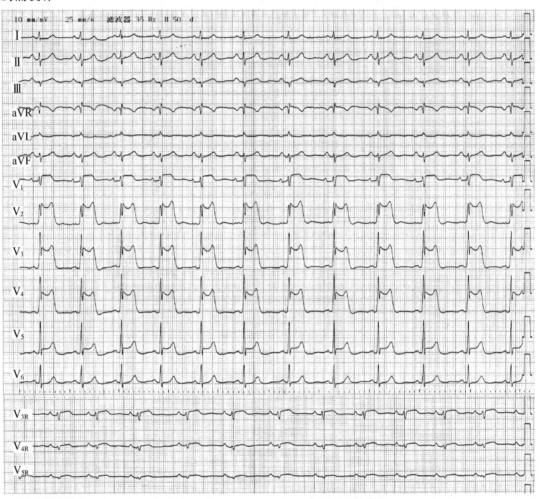

临床资料:舒××,男,81岁。临床诊断:冠心病,急性心肌梗死。

心电图特征:P波规律出现,形态正常,心率68次/分。P-R间期0.17s,QRS时限0.7s,Q-T间期0.42s,心电轴左偏-30°。胸导联ST_{V1-5}抬高0.2～1.0mV,T波直立高耸,ST段与T波融合形成单向曲线;右室导联$ST_{V3R-V5R}$抬高0.10～0.15mV。

心电图诊断:1. 窦性心律;2. 超急性广泛前壁、右室壁心肌梗死。

讨论:患者无明显诱因出现胸闷、胸痛,疼痛呈压榨样,并向两侧肩膀及颈部放射而急诊入院。急查心肌酶学异常升高;心电图检查示胸前导联V_{1-5}ST段显著抬高伴T波直立高耸形成单向曲线类似墓碑样改变,但尚未出现异常Q波,示超急性广泛前壁心肌梗死;右胸前导联

$V_{3R}-V_{5R}$ ST 段抬高 0.1～0.15mV,符合右室心肌梗死的心电图改变。

急诊行冠状动脉造影结果示:左前降支(LAD)狭窄 95％;左回旋支(LCX)中远段狭窄＞70％;右冠(RCA)远段 90％狭窄。

由此可见超急性广泛前壁、右室心肌梗死是由于左、右冠状动脉多支严重狭窄所致,心肌梗死部位与冠脉病变区域基本一致。

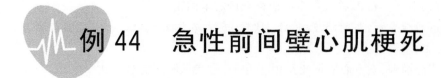

例 44　急性前间壁心肌梗死

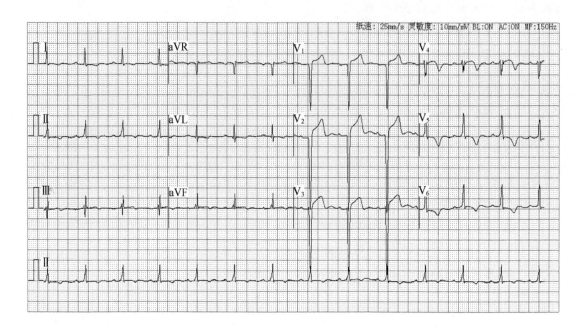

纸速:25mm/s 灵敏度:10mm/mV BL:ON AC:ON MF:150Hz

　　临床资料:黄××,女,69岁。临床诊断:冠心病,急性心肌梗死。

　　心电图特征:P波规律出现,形态正常,心率78次/分,P-R间期0.17s,Q-T间期0.41s,心电轴正常39°。导联 V_{1-3} 呈 QR 型, V_4 呈 rS 型。ST_{V1-3} 上抬 0.2～0.4mV,$ST_{I、aVL、V5-6}$ 下移 0.05～0.1mV。T 波导联Ⅰ、Ⅱ、aVL、aVF、V_{5-6} 倒置,Ⅲ、V_4 负正双向。

　　心电图诊断:1. 窦性心律;2. 急性前间壁心肌梗死。

　　讨论:患者临床诊断冠心病急性心肌梗死,心肌酶谱异常升高;心脏超声示:符合冠心病前间壁心肌梗死;冠状动脉造影结果示,左前降支(LAD)狭窄100%。心电图检查示 V_{1-3} 异常 Q波伴 ST 段抬高,T 波直立高耸,符合急性前间壁心肌梗死心电图诊断。

例 45　急性广泛前壁、下壁心肌梗死

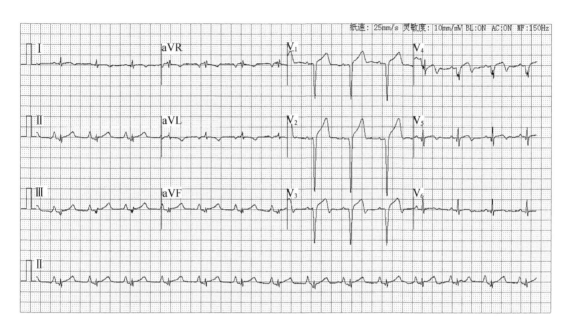

　　临床资料：朱××，男，57 岁。临床诊断：冠心病，急性心肌梗死。

　　心电图特征：P 波规律出现，时限及振幅正常。P-P 间期均齐，心率 84 次/分。P-R 间期 0.14s，QRS 时限 0.10s，Q-T 间期 0.36s，心电轴轻度左偏 23°。导联 Ⅱ、Ⅲ、aVF、V_5 呈 qrs 型，q 波时限＝0.03s，q 深度＞1/4R；V_{1-4} 呈 QS 型。$ST_{Ⅱ、Ⅲ、aVF、V1-5}$ 上抬 0.1～0.3mV，$T_{Ⅰ、aVL}$ 倒置，T_{V3-6} 正负双向。肢体导联 QRS 波群电压之和＜0.05mV。

　　心电图诊断：1. 窦性心律；2. 急性广泛前壁、下壁心肌梗死；3. 肢体导联低电压。

　　讨论：患者于 2014 年 7 月 24 日突发胸闷、胸痛、乏力、呼吸困难 10 余小时，在当地医院查心电图诊断为急性广泛前壁、下壁心肌梗死，为进一步诊治收入院。入院后心电图检查示：导联 V_{1-5} 可见病理性 Q 波，ST 段抬高；导联 V_{1-2} T 波直立高耸，V_{3-5} 呈正负双向；导联 Ⅱ、Ⅲ、aVF 可见异常 Q 波，R 波明显减低，ST 段抬高，T 波直立。据上述心电图改变诊断急性广泛前壁、下壁心肌梗死。冠脉造影结果示左前降支(LAD)近中段闭塞，右冠(RCA)近段 95％狭窄。冠脉造影结果则为心电图心肌梗死的诊断提供了依据。肢体导联 QRS 波群正负电压之和＜0.05mV，为肢体导联低电压。

例 46 急性广泛前壁心肌梗死

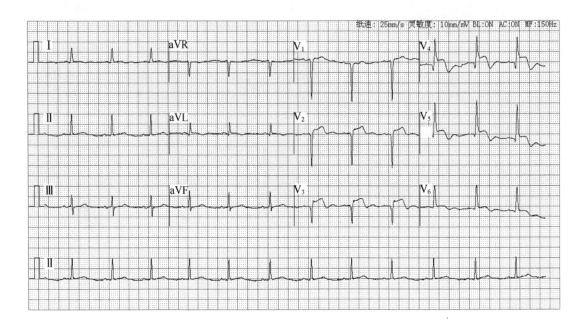

临床资料:刘××,男,79岁。临床诊断:冠心病,急性广泛前壁心肌梗死。

心电图特征:P波规律出现,形态时限及振幅正常,心率75次/分,P-R间期0.15s,Q-T间期0.36s,心电轴正常41°。胸前导联 V_1 呈 rS 型,r 波细小, V_{2-3} 呈 Qr 型, V_{4-6} 呈 qR 型。ST_{V2-6} 抬高 0.1~0.35mV。T 波与 ST 段融合,形成单向曲线。

心电图诊断:1. 窦性心律;2. 急性广泛前壁心肌梗死。

讨论:患者于2015年2月16日劳累后突发心前区剧烈疼痛,持续不能缓解入院。急查心肌酶谱异常升高;超声心动图示广泛前壁室壁变薄,运动消失,心尖部可见反向运动。心电图检查示 V_{1-5} 异常 Q 波,ST 段抬高以及 T 波 V_{1-3} 直立, V_{4-6} 倒置低平;符合急性广泛前壁 ST 段抬高型心肌梗死心电图诊断。急诊行冠状动脉造影结果显示:左前降支(LAD)近段闭塞,左回旋支(LCX)狭窄80%。

心脏前壁心肌供血来源于 LAD,当其血管狭窄尤其近段完全闭塞时,则出现急性心肌梗死,患者出现胸痛,心肌酶学异常升高,心电图出现 V_{1-5}(或 V_6)的异常 Q 波伴 ST-T 改变,本幅心电图为典型急性广泛前壁 ST 段抬高型心肌梗死病例。对急性心肌梗死的检查心电图便捷而较准确,超声心动图诊断心肌梗死特异性强,再结合患者心肌酶学和临床症状,心肌梗死尤其急性期心肌梗死一般能够明确诊断。

例 47　急性广泛前壁心肌梗死

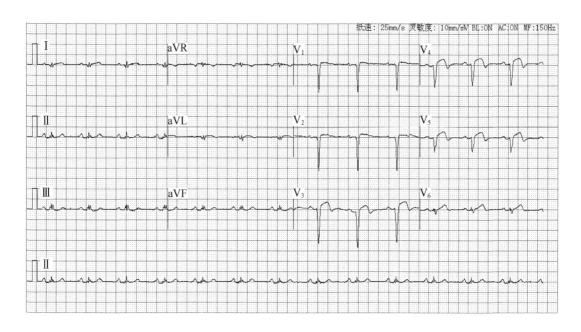

　　临床资料:陆××,男,68 岁。临床诊断:冠心病,急性广泛前壁心肌梗死。

　　心电图特征:P 波规律出现,形态正常,心率 79 次/分。P-R 间期 0.16s,QRS 时限 0.10s,Q-T 间期 0.36s,心电轴不偏。肢体导联 QRS 波群电压之和均<0.5mV,其中Ⅰ、aVL 呈 qrs 型,q 波宽度>0.04s,深度>同导联 R 波 1/4;胸前导联 V$_{1-5}$呈 QS 型,ST$_{V1-6}$上抬 0.05~0.2mV,T$_{V1-5}$负正双向。

　　心电图诊断:1. 窦性心律;2. 急性广泛前壁、高侧壁心肌梗死;3. 肢体导联低电压。

　　讨论:患者于 2015 年 8 月 4 日劳累后突发胸骨后剧烈疼痛,持续不能缓解,呈压榨样伴大汗淋漓急诊入当地医院,心肌酶学异常升高,心电图 V$_{1-6}$呈 QS 波型伴 ST 段抬高,诊断急性 ST 段抬高型广泛前壁心肌梗死。行冠脉造影示:左前降支(LAD)近段完全闭死,左回旋支(LCX)狭窄 90%。心肌梗死一周描记本例心电图,示导联 V$_{1-5}$呈 QS 型伴 ST 段抬高,符合急性广泛前壁心肌梗死。此外,Ⅰ、aVL 异常 Q 波伴 ST 段抬高,示急性高侧壁心肌梗死,这与冠状动脉造影结果所显示的病变血管相符。心室前壁心肌的血供来源于左前降支,本例由于前降支近段闭塞引起广泛前壁心肌缺血而发生坏死,高侧壁心肌梗死则由左回旋支(LCX)狭窄所致。同期超声心动图示:左室前壁及侧壁心室壁变薄,运动消失,故诊断广泛前壁、高侧壁心肌梗死,心肌梗死于超声心动图与心电图改变一致。

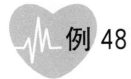 **例 48 急性广泛前壁心肌梗死合并完全性右束支传导阻滞**

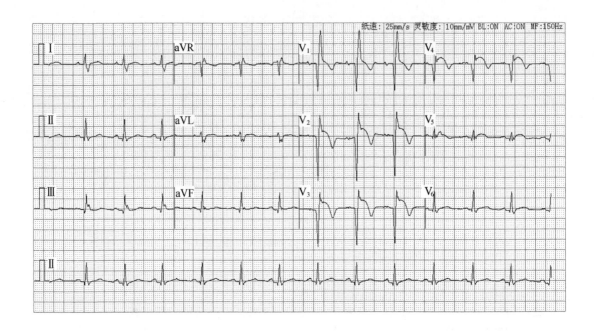

临床资料：陈××，男，48岁。临床诊断：冠心病，急性 ST 段抬高型前壁心肌梗死。

心电图特征：P 波规律出现，形态正常，心率 78 次/分，P-R 间期 0.17s，QRS 时限 0.14s，Q-T 间期 0.41s，心电轴正常 79°。导联 V_{1-3} 呈 QR 型，V_4 呈 Qr 型 V_{5-6} 见 qRs 型，Ⅰ呈 RS 型，aVL 呈 rS 型。Ⅱ、Ⅲ、aVF 呈 qR 型，q 波时限=0.03s，q<1/4R。ST_{V1-6} 上抬 0.2～0.5mV，T_{V1-4} 倒置。

心电图诊断：1. 窦性心律；2. 急性广泛前壁心肌梗死；3. 完全性右束支传导阻滞。

讨论：患者因突发剧烈胸痛持续且不能缓解伴呼吸困难急诊入院。急查心肌酶谱异常升高；心电图检查 V_{1-5} 异常 Q 波伴 ST 段抬高；诊断急性广泛前壁心肌梗死成立。本例心电图除心肌梗死外，合并有完全性右束支传导阻滞，表现在导联 V_{1-5} 坏死性 Q 波，V_{1-2}（右心前导联）出现增宽的 R 波，和 V_{5-6}（左心前导联）增宽的 S 波，即广泛前壁心肌梗死合并完全性右束支传导阻滞。一般说来，由于心室肌除极是由内向外进行的，心肌梗死合并右束支传导阻滞时，心室肌除极的起始向量异常可以表现出心肌梗死的图形，即产生异常 Q 波，而终末向量则表现出右束支阻滞的特点，即产生 V_{1-2} 导联 Q 波之后的 R′波，由此看来两者互不影响诊断。本幅心电图 QRS 波表现既有坏死型 Q 波，又有右束支阻滞的终末 R′波和粗钝的 S 波，以及 QRS 波群时间增宽≥0.12s，符合上述心电图诊断。

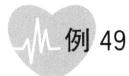

例 49 急性广泛前壁心肌梗死合并完全性右束支传导阻滞

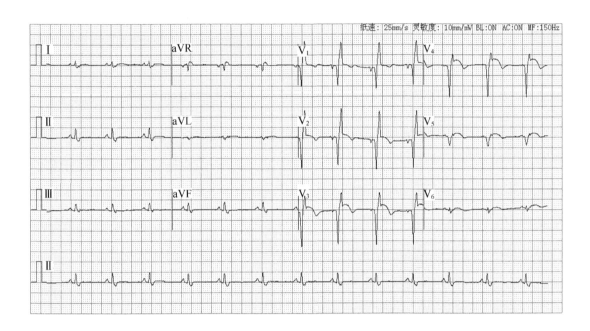

临床资料:何××,男,47 岁。临床诊断:冠心病,急性 ST 段抬高型广泛前壁心肌梗死。

心电图特征:P 波规律出现,形态正常,心率 80 次/分。P-R 间期 0.15s,Q-T 间期 0.40s,心电轴正常 81°。导联 V_{1-2} 呈 Qr 型,V_{3-4} 呈 QR 型,V_5 呈 QS 型,V_6 呈 qrs 型;导联 Ⅰ、aVL、Ⅱ、Ⅲ、aVF 呈 RS 型,其终末增宽、粗钝。ST_{V1-6} 上抬 0.1~0.35mV,T_{V1-6} 倒置或低平。

心电图诊断:1. 窦性心律;2. 急性广泛前壁心肌梗死;3. 完全性右束支传导阻滞。

讨论:患者于爬楼梯时突发胸前区压榨性疼痛,伴大汗淋漓,有恶心呕吐、濒死感等症状,急诊入当地医院,当时查心电图示急性广泛前壁心肌梗死;完全性右束支传导阻滞。一周后为进一步诊治收入本院。冠脉造影显示左前降支(LAD)近段闭塞;超声心动图示:左室前壁大面积室壁变薄,运动消失,故诊断冠心病广泛前壁心肌梗死;心电图检查 V_{1-5} 有异常 Q 波或 QS 波,V_6 呈 qrs 型,导联 V_{1-6}、Ⅰ、aVL ST 段抬高,T 波倒置或低平,上述心电图改变诊断急性广泛前壁心肌梗死没有问题。QRS 时限增宽>0.12s(为 0.14s),V_{1-2} 导联呈 Qr 型,$R'V_1$ 增宽以及 Ⅰ、Ⅱ、Ⅲ、aVF 和 V_6 导联粗钝的 S 波,符合完全性右束支传导阻滞。

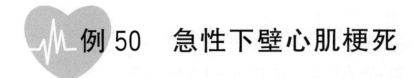

例50　急性下壁心肌梗死

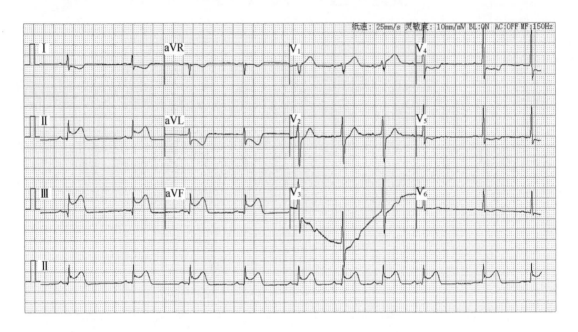

临床资料:杨××,男,51岁。临床诊断:冠心病,急性下壁心肌梗死。

心电图特征:P波规律出现,形态正常,P-P间期差>0.12s,心率59次/分。P-R间期0.18s,Q-T间期0.42s,心电轴正常。导联Ⅱ、Ⅲ、aVF呈qR型,ST段呈弓背向上抬高0.25~0.4mV;ST段Ⅰ、aVL、V$_{4-6}$下斜型下移0.1~0.25mV,T波负正双向。

心电图诊断:1. 窦性心动过缓伴不齐;2. 急性下壁心肌梗死。

讨论:患者无明显诱因突发心前区疼痛,胸痛呈压榨样并向左肩部放射,胸痛4h急诊入院。查心肌酶学异常升高;超声心动图示:下壁室壁变薄,运动消失,故诊断为急性下壁心肌梗死;心电图示导联Ⅱ、Ⅲ、aVF可见q波,ST段呈弓背向上型抬高,T波直立高耸,T波与ST段融合形成单向曲线;Ⅰ、aVL及左胸V$_{4-5}$呈对应性ST段下移,T波倒置,故心电图诊断急性下壁心肌梗死无疑,并且与超声心动图,冠脉造影结果一致。

例51 急性下壁心肌梗死

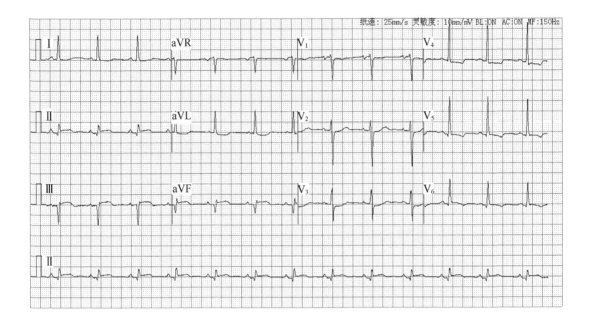

临床资料:罗××,男,44岁。临床诊断:冠心病,急性下壁心肌梗死。

心电图特征:P波规律出现,形态、时限及振幅正常,心率77次/分,P-R间期0.16s,QRS时限0.10s,Q-T间期0.39s,心电轴左偏−14°。肢体导联Ⅱ呈qR型,Ⅲ呈QS型,aVF呈Qr型。ST$_{Ⅱ、Ⅲ、aVF}$抬高0.05~0.1mV,ST$_{Ⅰ、aVL、V4-6}$水平型下移0.05~0.1mV,T波:T$_{Ⅱ、Ⅲ、aVF}$直立,T$_{Ⅰ、aVL}$低平,T$_{V4-6}$倒置。

心电图诊断:1.窦性心律;2.急性下壁心肌梗死。

讨论:患者有冠心病心肌梗死临床症状,心肌酶学异常;超声心动图示左室下壁室壁变薄,运动明显减弱及消失;冠状动脉造影结果示右冠(RCA)中段闭塞;心电图示导联Ⅱ、Ⅲ、aVF异常Q波伴ST段抬高,心电图诊断急性下壁心肌梗死诊断明确。

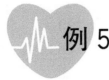 **例 52　急性下壁、后壁、侧壁及右室心肌梗死，二度Ⅰ型房室传导阻滞**

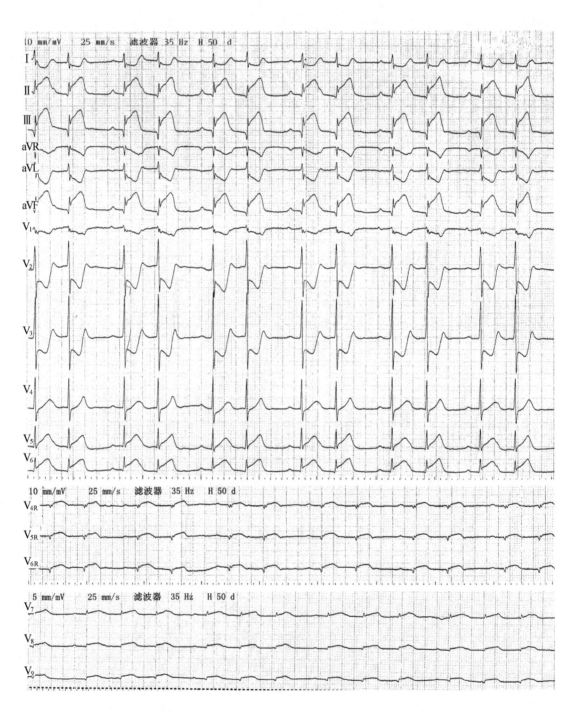

临床资料:黄××,女,73 岁。临床诊断:1. 冠心病,急性下壁、后壁、侧壁、右室壁心肌梗死;2. 心律失常。

心电图特征:P 波规律出现,$P_{I、II、aVF、V4-6}$直立,P_{aVR}倒置。P 波形态时限及振幅正常。P-P 间期 0.48s,心房率 125 次/分。QRS 时限 0.09s,Q-T 间期 0.32s。V_1导联窦性 P 波最为明显,可见 P-R 间期逐渐延长,每 3 个窦性 P 波一个未能下传到心室,脱落一次 QRS 波群,形成长 R-R 间期,房室传导比例为 3:2 和 4:3(导联 V_{7-9})。导联 II、III、aVF、V_{5-6}呈 qR 型,ST 段呈弓背向上抬高 0.15~0.35mV,T 波直立高耸,与 ST 段融合形成单向曲线;$ST_{1、aVL、aVR、V1-3}$下斜型下移 0.15~0.5mV,T 波倒置。V_{3R-5R}呈 QS 型,ST 段抬高 0.1mV,V_7呈 qR 型,V_8呈 Qr 型,V_9呈 QS 型;ST 段上抬 0.1~0.2mV,T 波直立。

心电图诊断:1. 窦性心动过速;2. 急性下壁、后壁、侧壁及右室心肌梗死;3. 二度 I 型房室传导阻滞。

讨论:患者突发心前区持续剧烈疼痛,呈压榨样伴大汗淋漓,含服硝酸甘油不缓解急诊入院。急查心肌酶谱异常升高;超声心动图示下壁、后壁、侧壁及右室壁明显变薄,收缩运动明显减弱及消失;心电图检查(18 导联)示下壁导联(II、III、aVF)、后壁导联(V_{7-9})、侧壁导联(V_{5-6}),右室导联(V_{4R-6R})ST 段呈弓背向上抬高,伴 T 波直立高耸,T 波与 ST 段融合形成单向曲线(II、III、aVF 呈墓碑样改变),部分导联伴异常 Q 波。本幅心电图改变符合急性 ST 段抬高型下壁、后壁、侧壁及右室心肌梗死。

行冠脉造影结果示:右冠状动脉(RCA)近段完全闭塞,左回旋支(LCX)狭窄 85%,前降支(LAD)狭窄 55%。

右冠状动脉(RCA)自主动脉根部右冠窦发出后顺房沟绕到心室的后部,分布到右心室、左心室下壁、后壁与室间隔后部区域,右冠状动脉近段闭塞后,可产生右心室和左心室下壁、后壁心肌梗死的心电图改变。临床上右心室心肌梗死少见,其主要原因是右室由左右冠脉双重供血、侧支循环丰富等。本例右冠状动脉闭塞部位发生在近段,因此心肌梗死范围广泛,并引起房室传导系统的缺血损伤,发生二度 I 型房室传导阻滞。

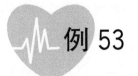

例53 急性下壁、侧壁心肌梗死，三度房室传导阻滞

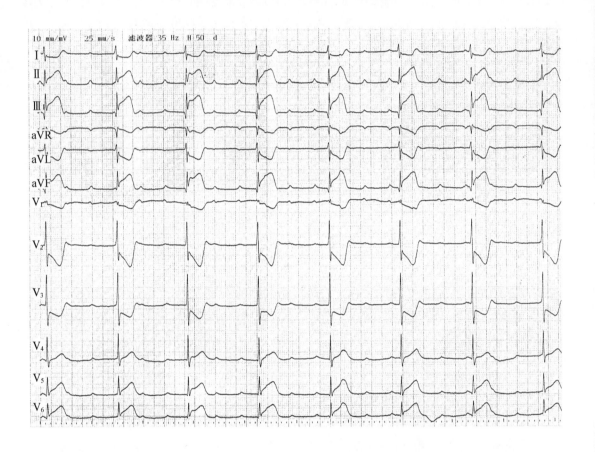

临床资料:黄××,女,73岁。临床诊断:1.冠心病,急性下壁心肌梗死;2.心律失常。

心电图特征:P波规律出现,P$_{I、II、aVF、V4-6}$直立,P$_{aVR}$倒置。P波形态时限及振幅正常。P-P间期0.48s,心房率125次/分。QRS时限0.09s,R-R均齐,R-R间期1.36s,心室率44次/分。于长II导联可见P波与QRS波无固定关系,部分P波隐于T波升支,以V$_1$最为明显,心房率>心室率。Q-T间期0.44s,心电轴正常80°。导联II、III、aVF、V$_{5-6}$呈qR型,ST段呈弓背向上抬高0.3~0.6mV,T波直立高耸,T波与ST段融合形成单向曲线;ST$_{I、aVL、aVR、V1-3}$下斜型下移0.15~0.4mV,T波倒置。

心电图诊断:1.窦性心动过速;2.急性下壁、侧壁心肌梗死;3.三度房室传导阻滞伴交界性逸搏心律。

讨论:患者突发心前区疼痛、晕厥急诊入院。急查心肌酶谱异常升高;心电图检查示基本心律为窦性心动过速。主要心电图改变为:①心室率缓慢44次/分,R-R间期均齐,P-P间期相等,P-R间期不等,示P波与QRS波群无关,心房率>心室率,为三度房室传导阻滞伴交界性逸搏心律。由于控制心室的异位起搏点位于交界区，所以 QRS 波时限正常。②下壁导联（Ⅱ、Ⅲ、aVF）及侧壁导联（V$_{5-6}$）ST 段呈弓背抬高伴 T 波高耸，两者融合形成单向曲线；Ⅱ、Ⅲ、aVF 导联出现异常 Q 波，以 V$_{5-6}$导联 R 波幅减低等，符合急性下壁、侧壁心肌梗死心电图改变。行冠状动脉造影结果示：右冠状动脉（RCA）发育细小，中段狭窄 90％，左回旋支（LCX）中段完全闭塞。冠状动脉造影结果显示冠脉病变与心电图心肌梗死部位以及与三度房室传导阻滞发生的病理基础基本相符。

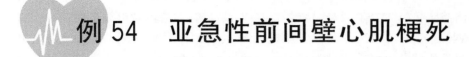

例 54 亚急性前间壁心肌梗死

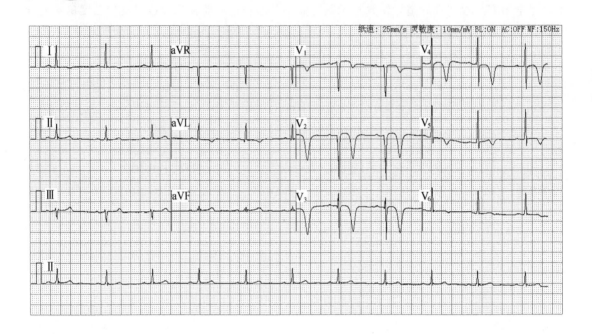

纸速:25mm/s 灵敏度:10mm/mV BL:ON AC:OFF MF:150Hz

临床资料:吴××,男,42岁。临床诊断:1.冠心病,急性ST段抬高型心肌梗死;2.高血压病3级(极高危组);3.2型糖尿病;4.高甘油三酯血症。

心电图特征:P波规律出现,形态、时限及振幅正常,心率64次/分。P-R间期0.18s,Q-T间期0.39s,心电轴轻度左偏6°。胸前导联 V_1 呈 rS 型,r 波细小,V_2 呈 QS 型,V_3 呈 qrS 型;ST段:无明显偏移;$T_{I、aVL、V1-5}$ 倒置,其中 V_{2-4} 倒置明显加深。

心电图诊断:1.窦性心律;2.亚急性前间壁心肌梗死。

讨论:患者突发胸前区疼痛,胸痛呈绞痛样并向左肩放射,服用硝酸甘油不完全缓解来院就诊,门诊以急性心肌梗死收入院。入院后急查心肌酶谱异常升高,超声心动图示前间壁心肌梗死;心电图检查示急性前间壁心肌梗死。当天行冠状动脉造影。结果显示左前降支(LAD)中段闭塞。急性心肌梗死后40d描记此心电图。从图中看 V_1 导联可见 R 波明显变小,呈胚胎"r"波,V_2 导联呈 QS 型,V_3 导联有呈 qrS 型。V_{1-3} 导联的 ST 段恢复到基线,但 T 波倒置较深,符合亚急性前间壁心肌梗死心电图诊断。

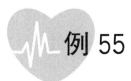

例 55　亚急性前壁心肌梗死合并室壁瘤

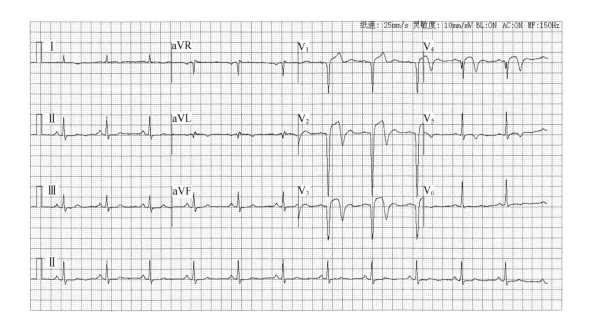

临床资料：罗××，男，62 岁。临床诊断：冠心病：亚急性前壁心肌梗死。

心电图特征：P 波规律出现，形态、时限及振幅正常，心率 68 次/分，P-R 间期 0.16s，Q-T 间期 0.40s，心电轴正常 59°。胸前导联 V_{1-4} 呈 QS 型，ST V_{1-4} 抬高 0.15～0.35mV。ST $_{I,II,aVL,aVF,V_{5-6}}$ 水平型下移 0.05～0.1mV；T $_{I,aVL,V_{5-6}}$ 倒置，T $_{V_{1-3}}$ 正负双向。

心电图诊断：1. 窦性心律；2. 亚急性前壁心肌梗死合并室壁瘤。

讨论：患者因突发胸痛 4h 于 2015 年 6 月 27 日入院，当时心电图检查示，急性前壁心肌梗死，急查心肌酶学异常升高，冠状动脉造影结果示 LAD 中段完全闭塞，冠状动脉病变分布与心电图心肌梗死部位相一致。

此图是患者出院 2 个月后于 2015 年 8 月 28 日回院复查所描记，胸前导联 V_{1-4} 呈 QS 型，伴有持续 ST 段抬高达 2 个月以上，提示心肌梗死合并室壁瘤。同期超声心动图示：室壁明显变薄，运动消失，并可见左室心尖部反向运动（合并室壁瘤）。心脏超声所见支持心电图心肌梗死合并室壁瘤的诊断。

临床上心肌梗死合并室壁瘤应与急性心肌梗死鉴别，前者持续 ST 段抬高＞2 个月，恒定而无动态变化，抬高幅度≥0.2mV，同时伴有坏死型 Q 波。急性心肌梗死时抬高的 ST 段及 T 波有动态演变，伴有自主症状和心肌酶学异常，两者不难鉴别。

例56 陈旧性前间壁、下壁心肌梗死

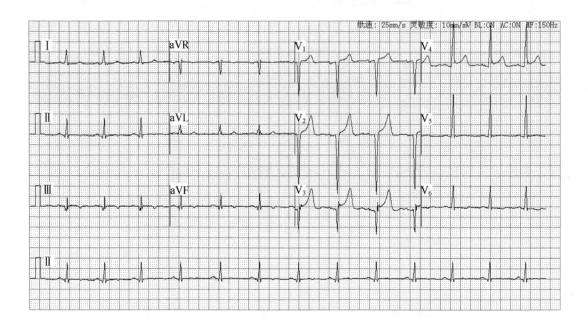

临床资料：周××，男，46岁。临床诊断：冠心病，陈旧性前间壁、下壁心肌梗死。

心电图特征：P波规律出现，形态正常，心率79次/分。P-R间期0.15s，Q-T间期0.39s，心电轴正常45°。导联 V_{1-3} 呈 QS 型，Ⅱ、Ⅲ、aVF 呈 qrs 型，其中Ⅲ、aVF的q波时限>0.04s，q>1/4R。ST段：无明显偏移，T Ⅱ、Ⅲ、aVF、V5-6 低平。

心电图诊断：1. 窦性心律；2. 陈旧性前间壁、下壁心肌梗死。

讨论：患者既往有冠心病急性心肌梗死后半年余，近期又出现胸闷、胸痛等症状入院。冠状动脉造影结果示：多支冠状动脉血管病变，其中左前降支（LAD）开口、后左回旋支（LCX）完全闭塞；右冠（RCA）狭窄80%，远段闭塞。超声心动图示：前间壁、下壁室壁明显变薄，运动消失，符合前间壁、下壁心肌梗死；心电图表现为：胸前导联 V1-3 呈 QS 型，前间壁心肌梗死的心电图诊断明确。因为心肌梗死发生半年后，下壁心肌梗死图形表现不是很典型，但结合患者病史及其他检查资料，仍可诊断冠心病陈旧性下壁心肌梗死。

例57　陈旧性前侧壁、下壁及正后壁心肌梗死

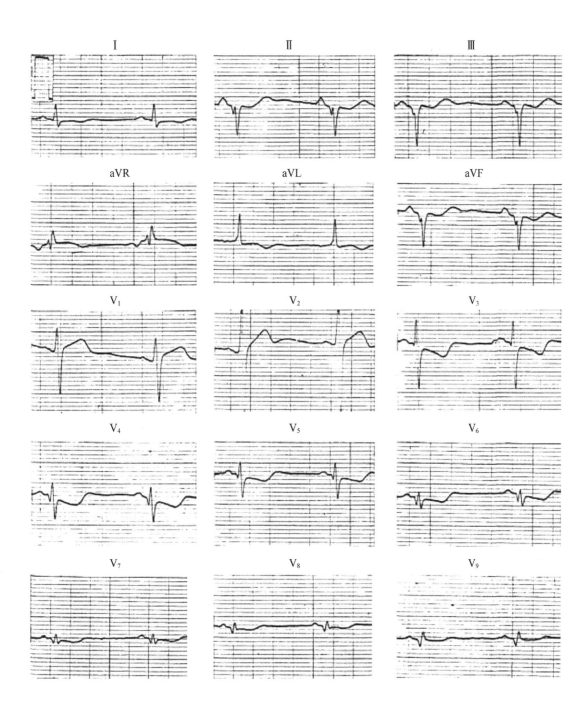

临床资料: 方××,男性,56 岁。临床诊断:冠心病,陈旧性心肌梗死。

心电图特征: P 波规律出现,形态、时限及振幅正常。P-P 间期 0.93s,心率 64 次/分。P-R 间期 0.14s,QRS 时限 0.10s,Q-T 间期约 0.42s,心电轴显著左偏(-77°)。导联 Ⅰ 呈 Rs 型, aVL 呈 R 型,Ⅱ、Ⅲ、aVF 呈 QS 型,$S_Ⅲ \geqslant S_{Ⅱ、aVF}$,$R_{aVL} > R_{Ⅰ、aVR}$;V_{1-2} 呈 rS 型,$R_{V2>V3}$,导联 V_{3-5} 呈 qrS 型,V_{6-7} 呈 qrs 型,V_{8-9} 呈 QR 型,QRS 电压低小,$ST_{Ⅰ、aVL、Ⅱ、Ⅲ、aVF、V3-9}$ 压低 0.05~0.2mV, $T_{Ⅰ、aVL、V3}$ 倒置,T_{V4-6} 正负双向,T_{V7-9} 平坦。

心电图诊断: 1. 窦性心律;2. 陈旧性前侧壁、下壁及正后壁心肌梗死;3. 慢性冠状动脉供血不足。

讨论: V_{3-6} 异常 Q 波及 R 波减低为前侧壁心肌梗死,Q_{V7-9} 异常及 Ⅱ、Ⅲ、aVF 呈 QS 型系正后壁及下壁心肌梗死,亦可将两者诊断为广泛后壁心肌梗死。患者在此次心电图记录之前 5 年和 3 年先后两次患急性前侧壁(V_{3-6} 导联心肌梗死图形)和广泛后壁(V_{7-9}、Ⅱ、Ⅲ、aVF 导联心肌梗死图形)心肌梗死。另外急性心肌梗死之后几年 ST-T 仍有缺血型改变,提示存在慢性冠状动脉供血不足。后期行冠状动脉造影,结果示三支冠脉病变(左前降支,左回旋支和右冠),狭窄分别为 70%、85% 和 90%,其与心肌梗死部位相符,即左前降支和回旋支狭窄产生前壁及侧壁心肌梗死,广泛后壁(正后壁及下壁)心肌梗死则是右冠状动脉病变引起(本例左右冠状动脉分布均衡型)。

例 58　陈旧性下壁心肌梗死

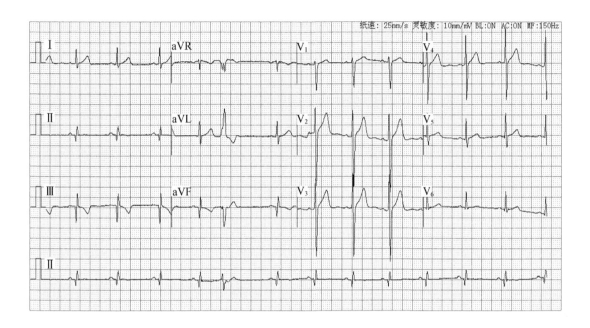

纸速:25mm/s 灵敏度:10mm/mV BL:ON AC:ON MF:150Hz

临床资料:李××,男性,44 岁。临床诊断:冠心病,陈旧性下壁心肌梗死。

心电图特征:P 波规律出现,形态、时限及振幅正常,心率 77 次/分。P-R 间期 0.13s,Q-T 间期 0.34s,心电轴左偏−9°。其中第 5 个 QRS 波提前出现,其前无 P 波,QRS 波宽大畸形,时限>0.12s,ST-T 与 QRS 波主波方向相反。Ⅱ、Ⅲ、aVF 导联 QRS 波群呈 Qr 型,Q 波时限>0.04s,Q>1/4R。ST 段:无明显偏移,T 波:T$_Ⅱ$ 低平,T$_{Ⅲ、aVF}$ 倒置。

心电图诊断:1. 窦性心律;2. 偶发室性早搏;3. 陈旧性下壁心肌梗死。

讨论:患者于 2014 年 5 月 19 日突发心前区剧烈疼痛,急诊入院,描记心电图示急性下壁心肌梗死;当时冠状动脉造影示右冠(RCA)近段完全闭塞。患者于半年后 2015 年 12 月 18 日来院复诊时描记此心电图。从图中看出Ⅱ、Ⅲ、aVF 导联可见病理性 Q 波,ST 段恢复正常,位于等电位线;T$_{Ⅲ、aVF}$恒定倒置,T$_Ⅱ$导联低平,符合陈旧性下壁心肌梗死心电图诊断。

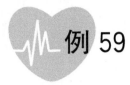

例59 陈旧性前间壁心肌梗死
合并室壁瘤

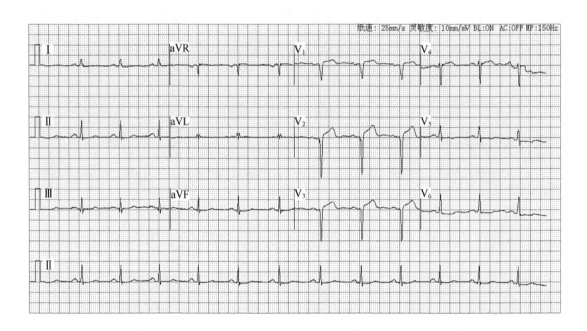

临床资料:张××,男,51岁。临床诊断:1.冠心病,急性前间壁心肌梗死;2.2型糖尿病;3.高脂血症。

心电图特征:P波规律出现,形态、时限及振幅正常,心率76次/分。P-R间期0.16s,Q-T间期0.37s,心电轴正常64°。胸前导联V_{1-3}呈QS型,ST段V_{1-3}抬高0.1~0.3mV,T波直立;ST V_{5-6}水平型下移0.025~0.05mV;T波低平。

心电图诊断:1.窦性心律;2.陈旧性前间壁心肌梗死合并室壁瘤。

讨论:患者于2011年10月22日凌晨突发胸前区疼痛,胸骨后压榨感,伴大汗淋漓,急诊入院,查心电图示急性前间壁心肌梗死;当时冠状动脉造影示前降支近中段完全闭塞,于冠脉病变处置入支架,术后胸痛症状缓解,一般情况正常出院,中间定期来门诊复查,未再出现胸闷、胸痛症状。本幅心电图为患者2年后于2013年11月7日来院门诊复诊时描记,此时并无新发心绞痛,心肌酶学无异常。从图中看出V_{1-3}导联呈坏死型QS波,ST段V_{1-3}导联仍然抬高0.1~0.3mV,持续达2年。结合患者既往有陈旧性前间壁心肌梗死;同期超声心动图示:左室心尖部室壁明显变薄,收缩期室壁呈反向运动,呈室壁瘤改变。考虑本例心电图为陈旧性前间壁心肌梗死合并室壁瘤。

例60 陈旧性前壁心肌梗死合并室壁瘤

图1 陈旧性心肌梗死合并室壁瘤(2015年10月20日)

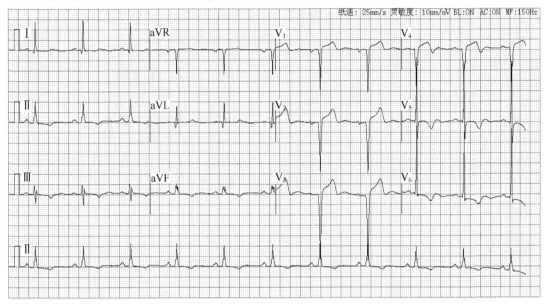

图2 急性心肌梗死(2015年5月28日)

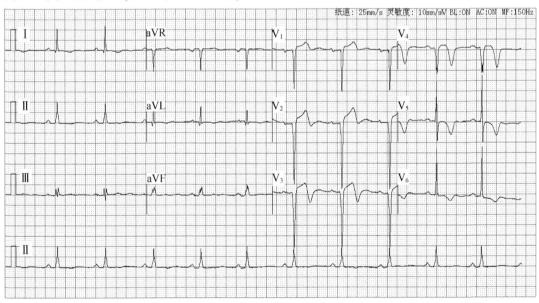

临床资料:熊××,男,54岁。临床诊断:冠心病,急性 ST 段抬高型前壁心肌梗死。

心电图特征:图1(2015年10月20日)P波规律出现,形态、时限及振幅正常,P-P 间期均齐,心率63次/分。P-R间期0.18s,QRS波群时限0.11s,Q-T间期0.42s,心电轴轻度左偏27°。胸导联 V_{1-4} 呈 QS 型,V_{1-4} 抬高0.15~0.25mV;V_{5-6} 呈 qRs 型,$R_{V5} + S_{V1} = 5.2mV$。ST_{V5-6}水平型下移0.05~0.1mV。肢体导联Ⅰ、aVL呈qR型,Ⅱ、Ⅲ、aVF呈R型,$ST_{Ⅰ、Ⅱ、aVL、aVF}$水平型下移0.05~0.1mV;$T_{Ⅰ、aVL}$直立,$T_{Ⅱ、Ⅲ、aVF}$倒置、T_{V5-6}正负双向。

心电图诊断:1. 窦性心律;2. 陈旧性前壁心肌梗死合并室壁瘤;3. 左心室肥厚伴劳损。

讨论:为患者急性心肌梗死后半年复诊时描记心电图(图1)。从图中可见 V_{1-4} 导联 ST 段持续抬高(抬高达0.2~0.3mV)半年之久,同时伴有坏死型 QS 波;超声心动图示左室心尖部反向运动;故心电图诊断陈旧性前壁心肌梗死合并室壁瘤。一般来说,ST 段抬高仅发生在心肌梗死的早期和急性期,本例心电图描记于急性心肌梗死半年后,ST 段仍抬高,符合心肌梗死合并室壁瘤的心电图诊断。Ⅰ、aVL出现异常 Q 波(心肌梗死前无 Q 波),是由于心肌梗死波及到高侧壁所致。此外,心电图 QRS 波群电压增高 $R_{V5-6} > 2.5mV$,$R_{V5} + S_{V1} > 4.0mV$ 伴有ST-T 改变,提示左室肥厚伴劳损。

患者2015年5月28日心电图检查示急性前壁心肌梗死(图2),同期冠脉造影结果示左前降支(LAD)近段闭塞。

例61 偶发室性早搏

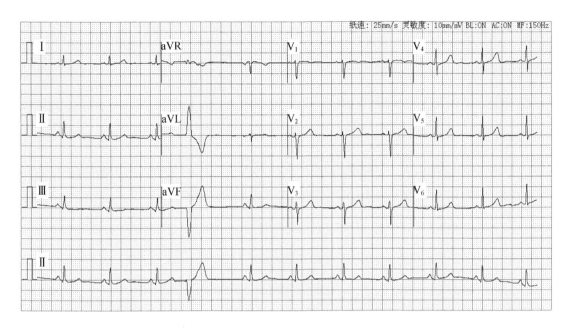

临床资料：高××,女,40岁。临床诊断：心悸原因待查。

心电图特征：P波规律出现,形态时限及振幅正常。平均心率65次/分。P-R间期0.14s,QRS时限0.09s,Q-T间期0.40s,心电轴正常68°。ST段无偏移,T波正常。长Ⅱ导联可见第3个窦性P-QRS-T波群后提前出现宽大畸形QRS-T波群,其前无P波,QRS时限0.12s,T波与QRS主波方向相反,代偿间期完全。

心电图诊断：1.窦性心律；2偶发性室性早搏。

讨论：患者因心悸来门诊就诊记录心电图。基本心律为正常窦性心律。长Ⅱ导联第4个QRS-T波提前出现,形态宽大畸形,时限为0.12s,其前无P波,早搏后有完全性代偿间歇,示室性早搏。整幅心电图仅见一个室性早搏,称偶发性室性早搏。

例62 偶发室性早搏

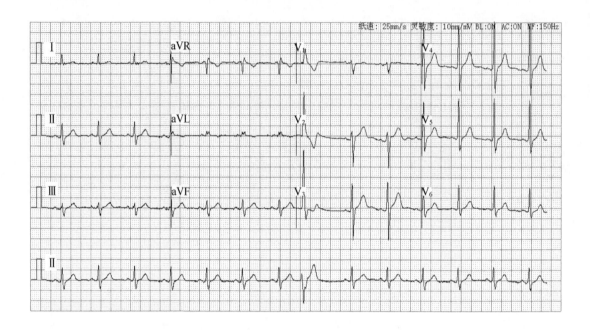

临床资料:刘××,男,64岁。临床诊断:1. 左上肺低分化腺癌;2. 频发性室性早搏。

心电图特征:P波规律出现,形态时限及振幅正常,P-P间期为0.72s,心率84次/分。P-R间期0.13s,QRS时限0.10s,Q-T间期0.36s,心电轴轻度左偏18°。ST段无偏移,T波正常。长Ⅱ导联可见一提前出现的宽大畸形QRS-T波群,其前无P波,QRS时限增宽达0.15s,T与QRS波主波方向相反,早搏代偿间期完全。

心电图诊断:1. 窦性心律;2. 偶发室性早搏。

讨论:患者临床诊断肺癌,在化疗过程中描记心电图,基本心律为正常窦性心律。长Ⅱ导联第8个QRS波群为提前出现,QRS波宽大畸形,时限>0.12s;其前无P波,早搏代偿间歇完全,符合偶发室性早搏的心电图诊断。

例63 偶发室性早搏

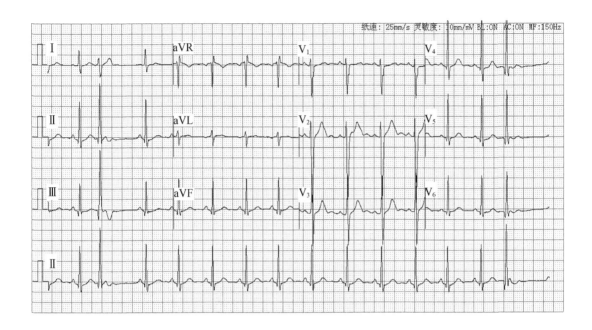

临床资料:赖××,男,22岁。临床诊断:心悸原因待查。

心电图特征:P波规律出现,形态时限及振幅正常,平均心率92次/分。QRS时限0.09s,P-R间期0.14s,Q-T间期0.40s,心电轴正常74°。ST段无偏移,T波正常。长Ⅱ导联第1个及最后1个窦性P-QRS-T波群后可见提前出现稍有畸形QRS-T波群,其前无P波,QRS时限较窦性稍有增宽,时限0.10s,T波与QRS波主波方向相反,早搏代偿间期完全。

心电图诊断:1.窦性心律;2.偶发室性早搏(高位)。

讨论:本例为心悸查因年轻患者,心电图基本心律为窦性心律;窦性QRS波群、ST段及T波正常。长Ⅱ导联第2个和最后1个QRS-T波提前出现,其QRS波群形态与窦性QRS波群比较稍有变形,时限<0.12s(为0.10s),有完全性代偿间歇,为室性早搏,早搏的异位起搏点位于心室高位(左右束支分叉以上),所以早搏之QRS波群变形轻微,时限<0.12s。

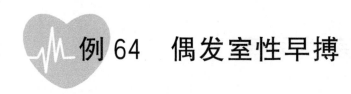

例64 偶发室性早搏

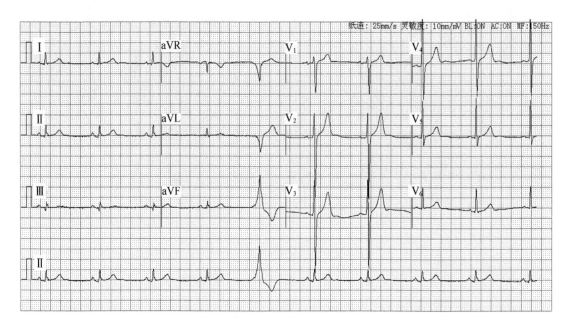

临床资料：张××，男，63岁。临床诊断：肋骨骨折。

心电图特征：P波规律出现，形态时限及振幅正常。平均心率56次/分。P-R间期0.16s，QRS时限0.10s，Q-T间期0.41s，心电轴正常36°。ST段无偏移，T波正常。长Ⅱ导联第5个窦性P波后紧随出现宽大畸形QRS-T波群，P波与QRS-T波群无关系，QRS时限增宽达0.16s，T波与QRS主波方向相反，早搏代偿间期完全，为舒张晚期室性早搏。

心电图诊断：1. 窦性心动过缓；2. 偶发室性早搏（舒张晚期）。

讨论：患者因肋骨骨折入院，入院后描记常规12导心电图，基本心律为窦性心动过缓。长Ⅱ导联第5个QRS-T波较窦性QRS波略提前0.16s出现，形态宽大畸形，早搏发生在舒张晚期，其QRS波群起始可见重叠的窦性P波，P波与室早QRS波群无关联，示舒张晚期的室性早搏。

例65 频发室性早搏呈二联律

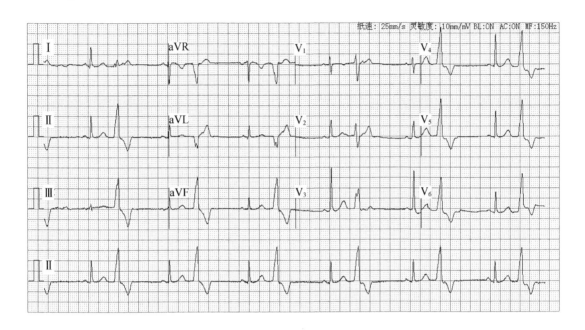

临床资料：黄××，女，33岁。临床诊断：心律失常。

心电图特征：P波规律出现，形态时限及振幅正常，平均心率77次/分。P-R间期0.13s，QRS时限0.08s，Q-T间期0.37s，心电轴正常31°。ST段无偏移，T波正常。长Ⅱ导联每个窦性P-QRS-T波群后可见提前出现的宽大畸形QRS-T波群，其前无P波，QRS时限0.14s，T波与QRS主波方向相反，早搏联律间期相等。部分室性早搏QRS波群后可见逆传P波，以V_1导联明显，为室性早搏伴逆行心房传导所致。

心电图诊断：1.窦性心律；2.频发室性早搏呈二联律。

讨论：患者因心悸、心悸来门诊就诊时描记心电图。其心电图表现为：基本心律为正常窦性心律，每个窦性P-QRS-T波后提前出现宽大畸形QRS波群，其前无P波，时限>0.12s，T波与同导联QRS主波方向相反，诊断频发室性早搏呈二联律无疑。室性早搏在V_1导联呈rS型，V_2导联呈RS型，Ⅱ、Ⅲ、aVF、V_{4-6}为R型，考虑室性早搏起源点位于右心室。

例66 频发室性早搏呈二联律

图1 射频消融术前

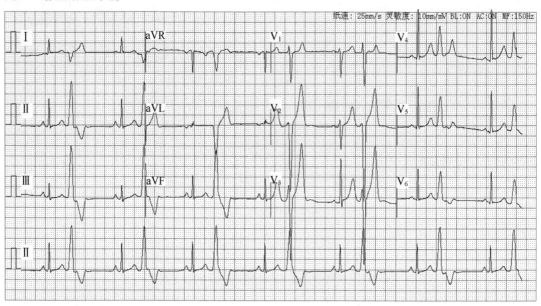

图2 射频消融术后

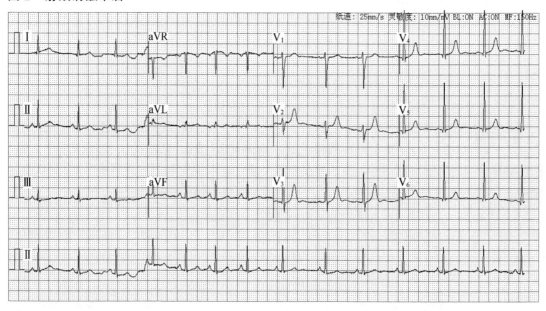

临床资料:许××,男,27 岁。临床诊断:心悸查因,频发室性早搏。

心电图特征:P 波规律出现,形态时限及振幅正常,平均心率 84 次/分。P-R 间期 0.13s,QRS 时限 0.09s,Q-T 间期 0.39s,心电轴正常 57°。ST 无偏移,T 波正常。长 Ⅱ 导联每个窦性 P-QRS-T 波群后可见提前出现的 QRS-T 波群,其前无 P 波,其后 QRS 波终末部可见逆行 P^- 波,QRS 时限 0.16s,T 波与 QRS 主波方向相反,早搏联律间期相等。室性早搏在导联 V_{1-3} 呈 rS 型,Ⅱ、Ⅲ、aVF、V_{4-6} 呈 R 型,示室早起源于右室流出道。

心电图诊断:1. 窦性心律;2. 频发室性早搏呈二联律。

讨论:患者因反复胸闷、心悸来门诊就诊,心电图检查示频发室性早搏呈二联律,拟行室性早搏射频消融治疗,消融术前及术后均描记心电图。消融术前心电图(图 1)表现具备以下特征:①提前出现宽大畸形 QRS 波群,其前无 P 波;②QRS 波群时限>0.12s;③T 波方向与 QRS 主波方向相反;④早搏联律间期相等,示室性早搏。

本幅心电图符合室性早搏诊断标准。每个窦性 P-QRS-T 波后均提前出现宽大畸形 QRS 波群,即窦性 QRS 波群与室性早搏 QRS 波群交替出现,故为室性早搏呈二联律。另外,心内电生理及射频消融示室性早搏起源于右心室流出道前间隔部,在该处以 30W/55℃放电消融,过程中早搏逐渐减少、消失。消融术后 2 个月复诊心电图正常,未见室性早搏(图 2)。

例67　频发室性早搏呈三联律

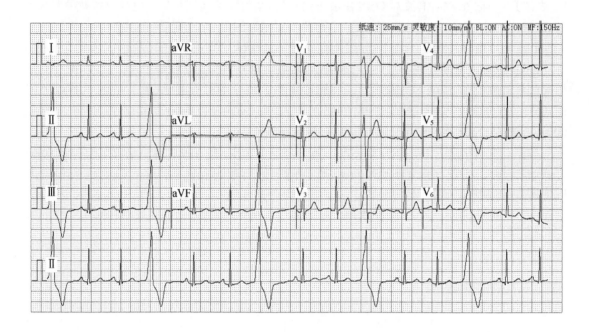

　　临床资料:许××,女,55岁。临床诊断:心律失常。

　　心电图特征:P波规律出现,形态时限及振幅正常,平均心率86次/分。P-R间期0.16s,QRS时限0.08s,Q-T间期0.36s,心电轴正常75°。ST段无偏移,T波正常。长Ⅱ导联可见每两个窦性P-QRS-T波群后提前出现的宽大畸形QRS-T波群,其前无P波,QRS时限增宽0.15s,T波与QRS波主波方向相反,早搏联律间期相等,代偿间期完全。室性早搏于导联V1-2呈rS型,Ⅱ、Ⅲ、aVF、V4-6呈R型,示右室起源的室性早搏。

　　心电图诊断:1.窦性心律;2.频发室性早搏呈三联律。

　　讨论:本例心电图基本心律为窦性心律,每两个窦性P-QRS-T波后提前出现宽大畸形QRS波群,其前无P波;QRS时限>0.12s;在同一导联中T波方向与QRS主波方向相反;早搏联律间期相等,代偿间歇完全。心电图符合室性早搏呈三联律的心电图诊断。早搏起源点位于右心室。

例 68　频发室性早搏(部分成对性)

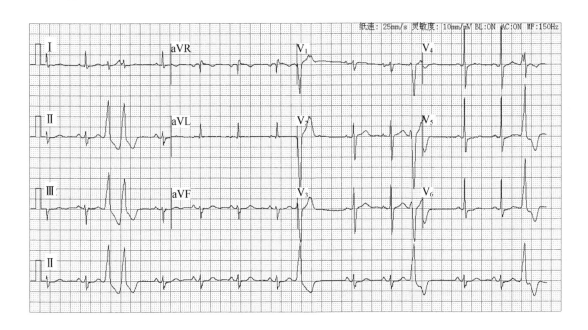

纸速:25mm/s 灵敏度:10mm/mV BL:ON AC:ON MF:150Hz

　　临床资料:陈××,男,72 岁。临床诊断:1. 帕金森病;2. 颈椎病;3. 高血压病。

　　心电图特征:P 波规律出现,形态时限及振幅正常,平均心率 89 次/分。P-R 间期 0.15s,QRS 时限 0.09s,Q-T 间期 0.38s,心电轴显著左偏-34°。ST 段无偏移,T 波 V_{4-6} 低平,余导联正常。长 II 导联第 2、6、8、10 个窦性 P-QRS-T 波群后可见提前出现的宽大畸形 QRS-T 波群,其前无 P 波,QRS 时限 0.14s,T 波与 QRS 主波方向相反,早搏联律间期相等,代偿间期完全。其中第 2 个窦性 QRS 波后可见提前出现连续两个宽大畸形 QRS 波,为成对室性早搏。V_{1-2} 导联呈 rS 型,II、III、aVF、V_{4-6} 呈 R 型,示右室起源的室性早搏。部分室早 QRS 波终末可见逆传 P 波。

　　心电图诊断:1. 窦性心律;2. 频发室性早搏(部分成对性);3. T 波改变;4. 心电轴显著左偏。

　　讨论:本例为老年病患者,住院期间描记心电图,基本心律为窦性。在长 II 导联第 2、6、8、10 个窦性 QRS 波群之后提前出现宽大畸形 QRS 波群,其前无 P 波,时限>0.12s;早搏联律间期相等,代偿间歇完全;在同导联中 T 波与 QRS 主波方向相反;在第 2 个窦性 QRS 波群之后提前出现两个宽大畸形 QRS 波群,示成对性室性早搏。本例心电图符合频发室性早搏(部分成对性)。

例69　频发间位性室性早搏

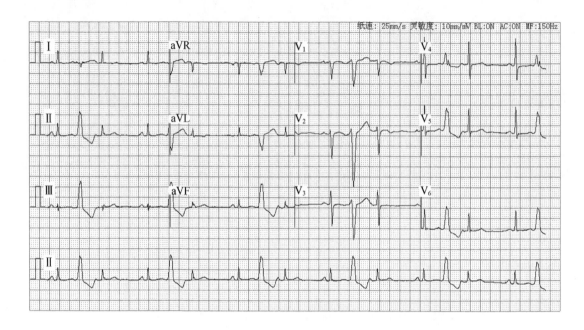

　　临床资料: 胡××,女,52 岁。临床诊断:1. 2 型糖尿病;2. 高血压病。

　　心电图特征: P 波规律出现,形态时限及振幅正常。P-P 间期 0.91s,心率 66 次/分。P-R 间期 0.14s,QRS 时限 0.09s,Q-T 间期 0.37s,心电轴轻度左偏 27°。ST 段无偏移,T 波正常。长 Ⅱ 导联可见两个窦性 P-QRS-T 波群之间插入一个宽大畸形的 QRS-T 波群,其前无 P 波,QRS 时限 0.14s,T 波与 QRS 主波方向相反,早搏联律间期相等,其后无代偿间期。室早 QRS 波在导联 V₁₋₃ 呈 rS 型,Ⅱ、Ⅲ、aVF、V₄₋₆ 呈 R 型,为右室起源的早搏。

　　心电图诊断: 1. 窦性心律;2. 频发间位性室性早搏。

　　讨论: 本例为糖尿病、高血压病患者,住院期间描记心电图。长 Ⅱ 导联可见两个窦性 P-QRS-T 波群之间插入宽大畸形的 QRS-T 波群,其前无 P 波,QRS 时限>0.12s,同导联中 T 波方向与 QRS 主波方向相反,早搏联律间期相等,早搏的 QRS 波之后无代偿间期,即两个窦性 QRS 波群之间插入 1 个室性早搏,符合频发性间位室性早搏。对患者的室性早搏进行射频消融治疗,心内电生理标测和射频消融治疗证实早搏起源于右室流出道前间隔与游离壁之间。

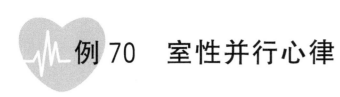

例70　室性并行心律

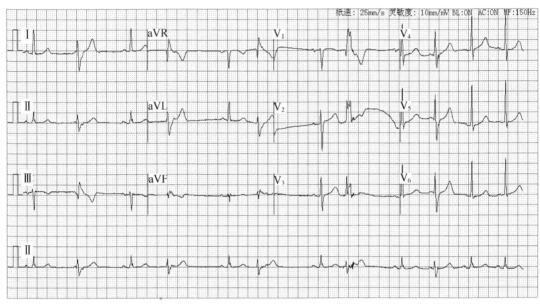

纸速:25mm/s 灵敏度:10mm/mV BL:ON AC:ON MF:150Hz

临床资料:聂××,女,73岁。临床诊断:1. 高血压病;2. 胸闷查因。

心电图特征:P波规律出现,形态时限及振幅正常。基本心律为窦性,平均心率70次/分。P-R间期0.14s,QRS时限0.09s,Q-T间期0.42s,心电轴中度左偏-3°。ST段无偏移,T波正常。长Ⅱ导联可见每两个窦性P-QRS-T波群之间提前出现宽大畸形QRS波群,其前无P波,QRS时限0.15s,早搏联律间期不固定,按自身固有的节律1.79s出现。第10个QRS波群之前可见窦性P波,P-R间期较正常窦性短,时限0.10s,QRS波群形态介于室性与窦性两者之间,考虑是融合波。于V$_{1-2}$导联QRS波群呈右束支阻滞型,考虑为左室起源的室性异位搏动。

心电图诊断:1. 窦性心律;2. 室性并行心律;3. 室性融合波。

讨论:并行心律是指心脏内同时有两个独立的起搏点并存,一个是受传入阻滞所保护的异位起搏点,多数位于心室内,也可位于心房或房室交界区;另一个为无保护的起搏点,通常是窦性心律,两者各自发出冲动而引起心脏搏动,相互并行称为并行心律。室性并行心律的心电图表现:①异位心搏的QRS波宽大畸形,其前无相关P波,为室性异位搏动;②通常以早搏形式提前出现,联律间期不相等;③室性异位搏动自身节律规整,R-R长短间期呈倍数关系,长间期是短间期的倍数;④常见室性融合波。

本幅心电图基本心律为窦性心律,QRS波群形态正常。长Ⅱ导联第2、4、6、8、10个QRS波群为室性异位搏动,以室性早搏形式出现,联律间期不相等,但其室性异位之R-R间期相等,为一例典型室性并行心律。第10个QRS波群可见窦性P波,P-R间期0.10s,QRS波形态介于室性与窦性之间,为室性融合波。

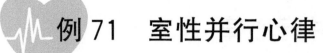

例 71　室性并行心律

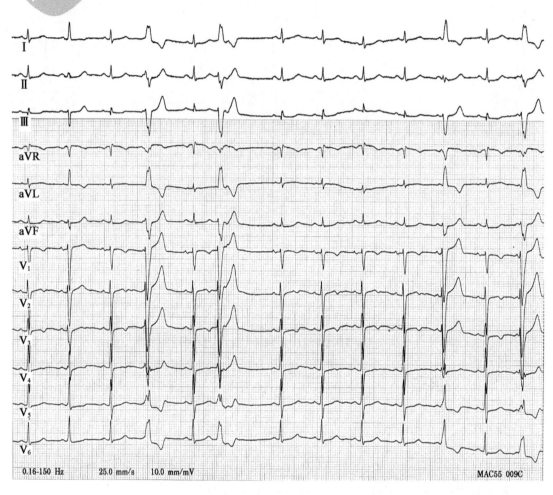

| 0.16-150 Hz | 25.0 mm/s | 10.0 mm/mV | MAC55 009C |

　　临床资料:刘××,女,41岁。临床诊断:心律失常,频发室性早搏。

　　心电图特征:P波规律出现,形态时限及振幅正常,心率83次/分。P-R间期0.15s,QRS时限0.09s,Q-T间期0.37s,ST段无偏移,T波正常。节律图可见与窦性节律不同的QRS波群,其中第4、6、11、13可见宽大畸形的QRS-T波群,QRS时限>0.12s,ST-T与QS主波方向相反,联律间期不固定,室性异位心搏以频率45次/分的固有的节律出现。第11个QRS波群前有窦性P波,形态介于窦性与室性异位心搏之间,示室性融合波。室性异位QRS波群于V$_{1-2}$导联呈左束支阻滞型,考虑为右室起源的异位搏动。

　　心电图诊断:1.窦性心律;2.室性并行心律;3.室性融合波。

　　讨论:患者既往无器质性的心脏病,因心悸就诊记录心电图。心电图表现为:基本心律为窦性,心律均齐,QRS波群形态正常。导联第4、6、11、13个QRS波群宽大畸形,为室性异位搏动,均以早搏形式出现,早搏联律间期明显表现为长短不等,其早搏R-R间期固定,且呈倍数关系,长间期是短间期的整倍数,为室性并行心律,心率45次/分。图中第11个QRS波群介于室性异位搏动与窦性心搏之间,其前有窦性P波,P-R间期0.10s,为室性融合波。

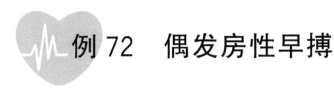

例72 偶发房性早搏

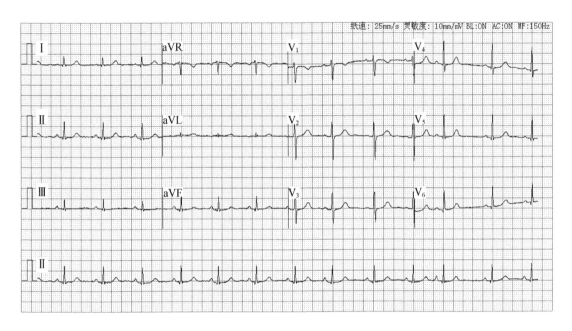

临床资料：吴××，女，47岁。临床诊断：心悸查因。

心电图特征：P波规律出现，形态时限及振幅正常，平均心率77次/分。QRS时限0.08s，P-R间期0.14s，Q-T间期0.39s，心电轴正常63°。ST段无偏移，T波正常。长Ⅱ导联第10个窦性P-QRS-T波群后可见提前出现的P'-QRS-T波群，其P'波形态较正常窦性P波略有变异，P'-R间期0.16ms，代偿间期不完全。

心电图诊断：1.窦性心律；2.偶发房性早搏。

讨论：本幅心电图为窦性心律，QRS波群形态正常，ST段无偏移，T波正常。长Ⅱ导联第11个P'-QRS-T波群提前出现，P'波形态与窦性P波者比较有变形，其后有不完全代偿间歇，为一例典型房性早搏。本幅心电图仅见一个房性早搏，为偶发性。

例73　偶发房性早搏伴内差异性传导

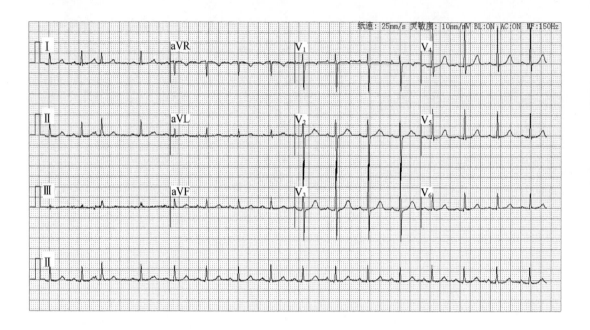

临床资料:游××,女,79岁。临床诊断:心悸、胸闷查因。

心电图特征:P波规律出现,形态时限及振幅正常,平均心率94次/分。P-R间期0.18s,QRS时限0.08s,Q-T间期0.36s,心电轴正常40°。ST段无偏移,T波正常。长Ⅱ导联第2个窦性P-QRS-T波群后可见提前出现的P'-QRS-T波群,P'波形态较正常窦性P波略有变异,其P'波落于窦性T波降支,代偿间期不完全,下传的QRS波群形态较窦性下传的QRS波稍有不同,考虑为室内差异性传导。

心电图诊断:1.窦性心律;2.偶发房性早搏伴室内差异性传导。

讨论:本例心电图基本心律为窦性心律,QRS波群形态正常。长Ⅱ导联第3个P'-QRS-T波群提前出现,P'波形态与窦性P波者不同,稍有变异,之后有不完全代偿间歇。为房性早搏。P'下传之QRS波群形态略有变形,QRS波时限<0.12s,为室内差异性传导所致。本幅心电图仅见一个房性早搏,为偶发性,故心电图诊断偶发房性早搏伴室内差异性传导。

例74 频发房性早搏

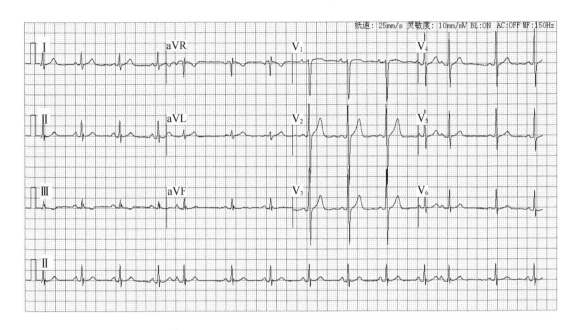

临床资料:黄××,女,60岁。临床诊断:心悸原因待查。

心电图特征:P波规律出现,形态时限及振幅正常,平均心率80次/分。P-R间期0.14s,QRS时限0.08s,Q-T间期0.35s,心电轴正常54°。ST段无偏移,T波正常。长Ⅱ导联第4及第10个窦性P-QRS-T波群后可见提前出现的P'-QRS-T波,其P'波形态较正常窦性P波略有变异,P'波落于窦性T波降支终末部,P'-R间期0.17ms,早搏的联律间期相等,代偿间期不完全。

心电图诊断:1.窦性心律;2.频发房性早搏。

讨论:患者心电图基本心律为窦性,QRS波群形态正常。ST段及T波正常。长Ⅱ导联可见第5、12个P'-QRS-T波群提前出现,其P'波形态较窦性P波略有变异,联律间期相等,代偿间歇不完全。本幅心电图可见2个或2个以上的房性早搏,为频发房性早搏,故本例心电图诊断频发房性早搏。

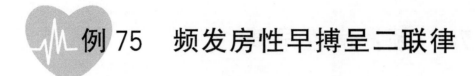

例 75　频发房性早搏呈二联律

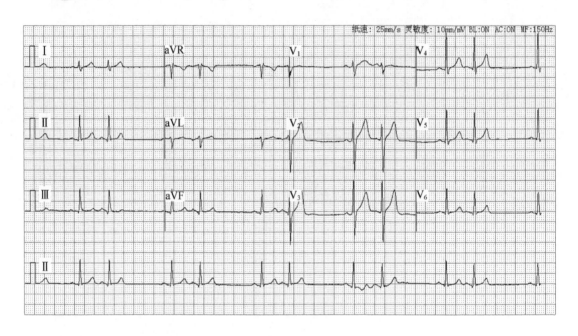

临床资料:叶××,男,43 岁。临床诊断:心悸原因待查。

心电图特征:P 波规律出现,形态时限及振幅正常,平均心率 70 次/分。P-R 间期 0.15s,QRS 时限 0.09s,Q-T 间期 0.38s,心电轴正常 82°。ST 段无偏移,T 波正常。长 Ⅱ 导联每个窦性 P-QRS-T 波群后可见提前出现的 P′-QRS-T 波,其 P′ 波形态较正常 P 波略有变异,P′-R 间期与正常窦性相等 0.15s,早搏的联律间期相等,代偿间歇不完全。

心电图诊断:1. 窦性心律;2. 频发房性早搏呈二联律。

讨论:本幅心电图基本心律为窦性心律,在每个窦性 P-QRS-T 波后提前出现房性 P′-QRS-T 波群,其房性 P′ 波形态与窦性 P 波形态不同,且与窦性心搏交替出现,即每个窦性心搏后均提前出现房性早搏,故心电图诊断频发房性早搏呈二联律。

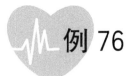

例76　频发房性早搏呈二联律伴室内差异性传导

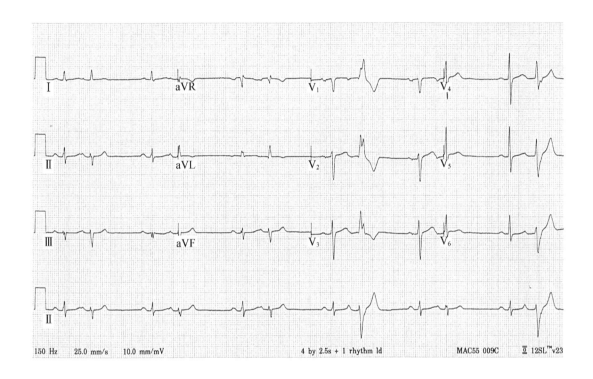

150 Hz　25.0 mm/s　10.0 mm/mV　　　　4 by 2.5s + 1 rhythm ld　　　MAC55 009C　　☒ 12SL™v23

临床资料：张××，男，62岁。临床诊断：1. 高血压病；2. 心律失常。

心电图特征：P波规律出现，形态时限及振幅正常，平均心率74次/分。QRS时限0.08s，P-R间期0.18s，Q-T间期0.38s，心电轴轻度左偏-13°。ST段无偏移，T波正常。长Ⅱ导联每个窦性P-QRS-T波群后可见提前出现P'-QRS-T波群，其前有P'波，P'波形态较窦性P波略有变异，部分导联于窦性T波降支有切迹、顿挫，在Ⅱ、V₁明显，P'-R间期0.16ms，示房性早搏。房性早搏的联律间期相等，下传的QRS波群形态较窦性下传的QRS波群明显不同，QRS波形态于V₁呈rsR'型，呈右束支阻滞型，为室内差异性传导。

心电图诊断：1. 窦性心律；2. 频发房性早搏呈二联律伴室内差异性传导。

讨论：本例心电图具备以下特点：①提前出现的P'波均落在前一窦性QRS的T波上，P'波形态与窦性者不同，P'-R间期＞0.12s，示房性早搏；②因伴有室内差异性传导，P'下传之QRS波与窦性者形态不同，呈右束支阻滞型，且房性早搏与窦性心搏交替出现，即每个窦性心搏后均提前出现房性早搏，符合频发房性早搏呈二联律伴室内差异性传导的心电图诊断。

例77 频发房性早搏呈三联律

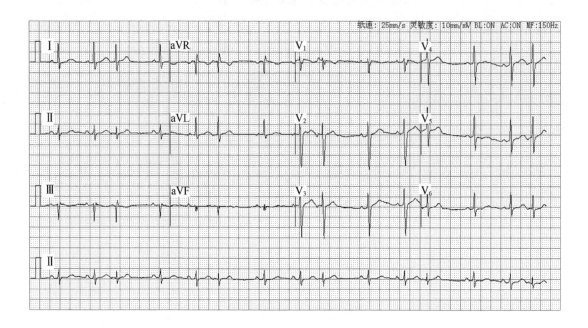

临床资料：赵××，男，64岁。临床诊断：1. 肝癌术后；2. 心律失常。

心电图特征：P波规律出现，形态时限及振幅正常，P-P间期0.71s，心率85次/分。P-R间期0.14s，QRS时限0.08s，Q-T间期0.39s，心电轴轻度左偏−23°。ST段无偏移，T波正常。长Ⅱ导联每两个窦性P-QRS-T波群后可见提前出现的P′-QRS-T波群，其P′波为逆行性，P′-R间期0.12s，较窦性P-R间期略短，示心房下部早搏。早搏的P′均落于前一T波的下降支。P′下传的QRS波与较窦性下传的QRS波群稍有不同，为室内差异性传导。房性早搏的联律间期相等，代偿间期不完全。

心电图诊断：1. 窦性心律；2. 频发房性早搏呈三联律；3. 心电轴中度左偏。

讨论：房性早搏心电图的诊断标准是：①提早出现的QRS波群，其前有与窦性P波形态不同的P′波，QRS波群形态和窦性者相同。②如果房性早搏起搏点位于左房下部（低位）时，出现逆行P′波，但P′-R间期>0.12s。③多有完全性代偿间歇。

本幅心电图符合上述诊断标准，且每两个窦性P-QRS-T波后提前出现一个房性早搏，为频发房性早搏呈三联律。

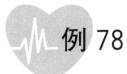

例 78 频发房性早搏呈三联律(部分未下传)伴室内差异性传导

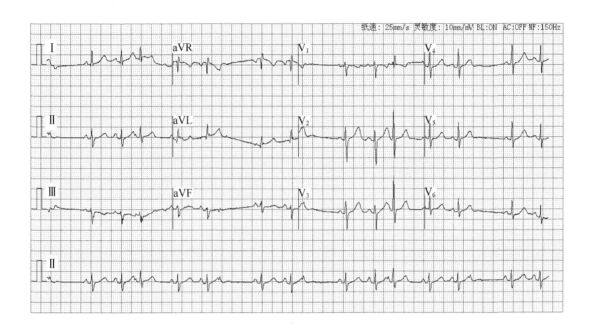

纸速:25mm/s 灵敏度:10mm/mM BL:ON AC:OFF MF:150Hz

临床资料:罗××,女,24岁。临床诊断:心悸原因待查。

心电图特征:P 波规律出现,形态时限及振幅正常,P-P 间期 0.58s,心率 103 次/分。P-R 间期 0.13s,QRS 时限 0.08s,Q-T 间期 0.39s,心电轴轻度左偏−16°。ST 段无偏移,T 波正常。长 II 导联每两个窦性 P-QRS-T 波群后可见提前出现的 P′波,其 P′波形态较正常窦性 P 波略有变异。早搏的 P′波均落于窦性心搏 T 波上,或与 T 波重叠,使 T 波降支有切迹,较正常窦性下传 T 波稍高。早搏的联律间期相等,代偿间歇不完全。

心电图诊断:1. 窦性心律;2. 频发房性早搏呈三联律伴室内差异性传导,部分房性早搏未下传。

讨论:患者因心悸、胸闷来门诊就诊时所描记心电图。基本心律为窦性,QRS 波群形态正常。长II导联每两个窦性 P-QRS-T 波群后可见提前出现的房性 P′波,呈三联律形式出现,房早 P′波形态较窦性 P 波略有变异。房性早搏联律间期相等,代偿间歇不完全。房早之 P′波下传 QRS 波群形态较窦性下传的 QRS 波略有不同,于 V₁ 呈 rsR′型,呈右束支阻滞型,为室内差异性传导所致。图中第 6、9、15 个房性早搏 P′之后无 QRS-T 波群(QRS-T 脱落),称房性早搏未下传。故心电图诊断为:频发房性早搏呈三联律伴室内差异性传导,部分房性早搏未下传。

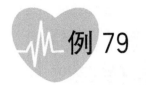

例79 频发房性早搏呈三联律伴室内差异性传导及交界区不完全干扰性

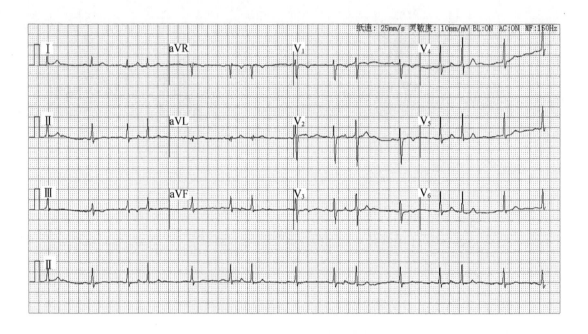

临床资料:李××,女,27岁。临床诊断:心悸原因待查。

心电图特征:P波规律出现,形态时限及振幅正常,P-P间期0.71s,心率85次/分。P-R间期0.15s,QRS时限0.08s,Q-T间期0.35s,心电轴正常49°。ST段无偏移,T波正常。长Ⅱ导联每两个窦性P-QRS-T波群后提前出现P'-QRS-T波群,其P'波形态较窦性P波略有变异,P'-R间期0.21s,早搏P'波均落于窦性T波上,与T波重叠,致T波变形。早搏的联律间期相等,代偿间歇不完全。早搏下传之QRS波群形态较窦性下传的QRS波略有不同,为室内差异性传导。

心电图诊断:1.窦性心律;2.频发房性早搏呈三联律伴室内差异性传导;3.交界区不完全干扰性。

讨论:本例心电图具备以下特点:①基本心律为窦性;②每两个窦性P-QRS-T波群后均可见提前出现的P'-QRS-T波群,其P'波形态与窦性P波不同,为房性P'波;③P'波下传之QRS波群形态较窦性下传的QRS波稍有不同,为室内差异性传导所致;④房性P'-R间期0.21s,长于窦性P-R间期,为交界区不完全性干扰;⑤房性早搏代偿间歇不完全。该患者心电图表现符合频发房性早搏三联律伴室内差异性传导及交界区不完全干扰性。

例80 频发未下传房性早搏呈二联律

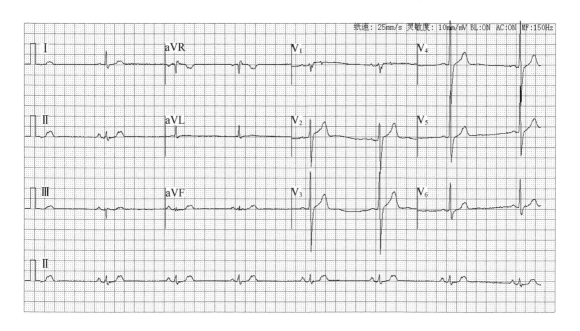

纸速：25mm/s 灵敏度：10mm/mV BL：ON AC：ON MF：150Hz

临床资料：郑××，男，79 岁。临床诊断：1. 冠心病；2. 高血压病。

心电图特征：$P_{I、II、aVF、V4-6}$直立，P_{aVR}倒置，P 波形态、时限及振幅正常。长 II 导联可见每个窦性 QRS 波的 T 波有切迹，为房早 P′波落于 T 波升支所致（于 V_1 导联最明显），P′波后无 QRS-T 波群，示 P′未下传。窦性 P-R 间期 0.15s，Q-T 间期 0.43s，心电轴轻度左偏−6°，QRS 时限正常。ST 段无偏移，T 波正常。

心电图诊断：1. 窦性心律；2. 频发未下传房性早搏呈二联律。

讨论：患者因胸闷、气促就诊。心电图检查示基本心律为窦性，P-R 间期及 QRS 波群正常。主要改变为每个窦性心搏后出现房性早搏，因房早联律间期过短，正处交界区不应期，故房早未下传，其后无 QRS 波，形成未下传房性早搏二联律。未下传房性早搏二联律应注意与窦性心动过缓鉴别，前者窦性 T 波或附近可见房早 P′，且 P′波形态与窦性 P 波有差异；窦性心动过缓则 T 波为正常，无上述改变。

例81　偶发交界性早搏

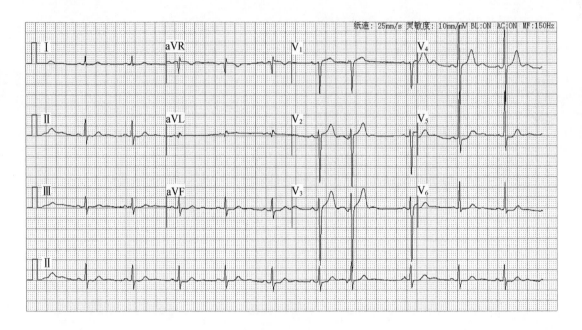

临床资料:黄××,男,62岁。临床诊断:心悸查因。

心电图特征:P波规律出现,形态时限及振幅正常,P-P间期为0.93s,心率65次/分。P-R间期0.15s,QRS时限0.08s,Q-T间期0.39s,心电轴正常36°。ST段无偏移,T波正常。长Ⅱ导联可见一提前出现的P^--QRS-T波,其P^-波于Ⅱ倒置,P^--R间期0.08s($<$0.12s),早搏代偿间歇完全。

心电图诊断:1.窦性心律;2.偶发交界性早搏。

讨论:心电图基本心律为窦性,在长Ⅱ联导第7个QRS-T波为提前出现,形态与窦性QRS波群相同;其前可见与窦性P波方向相反的倒置P^-波(逆行P^-);早搏代偿间歇完全。心电图改变符合交界性早搏,本幅心电图仅见一个早搏,故为偶发交界性早搏。

例82 偶发交界性早搏

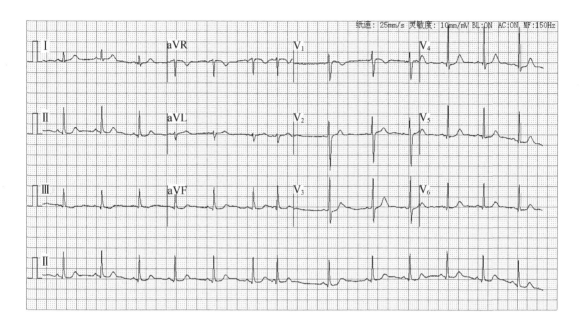

临床资料:杨××,女,27 岁。临床诊断:1. 急性髓系白血病 M2;2. 心悸查因。

心电图特征:P 波规律出现,形态时限及振幅正常,P-P 间期为 0.76s,心率 79 次/分。QRS 时限 0.88s,P-R 间期 0.13s,Q-T 间期 0.36s,心电轴正常 72°。ST 段无偏移,T 波正常。长Ⅱ导联可见一提前出现的 P⁻-QRS-T 波群,其 P⁻ 波于Ⅱ导联倒置,aVR 直立,P⁻-R 间期 0.10s,早搏代偿间歇完全。

心电图诊断:1. 窦性心律;2. 偶发交界性早搏。

讨论:本例基本心律为窦性,心电图具备以下特点:①提早出现的 QRS 波,其前可见与窦性 P 波方向相反的逆行 P⁻ 波,P⁻-R 间期为 0.10s(<0.12s)。②早搏后的代偿间歇完全。本幅心电图改变符合交界性早搏,心电图仅见一个早搏,故称为偶发性交界性早搏。

例 83 阵发性室上性心动过速(AVNRT)

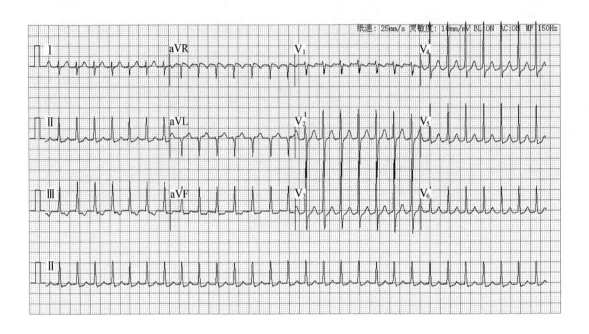

临床资料:张××,男,55岁。临床诊断:阵发性室上室心动过速。

心电图特征:于各导联可见一系列形态正常,快速均齐的 QRS 心动过速,QRS 时限正常为 0.07s,R-R 间期绝对均齐,心率 171 次/分。Q-T 间期 0.28s。心电轴 97°。导联Ⅰ呈 rs型,aVL 呈 rSr′型,Ⅱ、Ⅲ、aVF 呈 Rs 型,aVR 呈 QS 型,V_1 导联呈 rSr′型,V_2 导联呈 rS 型,V_{3-4}导联呈 Rs 型,V_{5-6}导联呈 R 型。ST Ⅲ、aVF水平型下移 0.05~0.1mV,T 波:无明显改变。

心电图诊断:阵发性室上性心动过速(AVNRT)。

讨论:阵发性室上性心动过速(PSVT),包括房性心动过速及房室交界区参与的心动过速,90%由于折返机制引起。依折返部位不同分为:由房室结双径路引发的房室结内折返性心动过速(AVNRT)及由预激旁道引发的房室折返性心动过速(AVRT)。

心电图表现有以下特点:①反复发作 PSVT,呈突发突止的特点,心律规整,频率一般在150~240 次/分;②通常有逆行 P^- 波(倒 P^-)重叠在 QRS 波群中或终末部而不易辨认;③QRS 波群形态正常,也称为窄 QRS 波心动过速,如果伴有束支阻滞或室内差异性传导时 QRS波群可增宽,形成宽 QRS 波心动过速。心动过速通常由房早、室早或心率增快而诱发,程控刺激可诱发和终止心动过速。

AVNRT 和 AVRT 发作时心电图各有一定特点,准确的定位分型依赖于食管调搏和心内电生理检查术。

1. 房室结内折返性心动过速(AVNRT),是指房室结内或房室结周围存在传导速度不同的两条径路。一条传导速度缓慢,不应期短的径路称慢径路,亦称 α 通道;另一条传导速度快、不应期长的径路称快径路,亦称 β 通道;AVNRT 是两条通道之间折返的结果。

AVNRT 分成三型。

慢-快型(S-F):慢径前传,快径逆传,占 AVNRT 有 90%。

快-慢型(F-S):快径前传,慢径逆传。

慢-慢型(S-S):更慢径前传,慢径逆传,发生在具有多径路时。PSVT 的发生需具备一定条件。

(1)折返三要素

①必须有两条传导速度和不应期不同的两条径路:即快径路、慢径路。

②其中一条出现单向阻滞。

③发生传导阻滞的快径路具有逆传功能。

(2)心电图表现

①反复发作 PSVT,频率在 150~200 次/分,心律规整,QRS 波形态正常。

②通常逆行 P⁻波(倒 P⁻)重叠在 QRS 波群中或终末部而不易辨认,要注意假性 S 波,r′波,q 波,可能是逆行 P⁻波所致;且 R-P⁻<P⁻-R,R-P⁻<70ms。

③适时的房早或食管调搏容易诱发和终止心动过速。

2. 房室折返性心动过速(AVRT),由心房、房室结、预激旁道参与的房室折返性心动过速,按折返环路通过房室结的方向不同分为以下几种。

(1)顺向型(orthodromic form):激动由正常房室传导系统下传心室,经旁道逆传至心房而构成的折返。

心电图表现及电生理特点:顺向型:反复发作 PSVT,QRS 波群形态正常,R-R 间期均齐,心室率多在 160~240 次/分,绝不发生二度房室传导阻滞。房性早搏、室性早搏或心率增快时容易诱发 AVRT,亦可被程控刺激诱发和终止。

心动过速发作时,QRS 波群后可见倒 P⁻波,左侧旁道者 V₁导联 P⁻可直立,I 导联 P⁻倒置,R-P⁻>0.11s。

(2)逆向型(antidromic form):激动由旁道下传心室,经正常房室传导系统逆传至心房而构成的折返。

心电图表现及电生理特点:逆向型 AVRT 多由适时房性早搏诱发,其前 P-R 间期短,激动经旁道下传心室,故有预激波 delta 波,QRS 时限增宽。心动过速发作时,倒 P⁻位于 QRS 波之前,P⁻-R 短,R-P⁻长,P⁻-R/R-P⁻<1。

PSVT 时心率极快,可达 180~240 次/分,仍保持 1:1 房室传导,绝不发生房室传导阻滞。心动过速可由程控心房刺激诱发,亦可用同样方法终止。

本幅心电图心动过速发作时 QRS 波群形态正常,心率 170 次/分,心律规整,且有反复发作、突发突止特点,故诊断阵发性室上性心动过速。仔细观察心电图发现,在 V₁、aVL、aVR 导联终末部 r 波,可能为逆行性 P⁻波,R-P⁻<0.07s,考虑为房室结内折返性心动过速(AVN-RT)。

患者的心内电生理检查及射频消融术证实由房室结双径路引发的慢-快型 AVNRT。

例84　阵发性室上性心动过速（AVNRT）

图1　平静心电图正常

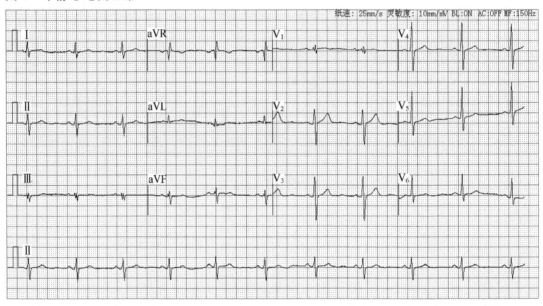

图2　室上性心动过速发作

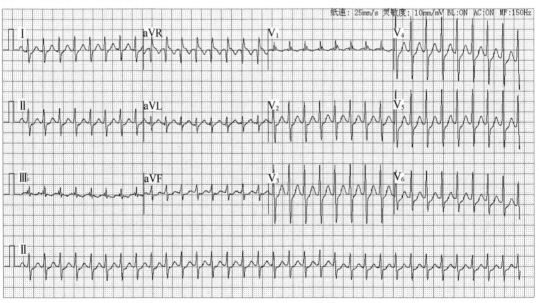

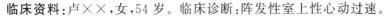

临床资料:卢××,女,54 岁。临床诊断:阵发性室上性心动过速。

心电图特征

图 1:P 波规律出现,形态时限及振幅正常。心率 62 次/分。QRS 时限 0.10s,P-R 间期 0.15s,Q-T 间期 0.42s,心电轴显著左偏－33°。导联 V_1 呈 rSR′s 型,V_2 呈 rS 型,V_{3-4} 呈 RS 型,V_{5-6} 呈 Rs 型,Ⅰ导联呈 rS 型,aVL 呈 qRs 型,aVR 呈 QR 型,Ⅲ呈小综合波,aVF 呈 rS 型。ST 段无偏移,T 波正常。

图 2:各导联可见一系列形态正常,快速均齐的 QRS 波心动过速,QRS 时限正常为 0.07s,R-R 间期绝对均齐,心率 200 次/分。导联Ⅰ、Ⅱ、aVL、aVF 呈 RS 型,V_1 呈 rsR′型,aVR 呈 QR 型,V_{2-5} 呈 RS 型,V_6 导联呈 Rs 型,ST 段无偏移,T 波正常。于 V_1 导联可见逆 P^- 波,R^--P 间期 0.07s,胸导联 T 波升支可见切迹。

心电图诊断

图 1:1. 窦性心律;2. 正常心电图。

图 2:阵发性室上性心动过速(AVNRT)。

讨论:不发生心动过速时,窦性心律,正常心电图(图 1)。患者无明显诱因反复发作心动过速,有突发突止的特点,心动过速再发时记录此心电图(图 2)。PSVT 发作时心率 200 次/分,R-R 间期绝对规整,QRS 波呈不完全右束支传导阻滞型(为室内差异性传导所致),心电图表现符合阵发性室上性心动过速。QRS 波终末部未见明显逆行 P^- 波,逆行性 P^- 波可能与 QRS 波重叠不易辨认,考虑为房室结内折返性心动过速(AVNRT)。

住院期间患者行心内电生理检查及导管射频消融术,术中证实为慢-快型房室结双径路并发房室结内折返性心动过速。

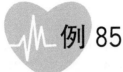 例85　阵发性室上性心动过速(AVRT)

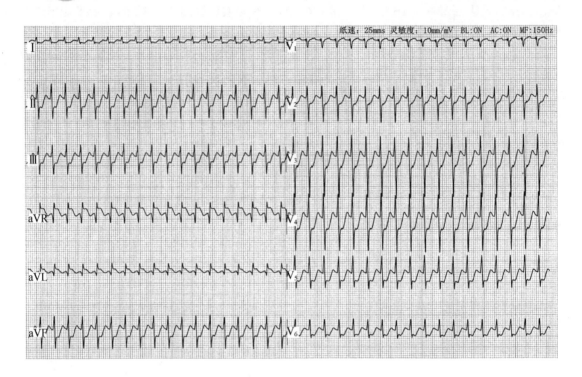

纸速：25mms 灵敏度：10mm/mV BL:ON AC:ON MF:150Hz

　　临床资料:吴××,男,61 岁。临床诊断:阵发性室上室心动过速。

　　心电图特征:心电图可见一系列形态正常,快速均齐的 QRS 波群,QRS 时限 0.07s,R-R 间期 0.27ms,心率222 次/分。导联Ⅰ呈 Rs 型,aVL 呈 QR 型,aVR 呈 QR 型,Ⅱ、Ⅲ、aVF 呈 RS 型,V_{1-3} 呈 rS 型,V_4 呈 RS 型,V_{5-6} 呈 qRs 型。$ST_{I、Ⅱ、Ⅲ、aVF、V4-6}$水平型下移 0.15～0.6mV,T 波无明显改变。

　　心电图诊断:阵发性室上性心动过速(AVRT)。

　　讨论:患者反复发作心悸、心慌,伴胸闷、胸前区疼痛、头晕、面色苍白、出冷汗及血压低等临床症状,疑冠心病行平板运动负荷试验,运动试验中记录患者突然发作心动过速时的 12 导联心电图。可以看出 PSVT 发作时心率极快为 222 次/分,QRS 波形态正常,呈窄 QRS 波心动过速,伴有明显 ST 段下移(示继发改变),符合阵发性室上性心动过速诊断。仔细观察在Ⅰ、V_{5-6}和 aVR 导联 ST 段可见逆行 P^- 波。$R-P^-$ 间期>0.11s,显示由左侧房室旁道引发的顺向型房室折返性心动过速。

　　由于患者心动过速发作时临床症状明显,对其行冠状动脉造影,心内电生理检查和射频消融术。冠状动脉造影结果阴性。电生理检查标测结果为左侧旁道,逆传 A 波位于左侧游离壁(即二尖瓣环 3 点),用 50W/55℃对旁道进行射频消融治疗成功,反复程控刺激见 VA 逆传分离,未再发心动过速。

例 86　阵发性室上性心动过速(AVRT)

图 1　平静心电图、B 型预激综合征

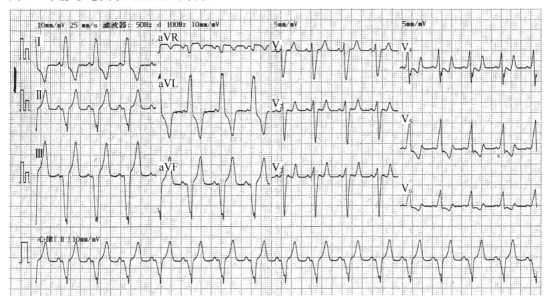

图 2　心动过速发作:AVRT

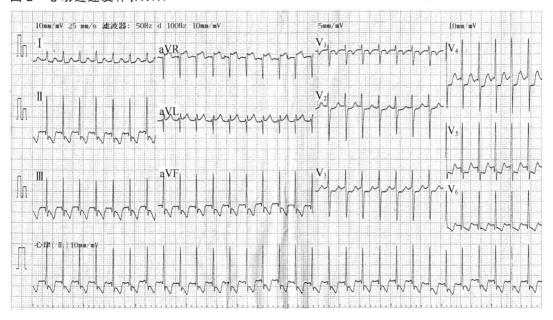

临床资料:赵××,男,9岁。临床诊断:B型预激综合征。

心电图特征:图1:P波规律出现,$P_{I、II、aVF、V4-6}$直立,P_{aVR}倒置,P波形态时限及振幅正常,心率96次/分。QRS时限0.16s,P-R间期0.09s,P-J间期0.24s,Q-T间期0.40s,心电轴显著左偏—55°。导联I、aVL、V_{5-6}呈R型;aVR呈QS型;II、III、aVF、V_{1-3}呈rS型,V_4导联呈RS型,V_{5-6}呈R型。各导联QRS波起始部顿挫,为预激波(delta波),ST-T与QRS主波方向相反。图2:可见出现一系列形态正常,频率快速均齐的QRS波心动过速,QRS时限0.07s,R-R间期绝对均齐,心率184次/分。导联I呈R型,aVL、aVR呈rSr′型,II、III、aVF呈qRs型,V_{1-3}呈rS型,V_5呈qRs型,V_6呈qR型。$ST_{II、III、aVF、V4-6}$水平型下移0.15~0.25mV,$T_{II、III、aVF}$倒置,V_{5-6}负正双向。

心电图诊断

图1:1. 窦性心律;2. B型预激综合征。

图2:阵发性室上性心动过速(AVRT)。

讨论:患儿无明显诱因反复发作室上性心动过速,且有突发突止的特点。患者心动过速发作时记录12导联常规心电图。从图中可见心动过速发作时心室率明显增快184次/分,QRS波形态正常,形成窄QRS波心动过速,仔细观察心电图V_{5-6}和aVR的ST段有逆行性P^-波,$R-P^-$间期>0.11s,示左侧房室旁道引发的顺向型房室折返性心动过速,即激动由正常房室传导系统下传心室,经左侧房室旁道逆传至心房的AVRT。由于心动过速反复发作,心室率明显增快,且有明显临床症状,故行心内电生理检查及导管射频消融术,术中标测最早A波位于左侧游离壁旁偏下(即三尖瓣环8点)左右,证实为右侧旁道,用40W/60℃行旁道消融成功,反复程控刺激见VA逆传分离,未再发心动过速。

例 87　　阵发性室性心动过速

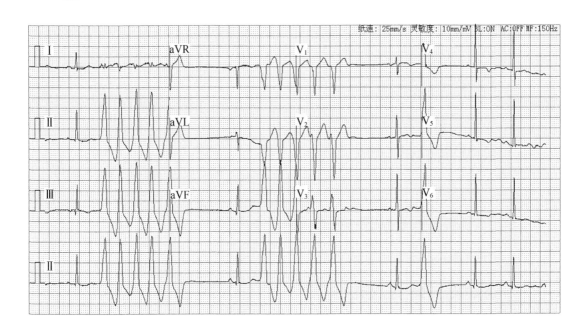

纸速:25mm/s　灵敏度:10mm/mV　BL:ON　AC:OFF　MF:150Hz

临床资料:刘××,女,61 岁。临床诊断:1. 高血压病;2. 晕厥查因。

心电图特征:P 波规律出现,$P_{I、II、aVF、V4-6}$直立,P_{aVR}倒置,P 波形态时限电压正常,P-P 间期 0.76s,心率 78 次/分。QRS 时限 0.08s,P-R 间期 0.15s,Q-T 间期 0.40s,心电轴正常 69°。窦性下传 QRS 波群形态正常,$ST_{I、II、III、aVF、V4-6}$水平型下移 0.05~0.1mV,T_{V1-3}正负双向,T_{V4-6}倒置。长 II 导联第 1、2 个窦性 P-QRS-T 波群后可见提前出现的宽大畸形 QRS 波群,连续出现 5 个 QRS 波,其前无 P 波,QRS 时限>0.12s,ST-T 与 QRS 主波方向相反,示室性心动过速。第 3 个窦性 P-QRS-T 波群后可见提前出现单个宽大畸形 QRS 波群,示室性早搏。室早在 V_1 导联呈 QS 型,V_2 呈 rS 型,V_3 呈 RS 型,II、III、aVF、V_{4-6}为 R 型,为右室起源的早搏。

心电图诊断:1. 窦性心律;2. 频发室性早搏部分型阵发性成短阵性室性心动过速;3. ST-T 改变。

讨论:患者无明显诱因突发心悸、晕厥来门诊就诊,心电图检查示:基本心律为窦性心律,第 1、2 个窦性 QRS 波群之后,可见提前出现连续 5 个宽大畸形 QRS 波群,示阵发性短阵性室性心动过速。室速的 QRS 波群形态呈完全性左束支阻滞型伴电轴右偏,符合异位起搏点位于右室流出道的室速。第 3 个窦性心搏之后提前出现单个 QRS 波群,QRS 波群形态与室速 QRS 波形态相同,为室性早搏。

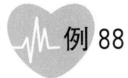 **例 88 频发室性早搏部分伴阵发性 短阵性室性心动过速**

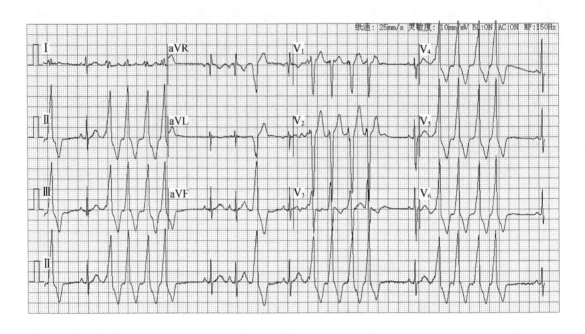

　　临床资料：廖××，女，10 岁。临床诊断：1. 上呼吸道感染；2. 心律失常。

　　心电图特征：P 波规律出现，$P_{I、II、aVF、V4-6}$ 直立，P_{aVR} 倒置。P-P 间期 0.50s，平均心率 122 次/分。P-R 间期 0.13s，QRS 时限 0.08s，Q-T 间期 0.32s，心电轴轻度右偏 99°。ST 段无偏移，T 波正常。长 II 导联第 3 个窦性 QRS 波群之后提前出现宽大畸形 QRS 波群，为单发室性早搏，第 1、4、5 个窦性 QRS 波群后连续出现 4 个宽大畸形 QRS-T 波群，形成阵发性短阵性宽 QRS 波心动过速，因其 QRS 波前无 P 波，QRS 时限＞0.12s，ST-T 与 QRS 主波方向相反，早搏代偿间期完全，为室性心动过速。

　　心电图诊断：1. 窦性心动过速；2. 频发室性早搏部分形成阵发性短阵性室性心动过速。

　　讨论：本例为上呼吸道感染及心律失常患儿，来门诊就诊时描记常规 12 导联心电图。基本心律为窦性心律，心率稍增快 122 次/分。长 II 导联可见第 1、4、5 个窦性 QRS 波群之前提前出现宽大畸形 QRS 波群，为单发室性早搏；第 1、4、5 个窦性 QRS 波群后连续出现 4 个宽大畸形 QRS-T 波群，其形态与单个室性早搏形态相同，形成阵发性短阵性室性心动过速。室早在 V_{1-2} 导联呈 rS 型，V_3 呈 RS 型，aVR、aVL 呈 QS 型，I 呈 rsr′型，II、III、aVF、V_{4-6} 为 R 型，考虑室性异位起源点位于右室。

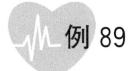

例89 频发室性早搏(部分成对)及阵发性短阵性室性心动过速

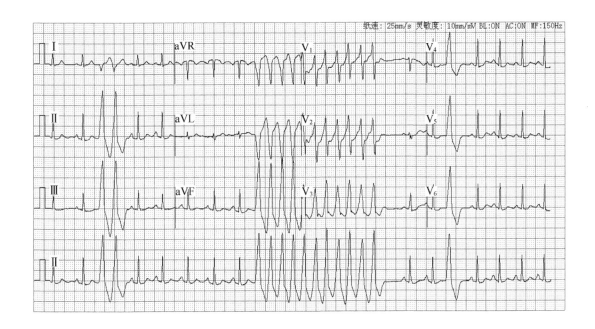

临床资料:邓××,女,33岁。临床诊断:阵发性室性心动过速。

心电图特征:P波规律出现,形态时限及振幅正常,心率115次/分。QRS波形态、时限、电压正常。长Ⅱ导联第3、4个为提前出现宽大畸形QRS波群,且成对出现;第10个QRS波提前出现,随后引发连续宽QRS波心动过速,R-R间期为0.24ms,心室率248次/分;倒数第5个QRS波群为单发室性早搏;QRS波在V_{1-2}导联呈RS型,Ⅰ、aVL、aVR呈QS型,Ⅱ、Ⅲ、aVF、V_{3-6}为R型。

心电图诊断:1.窦性心动过速;2.频发室性早搏(部分成对性);3.阵发性短阵性室性心动过速。

讨论:本例心电图基本心律为窦性。第3、4个QRS波群为提前出现连续2个宽大畸形QRS波群,示成对室性早搏。从第10个QRS波群开始提前出现连续11个宽大畸形的QRS波群,其形态与室早相同,心室率248次/分,示阵发性短阵性室性心动过速。倒数第5个QRS波群为单发室性早搏。室早QRS波群形态呈完全性左束支阻滞型伴心电轴右偏,符合右室流出道起源的室性心动过速。患者行心内电生理检查及导管射频消融术治疗,证实室速异位起搏点位于右室流出道。

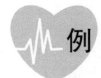 例90 阵发性室性心动过速

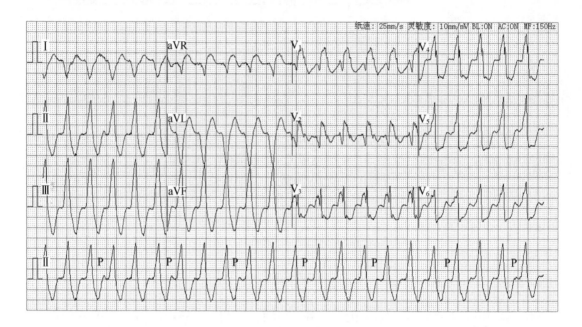

临床资料：蔡××，男，38岁。临床诊断：1. 先天性心脏病：法洛四联症术后（1992年）；2. 室间隔缺损残余漏封堵术后（2012年）；3. 持续性室性心动过速；4. 高尿酸血症。

心电图特征：图中可见连续出现宽大畸形QRS-T波群，QRS时限＞0.12s，T波与主波方向相反，R-R间期规整，心室率135次/分，心电轴右偏。导联Ⅰ、aVL、aVR呈QS型，Ⅱ、Ⅲ、aVF、V$_{4-6}$呈R型，V$_{1-3}$呈rSR′型。长Ⅱ导联上隐约可见窦性P波（第3、6、9、12、15、18、21个位于QRS波之前），P波与QRS波无关联，示干扰性房室分离。

心电图诊断：阵发性室性心动过速。

讨论：本幅心电图记录于复杂先天性心脏病外科矫治术后患者，从心电图看出：①连续出现宽大畸形QRS-T波群，R-R间期基本规整，心室率135次/分。②QRS时限＞0.12s，ST段及T波与QRS主波方向相反。③胸前导联QRS主波一致向上，R波有明显切迹、顿挫。④于长Ⅱ导联连续记录心电图，第3、6、9、12、15、18、21个QRS波之前可见窦性P波，P波与QRS波无关联，示干扰性房室分离。⑤宽QRS波于导联V$_{1-2}$呈rSR′型，Ⅱ、Ⅲ、aVF呈R型，V$_{4-6}$导联呈R型，Ⅰ、aVL、aVR呈QS型。其中QRS波上均有切迹、顿挫。综上所述心电图表现，诊断阵发性室性心动过速。结合QRS波群形态考虑室速异位起搏点位于左室流出道。经心内电生理检查及导管射频消融术，证实为左室流出道起源的室速。

例91 阵发性室性心动过速

图1 心动过速发作时

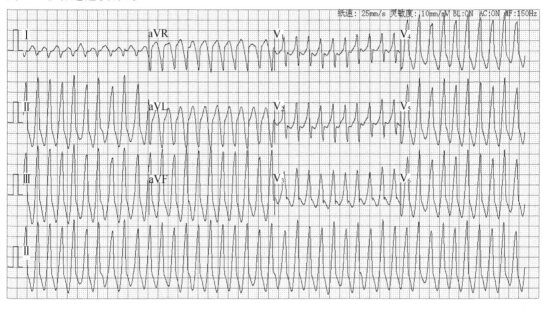

图2 射频消融治疗术后

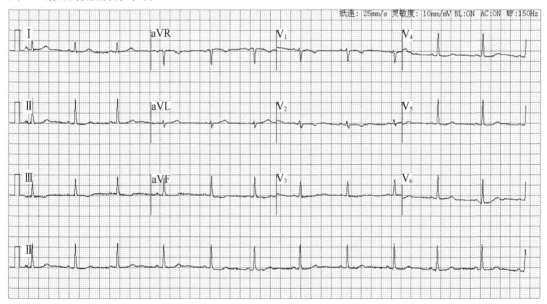

临床资料:邓××,女,33 岁。临床诊断:阵发性室性心动过速。

心电图特征:图 1:常规 12 导联心电图记录,可见连续出现快速的宽 QRS 波心动过速,心室率 246 次/分,QRS 波宽大畸形,时限为 0.16s。QRS 波于导联 V_{1-2} 呈 RS 型,Ⅰ、aVL、aVR 呈 QS 型,Ⅱ、Ⅲ、V_{4-6} 呈 R 型。心电轴右偏 96°。部分导联可见 P 波,P 波与 QRS 波无关,为干扰性房室分离。图 2:窦性心律,正常心电图。

心电图诊断:阵发性室性室动过速(起源于右室流出道)。

讨论:患者无明显诱因突发心悸、胸闷、气促、伴头晕,双眼黑矇,肢体抽搐急诊入院。心电图表现为连续出现快速增宽 QRS 波心动过速,心室率 246 次/分;QRS 波呈完全性左束支阻滞图形伴心电轴右偏,符合起源于右室流出道的室性心动过速。由于心动过速发作时心率极快,引起患者血流动力学障碍,临床症状明显,住院期间行心内电生理检查及导管射频消融术,心内电生理标测室速异位起搏点位于右室流出道间隔部,在靶点处以 30W/55℃ 放电消融,室速终止(图 2),心内电生理标测结果和消融术支持体表心电图右室流出道室速的心电图诊断。

例92 阵发性室性心动过速

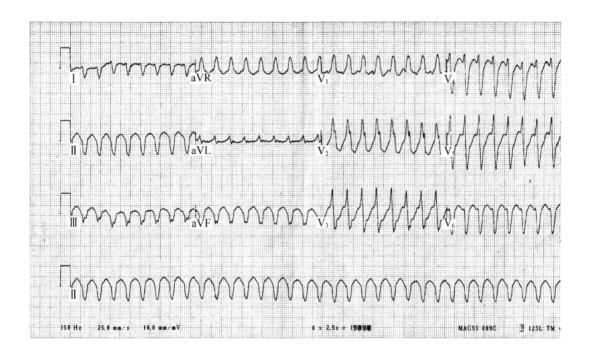

临床资料：陈××，男，67岁。临床诊断：1. 冠心病，非 ST 段抬高型心肌梗死；2. 左心功能衰竭。

心电图特征：图中可见连续出现的宽大畸形 QRS-T 波群，QRS 时限＞0.12s，ST-T 与主波方向相反，R-R 间期规整，间期为 0.29s，心室率 204 次/分。导联 I 呈 rS 型、aVR 呈 R 型，II、III、aVF 呈 QS 型，V_1 呈 qR 型，V_2 呈 R 型，波峰上有切迹，V_3 呈 RS 型，V_{4-6} 呈 rS 型。

心电图诊断：阵发性室性心动过速。

讨论：患者非 ST 段抬高型心肌梗死，PCI 术后 2d，因反复发作室性心动过速由外院转入我院。心电监护发现室性心动过速，即行床边心电图检查示，可出现连续宽大畸形 QRS 波心动过速，频率 204 次/分，QRS 波形态呈右束支阻滞型伴心电轴显著右偏，为起源于左心室的阵发性室性心动过速。

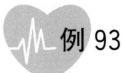 **例93　尖端扭转型室性心动过速**

图1　2014年9月2日 20:11:08

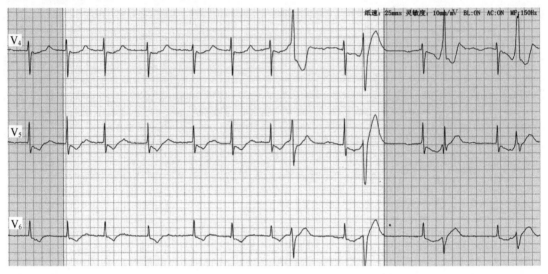

图2　2014年9月2日 20:11:31

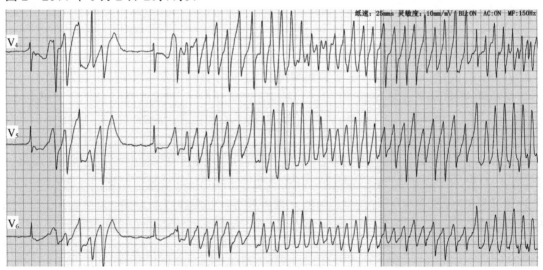

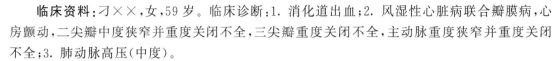

临床资料:刁××,女,59 岁。临床诊断:1. 消化道出血;2. 风湿性心脏病联合瓣膜病,心房颤动,二尖瓣中度狭窄并重度关闭不全,三尖瓣重度关闭不全,主动脉重度狭窄并重度关闭不全;3. 肺动脉高压(中度)。

心电图特征

图 1:P 波消失,以极为细小的 f 波代之,R-R 间期长短不等,QRS 波群形态时限正常,为心房颤动,平均心室率 65 次/分。Q-T 间期延长达 0.60s,ST 段下斜型下移 0.1～0.25mV,T波正负双向。图中可见第 8、10、12、14 个 QRS 波群提前出现,时限>0.12s,联律间期相等,室早形态稍有差异,示多形性室性早搏,其早搏均落于前一心搏 T 波峰顶。

图 2:第 1 个 QRS 波群后可见连续 5 个宽 QRS 波群,示阵发性短阵性多形性室性心动过速。第 7 个 QRS 波之后又出现一连串的持续的多形性宽 QRS 波室性心动过速,并以基线为轴上下扭转 QRS 主波方向。

心电图诊断:1. 心房颤动;2. 频发性多形性室性早搏;3. 尖端扭转型室性心动过速。

讨论:尖端扭转型室性心动过速,是一种极为严重的快速性室性心律失常。临床上常见于严重器质性心脏病引起的弥漫性心肌病变等,如:①严重的房室传导阻滞,逸搏心律伴有长 Q-T 间期;②低血钾、低血镁出现 T 波改变及异常 U 波;③先天性遗传性长 Q-T 间期综合征;④某些药物如奎尼丁、胺碘酮引起等。

本例患者风湿性心脏病联合瓣膜病 10 余年,合并心力衰竭。于某日晚餐后突发晕厥,意识丧失,持续数秒恢复,为进一步治疗入院。24h 动态心电图检查示,基本心律为心房颤动,T波倒置伴 U 波异常增高,Q-Tu 间期明显延长达 6.0s,频发多形性室性早搏,早搏联律间期极短,当室早落在前一心搏 T 波顶端(R on T,为心室易损期)引发连续出现多形性宽 QRS 波心动过速,以每 3～10 个心室搏动围绕基线不断扭转 QRS 波主波正负方向,持续数秒至数十秒而自行终止,同时伴有晕厥、意识丧失等临床表现。本幅心电图符合典型尖端扭转型室性心动过速,发生于长 Q-Tu 间期,极短联律间期的室早而引发 TDP。该病易发生心室颤动,临床表现为突发晕厥等。

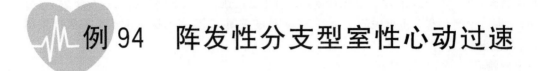

例94 阵发性分支型室性心动过速

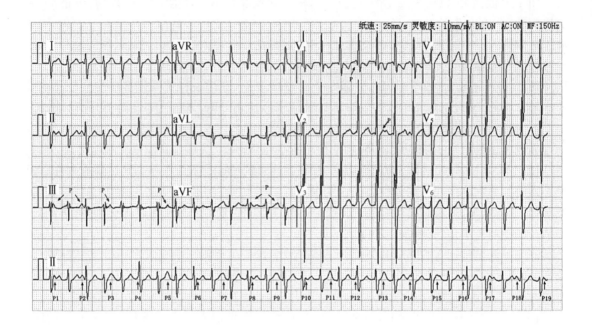

临床资料:廖××,男,25岁。临床诊断:分支型室性心动过速。

心电图特征:于长Ⅱ导联连续出现稍增宽QRS波的室性心动过速,QRS时限0.11s,R-R间期0.36s,心室率167次/分。QRS在V_1导联呈qRs型,V_2呈qRS型,V_{3-4}呈RS型,Ⅰ、V_{5-6}呈rS型,aVL呈qRS型,aVR呈QR型,Ⅱ、aVF为rS型,Ⅲ呈rSr′。Q-T间期0.28s,心电轴右偏。ST段无偏移,T波正常。仔细分析心电图可见窦性P波规律出现,窦性P波出现于QRS波前、中、后以及重叠于T波中,心律规则,于导联Ⅱ、Ⅲ可测得P-P间期为0.57s,心房率105次/分。可见心电图上QRS波形态及振幅稍有不同,考虑部分QRS波形态改变为室性融合波所致。结合QRS波形态考虑为左后分支起源的室性心动过速。

心电图诊断:阵发性分支型室性心动过速(左后分支型)。

讨论:分支型室性心动过速(室速),也称维拉帕米敏感性室速,临床分成三型:①左后分支型室速,心电图表现QRS波呈右束支阻滞(RBBB)型和QRS波电轴左偏或者极度右偏;②左前分支型室速,心电图表现QRS波呈右束支阻滞(RBBB)型和QRS波电轴右偏;③左室上间隔部室速,心电图表现呈窄QRS波和电轴不偏,但通常QRS波表现为RBBB型。

临床上多见左后分支型室速,约占分支型室速的90%。也有报道少数病例呈左束支阻滞(LBBB)型室速。该病常发生于无器质性心脏病患者,对静脉注射维拉帕米敏感,故又称维拉帕米敏感性室速。

本例患者无明显诱因出现心慌、心悸,持续发作且不能缓解,当心动过速发作时描记常规12导联心电图。QRS波群呈右束支传导阻滞型伴平均心电轴极度右偏249°,QRS时限<

0.12s,仔细阅读心电图可看出窦性 P 波(↑示),且规律出现,P-P 间期规整,心房率 105 次/分,R-R 间期整齐,心室率 167 次/分,心室率>心房率,呈完全性干扰性房室分离。部分 QRS 波形态略有不同,考虑为室性融合波所致。综上所述心电图改变符合左后分支起源的分支型室性心动过速。

患者住院期完善相关检查,无器质性心脏病,行心内电生理检查及导管射频消融术,室速发作时于左后分支标测到 P 电位,用 30W/55℃消融室速终止,用 S1S1 程控反复电刺激,未能诱发出室速。室速的体表心电图表现与心内电生理结果基本一致。

例 95　阵发性分支型室性心动过速

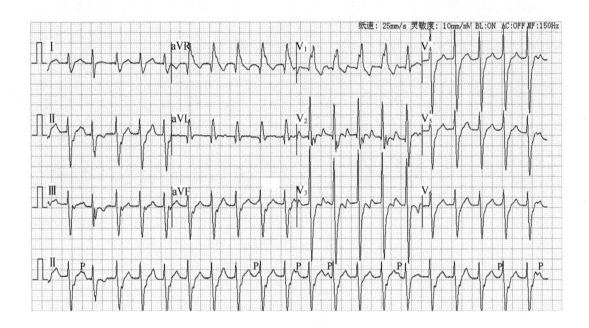

　　临床资料:付××,男,23 岁。临床诊断:心悸查因。

　　心电图特征:心电图可见宽 QRS 波心动过速,QRS 波群呈右束支阻滞型,即 V_1 导联呈 qR 型,R 波升支粗顿有切迹,V_{5-6} 导联呈 rS 型,S 波 V_{5-6}、I 增宽粗钝且加深,QRS 波时限增宽 0.14s,平均电轴左偏－1°。R-R 间期规整,心室率 124 次/分,心室率快于心房率,形成干扰性房室分离。第 2、15 个 QRS 波形态稍有不同,时限变窄,为 0.12s,其前可见窦性 P 波,P-R 间期 0.24s,为室性融合波。

　　心电图诊断:1. 分支型室性心动过速;2. 不完全性干扰性房室分离;3. 室性融合波。

　　讨论:本例为心脏正常的年轻患者,无诱因反复出现心慌心悸,且持续发作,伴有胸闷乏力而入院。心电图表现是:①阵发持续性宽 QRS 波心动过速,心室率 124 次/分;②基本心率为窦性心律,部分窦性 P 波清晰,P-P 间期规整,心房率 88 次/分,P 波可位于 QRS 波之前、之后或与之重叠,多数 P 波与 QRS 波无关,心室率快于心房率,形成干扰性房室分离;③QRS 波形态呈右束支传导阻滞型伴心电轴左偏;④室性融合波,分支型室性心动过速诊断明确。第 2、15 个 QRS 波形态稍有不同,时限变窄,其前可见相关的窦性 P 波,P-R 间期＞0.12s,即 P 波下传心室和室性异位起搏点分别激动心室一部分所产生的室性融合波。

　　患者住院期间行心内电生理检查及导管射频消融术,术中证实并成功消融分支型室性心动过速,术后未再发作心动过速。

例 96　阵发性房性心动过速

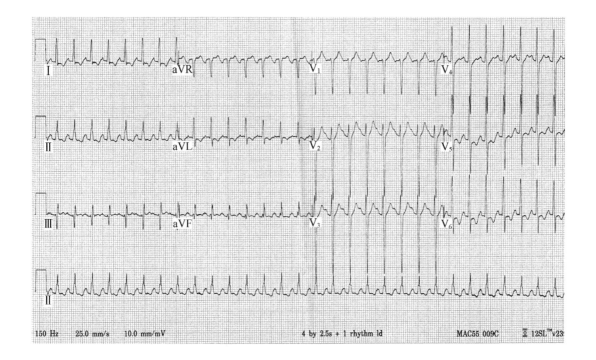

150 Hz　25.0 mm/s　10.0 mm/mV　　　　　4 by 2.5s + 1 rhythm ld　　　　MAC55 009C　　⚕ 12SL™v23

　　临床资料:李××,男,44 岁。临床诊断:1. 高血压病 3 级(极高危组);2. 脑出血。

　　心电图特征:P 波规律出现,$P_{I、II、aVF、V4-6}$直立,P_{aVR}倒置,P 波形态时限及振幅正常。P-P间期均齐,心率 184 次/分。P-R 间期 0.14s,QRS 时限 0.08s,Q-T 间期 0.27s,心电轴正常30°。ST 段 I、II、III、V_{5-6}水平型下移 0.05~0.15mV 伴 T 波倒置。

　　心电图诊断:阵发性房性心动过速。

　　讨论:患者因高血压病(血压最高达 195/115mmHg),突发意识障碍入院。头颅 CT 示脑出血。心电图检查为阵发房性心动过速,其表现是 QRS 波形态、振幅及时限正常,R-R 间期均齐,每个 QRS 波前可见房性 P′波,P′波形态与窦性 P 波(未展出)比较略有变形,P′-R 间期为0.14s,心率 184 次/分,心电图改变符合阵发房性心动过速。本幅房性心动过速频率快而节律均齐,考虑为折返机制引起。折返性房性心动过速应与窦性心动过速和阵发性室上性心动过速鉴别,窦速时 P 波形态正常,可资鉴别;阵发室上性心动过速是由房室旁道或房室结双径路折返形成的心动过速,在 QRS 波终末 J 点或 ST 段可见逆行 P 波(P 波倒置),确切的鉴别诊断有赖于心内电生理检查。

例 97　　阵发性房性心动过速

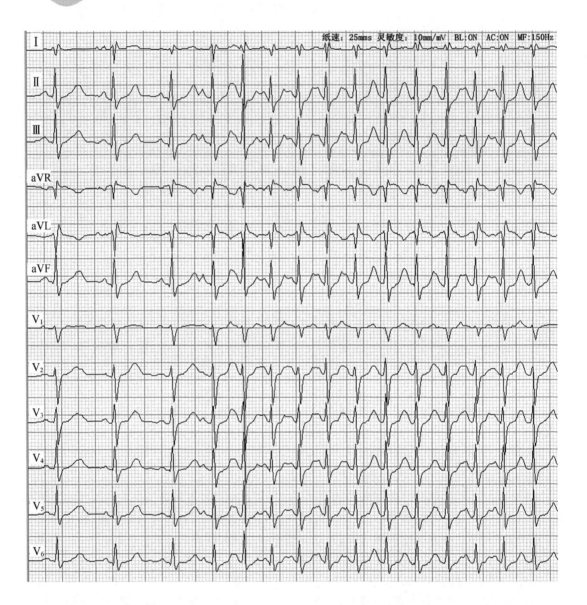

　　临床资料:肖××,女,52岁。临床诊断:1. 高血压病;2. 心律失常。

　　心电图特征:P波规律出现,$P_{1、Ⅱ、aVF、V4-6}$直立,P_{aVR}倒置,P波形态时限及振幅正常。P-P间期均齐,心率85次/分。P-R间期0.13s,QRS时限0.10s,Q-T间期0.36s,心电轴正常54°。ST段无偏移,T波正常。心电图上可见第4个QRS波提前出现,其前的P'波较正常P波略有变异,为房性早搏,其后紧随连续出现3个以上P'-QRS-T波群,P'-P'间期0.34s,心率176次/分。

　　心电图诊断:1. 窦性心律;2. 阵发性房性心动过速。

　　讨论:本幅心电图基本心律为窦性,自第4个P'-QRS-T开始连续出现3个以上过速的P'-QRS-T波群,P'-P'间期均齐,心率176次/分,符合阵发性房性心动过速心电图诊断。患者有高血压病史,因反复出现阵发性心悸、胸闷就诊。查24h动态心电图记录到频发房性早搏,阵发性房性心动过速,每次持续数秒至数十分钟不等,心动过速可自行终止。

　　由于是动态心电图导联记录,个别导联较常规导联QRS波形态稍有些差异。

例98　阵发性房性心动过速

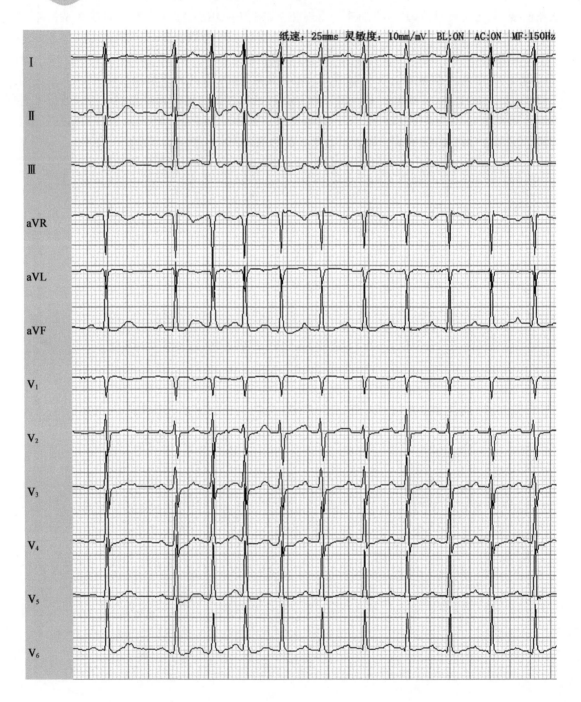

纸速：25mm/s　灵敏度：10mm/mV　BL:ON　AC:ON　MF:150Hz

临床资料:吴××,女,52 岁。临床诊断:1. 高血压病(高危组);2. 心律失常。

心电图特征:P 波规律出现,$P_{I、II、aVF、V4-6}$直立,P_{aVR}倒置,P 波形态时限及振幅正常。P-P 间期均齐,心率 88 次/分。P-R 间期 0.16s,QRS 时限 0.09s,Q-T 间期 0.35s,心电轴正常 77°。ST 段无偏移,T 波正常。心电图上可见第 3 个 QRS 提前出现,其前的 P'波较正常 P 波略有变异,为房性早搏,其后紧随连续出现 3 个以上的 P'-QRS-T 波群,P'-P'间期稍有不齐,平均心率164 次/分。

心电图诊断:1. 窦性心律;2. 阵发性房性心动过速。

讨论:本例患者发现高血压病 3 年余,血压最高 170/105mmHg,近一个月阵发性头晕入院。24h 动态心电图检查示,基本心律为窦性,心率 88 次/分。主要心电图改变为房性早搏(第 3 个 P'-QRS-T),其后连续出现一系列 P'-QRS-T 波群,P'-P'间期稍有不齐,平均心率 164 次/分。其 P'波形态与窦性心律明显差异,QRS 波群形态与窦性者相同,示阵发性房性心动过速。

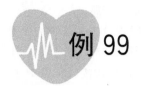

例99 频发房性早搏形成非阵发性短阵性房性心动过速

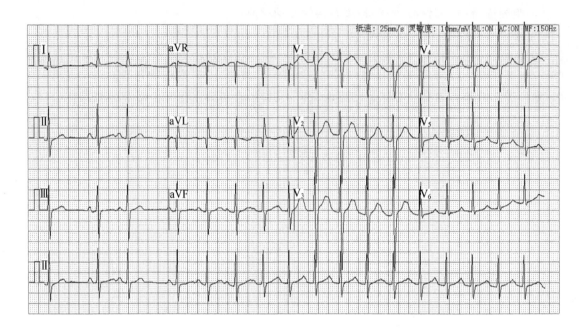

临床资料：谢××，男，48岁。临床诊断：1. 高血压病；2. 心律失常。

心电图特征：P波规律出现，$P_{I、II、aVF、V4-6}$直立，P_{aVR}倒置，P波形态时限及振幅正常，窦性P-P间期规则，心率100次/分。P-R间期0.17s，QRS时限0.11s，心电轴正常32°。ST段无偏移，T波正常。心电图上可见第3个QRS提前出现，其前的P'波形态较正常P波略有变异，为房性早搏，其后从第4个开始连续出现一系列的P'-QRS-T波群，P'-P'间期0.52～0.60s，心率100～115次/分。

心电图诊断：1. 窦性心律；2. 频发房性早搏形成非阵发性房性心动过速。

讨论：患者因反复心悸、胸闷就诊。心电图检查可见频发性房性早搏，即长II导联第3、5个P'-QRS-T波群之后连续出现一系列的P'-QRS-T波群，P'形态与基本窦性心律的P波相比稍有变形，QRS波群形态基本相同，频率101次/分，示房性早搏形成非阵发性房性心动过速（即加速性房性心律）。房性心动过速多见于器质性心脏病患者。本例房速可能与患者高血压病有关。

例 100　非阵发性室性心动过速

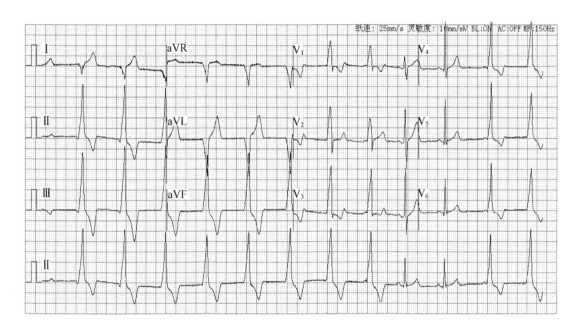

临床资料：陈××，男，28岁。临床诊断：心律失常。

心电图特征：P波形态时限及振幅正常，心率74次/分。P-R间期0.13s，Q-T间期0.36s、心电轴正常。心电图可见两种形态QRS波形。其中第1～8及11～12呈宽大畸形QRS-T波群，其前无相关P波，QRS时限＞0.12s，T波与QRS主波方向相反，频率为72次/分；第8及11个QRS波前可见窦性P波，P-R间期0.08s，其QRS波群形态介于室性和窦性之间，为室性融合波。第9、10个QRS波形态正常，为正常窦性心律。

心电图诊断：1.窦性心律；2.非阵发性室性心动过速；3.不完全性干扰性房室分离；4.室性融合波。

讨论：非阵发性室性心动过速（加速性室性心律）是由于心室异位起搏点自律性增高，当超过窦性的频率时出现室性心动过速，它属于主动性室性心律失常。临床多见于器质性心脏病患者，也可见于无心脏病正常人。心电图表现为：①连续出现3次以上宽大畸形QRS波群，时限＞0.12s；②心室率多在50～110次/分；③常与窦性节律交替出现，可发生干扰性房室分离，室性融合波。

本幅心电图长Ⅱ导联第1～8个QRS波连续出现，形态宽大畸形，时限＞0.12s，频率72次/分，且与窦性心搏交替出现，是一例典型非阵发性室性心动过速，形成不完全性干扰性房室分离。第11个QRS波起始部之前可见窦性P波，P-R间期0.08s，QRS波群形态介于室性和窦性之间，为室性融合波。

例101 非阵发性室性心动过速

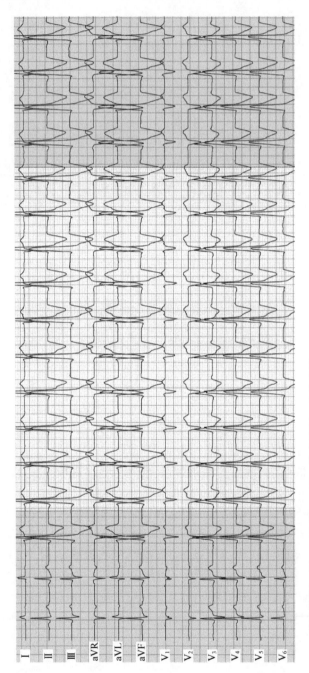

临床资料： 刘××，男，47岁。临床诊断：心律失常。

心电图特征： 心电图可见两种形态的QRS波群。其中第1、2个QRS为窦性心律，P波形态正常，心率63次/分，P-R间期0.17s，Q-T间期0.36s，心电轴正常，ST段无偏移，T波正常，QRS时限>0.12s，ST-T与QRS主波方向相反。从第3个QRS波群开始连续出现宽大畸形QRS-T波群，其前无相关P波，QRS时限>0.12s，ST-T与QRS主波方向相反，频率为71次/分。

心电图诊断： 1.窦性心律；2.非阵发性室性心动过速。

讨论： 患者因突发性心悸、胸闷入院。心电图检查示基本心律为窦性，心率63次/分。第3个QRS提前发出，紧接着连续出现宽大畸形QRS波群，形态呈左束支阻滞型，时限>0.12s，频率71次/分，ST-T与QRS主波方向相反，符合非阵发性室性心动过速，示室速异位起搏点位于右心室。QRS波群形态呈左束支支型，形态呈室性自主心律。

例 102 非阵发性房性心动过速

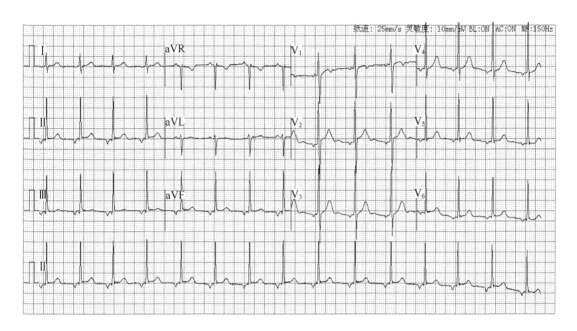

临床资料:黄××,男,12岁。临床诊断:1. 上呼吸道感染;2. 病毒性心肌炎。

心电图特征:P 波在Ⅱ、Ⅲ、aVF、V$_{2-6}$倒置,aVR 直立,为心房下部产生的 P$^-$波,P$^-$-R 间期 0.12s,心率 88 次/分。QRS 时限 0.08s,形态正常。Q-T 间期 0.36s,心电轴正常,ST 段无偏移,T 波正常。

心电图诊断:非阵发性房性心动过速(加速性房性心律)。

讨论:非阵发性房性心动过速(加速性房性心律)的发生,是由于心房异位起搏兴奋性增高,当超过窦性心率时可提前激动心房,并下传心室产生正常 QRS 波群。临床多见于器质性心脏病患者,也可见于心脏正常者。本例患儿因上呼吸道感染,病毒性心肌炎就诊记录常规12 导联心电图,其改变为 P$^-$虽然在导联Ⅱ、Ⅲ、aVF、V$_{4-6}$倒置,aVR 直立,但 P$^-$-R 间期＞0.12s 示起源于心房下部的非阵发性房性心动过速。

非阵发性房性心动过速的心电图表现为:①P 波形态与窦性 P 波有差异,当起搏位于心房下部时,P$^-$在Ⅱ、Ⅲ、aVF 倒置,但 P$^-$-R 间期＞0.12s;②P$^-$连续出现 3 次以上,频率在 60～110 次/分;③QRS 波形态正常。本幅心电图符合上述诊断标准,故诊断为非阵发性房性心动过速。

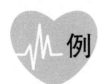 例103 非阵发性交界性心动过速

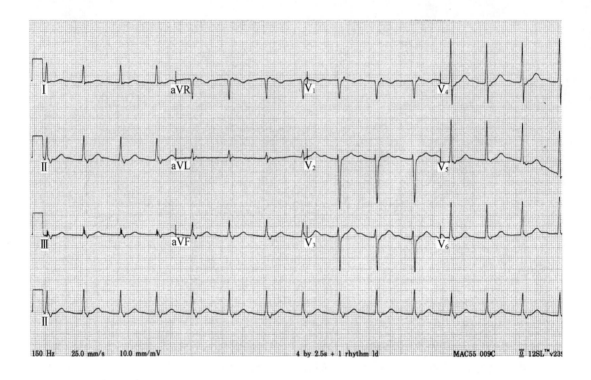

临床资料:李××,男,72岁。临床诊断:1. 冠心病;2. 糖尿病;3. 慢性肾功能不全。

心电图特征:P波规律出现,每个QRS波群后可见逆行P^-波,$P_{II、III、aVF、V4-6}$倒置,P_{aVR}直立。$R-P^-$间期为0.08s,R-R间期为0.68s,心率88次/分,QRS波形态正常,时限0.07s,为非阵发性交界性心动过速(加速性交界性心律)。Q-T间期0.40s,心电轴正常42°。ST段无偏移,T波正常。

心电图诊断:非阵发性交界性心动过速(加速性交界性心律)。

讨论:本例心电图QRS波群形态正常,每个QRS波群之后均可见逆行P^-波,$R-P^-$间期<0.20s(为0.08s),心率88次/分,符合非阵发性交界性心动过速。

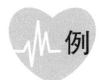 例 104 窦性心动过缓伴不齐,交界性逸搏及逸搏心律

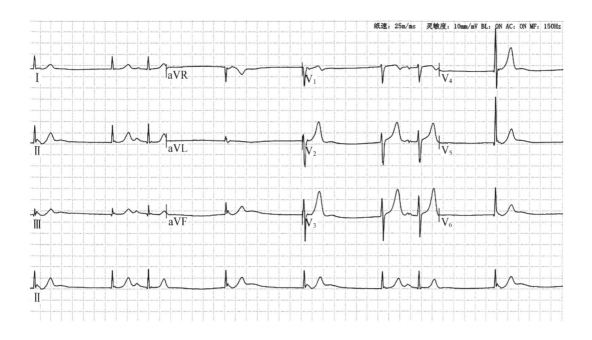

纸速:25mm/ms 灵敏度:10mm/mV BL:ON AC:ON MF:150Hz

临床资料:吴××,男,74岁。临床诊断:1. 冠心病,老年瓣膜退行性变:①主动脉瓣轻度狭窄及轻度关闭不全;②二尖瓣轻度关闭不全;2. 病态窦房结综合征。

心电图特征:$P_{I、II、aVF、V_{4-6}}$导联直立,P_{aVR}倒置,P-P间期明显不齐,为1.44~1.84s,心房率32~41次/分,示显著窦性心动过缓伴不齐。QRS波群时限0.08s,Q-T间期0.44s,ST段无偏移,T波正常。长II导联可见R-R间期长达1.44s,节律均齐,P波位于QRS群之中或终末部,P波与QRS波无关,心室率41次/分;第3、7个QRS波前有窦性P波,P-R间期0.22s为心室夺获。

心电图诊断:1. 显著窦性心动过缓伴不齐;2. 交界性逸搏及逸搏心律;3. 不完全性干扰性房室分离;4. 心室夺获。

讨论:当窦房结功能障碍,如显著窦性心动过缓,窦性停搏,窦房阻滞,房室阻滞或早搏之后的代偿间歇等,作为一种生理性保护机制,低位起搏点被动发出一个或连续冲动,激动心房或心室,产生P波或QRS波,仅发生一个或两个称为逸搏,连续发生3个以上称逸搏心律。逸搏是一种被动节律,按发生的部位不同分为房性、交界性和室性逸搏。

本幅心电图表现为:显著窦性心动过缓伴不齐,提示窦房结功能有障碍。由于窦性心率过慢,此时下级交界性起搏点被动发出冲动并下传心室产生QRS-T波群,即为交界性逸搏或逸搏心律。逸搏之QRS波群终末部的窦性P波与QRS无关,形成干扰性房室分离。长II导联第2、8个QRS波群为交界性逸搏,第4、5、6为连续3个QRS波群,为交界性逸搏性心律。第3、7个QRS波群为窦性激动的心室夺获(心室夺获)。

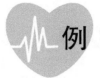

例 105 窦性心动过缓伴不齐，交界性逸搏心律

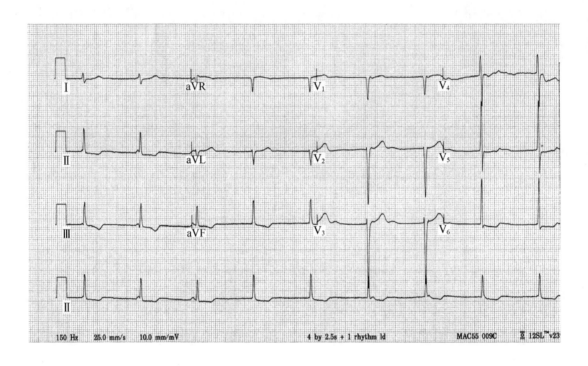

临床资料:庄××,女,37岁。临床诊断:1. 左肾结石切开取石术后;2. 心律失常。

　　心电图特征:P波规律出现,形态时限及振幅正常。QRS时限0.09s,Q-T间期0.44s,心电轴右偏91°。$ST_{II、III、aVF、V4-6}$水平型下移0.05~0.1mV伴T波正例双向。长II导联QRS波之前中后可见窦性P波,P波与QRS波无关,P-P间期相差0.16s,心房率50次/分。R-R间期1.14s,节律均齐,心室率52次/分,心室率>心房率。

　　心电图诊断:1. 窦性心动过缓伴不齐;2. 交界性逸搏心律;3. 完全性干扰性房室脱节。

　　讨论:患者因左肾结石切开取石术后记录心电图。其主要改变为:①窦性心动过缓伴不齐;②QRS波群正常,R-R间期绝对整齐,心室率52次/分;③窦性P波落于QRS波之前者,P-R间期<0.12s,重叠其中或位于QRS波终末之后,P波与QRS波无关,心室率>心房率,示完全性干扰性房室脱节。由于心室率过缓伴不齐,交界区异位起搏点被动发出冲动下传心室产生正常形态QRS波群,QRS波时限<0.11s,心室率缓慢而整齐,为交界性逸搏心律。

例 106 心房颤动、左心室肥厚伴劳损

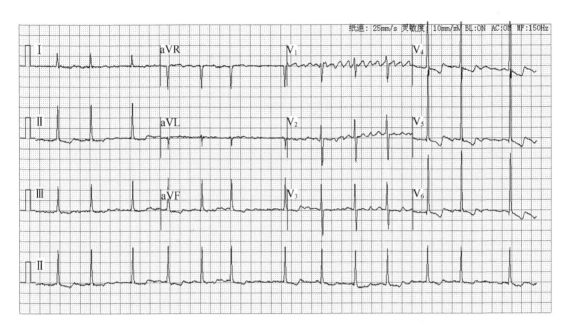

临床资料：周××，女，63 岁。临床诊断：1. 风湿性心脏病，二尖瓣轻度狭窄合并重度关闭不全；2. 心功能不全。

心电图特征：P 波消失，代之出现的是一系列间隔不均齐，大小不相等，形状不相同的 f 波，频率 375 次/分。QRS 时限 0.9s，R-R 间期绝对不齐，平均心室率 80 次/分。心电轴正常 72°。胸导联 V_{1-2} 呈 rS 型，V_3 呈 RS 型，V_4 呈 Rs 型，V_{5-6} 呈 qR 型，R_{V5} 振幅增高达 3.5mV，R_{V5} $+S_{V1}=4.5$mV；肢体导联 QRS 波形态及振幅无明显异常。$ST_{II、III、aVF、V4-6}$ 水平及下斜型下移 0.05～0.1mV 伴 T 波负正双向。

心电图诊断：1. 心房颤动；2. 左心室肥厚伴劳损。

讨论：患者为风湿性心脏病，二尖瓣轻度狭窄合并重度关闭不全，心功能不全。心电图表现为：P 波消失以大小不等、形态各异的 f 波代替，V_{1-2} 导联 f 波清楚，频率 375 次/分，QRS 时限 0.9s，R-R 间隔绝对不齐，心室率 80 次/分，诊断心房颤动无疑。此外，V_5 导联 R 波振幅明显增高达 3.5mV，伴有 V_5 导联 ST 段下移，T 波倒置，结合患者临床资料及心脏彩超有左房左室扩大等，心电图诊断左心室肥厚伴劳损。

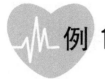

例107 快速型心房颤动部分伴室内差异性传导

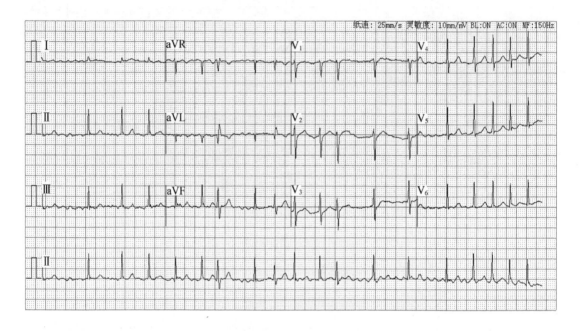

临床资料:巫××,男,64岁。临床诊断:1.2型糖尿病;2.上呼吸道感染。

心电图特征:P波消失,代之出现一系列间隔不均齐,大小不相等,形状不相同的f波,频率400次/分。R-R间期绝对不齐,平均心室率116次/分。心电轴正常81°。QRS时限正常为0.07s。ST段无偏移,T波正常。长Ⅱ导联可见第6、8、11个QRS波群形态与正常比较有明显差异,考虑为室内差异性传导所致。

心电图诊断:快速型心房颤动,部分伴室内差异性传导。

讨论:心房颤动(atrial fibrillation,Af)是一种常见的室上性心律失常。其发生机制至今未完全清楚,一般认为在心房内存在多个小折返或称微折返激动所致,或源于肺静脉的局部触发活动引起。

心房颤动的心电图表现为:①P波消失,代之以一系列大小不同,形状各异、间隔不等的f波,频率为350~600次/分;②R-R间期不等,心室率一般不超过160次/分,如果房颤合并预激综合征者,心室率可达200次/分以上,易引发快速心室反应;③QRS波群一般形态正常,当房颤合并室内差异性传导时,QRS波群可增宽,形态多数呈右束支传导阻滞型,也有少数可呈左束支传导阻滞型。

临床上心房颤动多发生于有器质性心脏病患者,少部分短阵心房颤动者无明确心脏病证据。本幅心电图记录于2型糖尿病及上呼吸道感染老年患者,心电图改变符合上述心房颤动心电图诊断标准。本例心房颤动时,心室率>100次/分(为116次/分),为快速型心房颤动或称心房颤动伴快速心室率。长Ⅱ导联第6、8、11个QRS波群较正常稍有变异考虑为室内差异性传导所致。

例 108 快速型心房颤动部分伴室内差异性传导

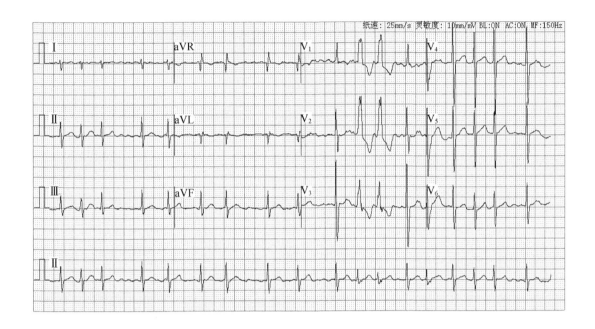

临床资料:杨××,女,28 岁。临床诊断:先天性心脏病房间隔缺损,重度肺动脉高压。

心电图特征:P 波消失,代之出现一系列间隔不均齐,大小不相等,形状不相同的 f 波,频率 400 次/分,QRS 时限 0.10s,R-R 间期绝对不齐,平均心室率 110 次/分。心电轴右偏 117°,Q-T 间期 0.35s。长 II 联导可见连续出现两个宽大畸形 QRS 波,在 V_1 导联呈 rsR′型(右束支阻滞型),形态与正常不同,时限增宽,考虑为室内差异性传导所致。胸导联 V_1 呈 R 型,V_1=1.0mV,V_{2-3} 呈 RS 型,V_{4-6} 呈 rS 型,V_5 导联 R/S<1,R_{V1}+S_{V5}=2.7mV。肢导联 I、aVL 呈 rS 型,II、III、aVF 呈 Rs 型,aVR 呈 QR 型,R_{aVR}=0.5mV,且 R/Q>1。ST 段无偏移,T 波正常。

心电图诊断:1. 快速型心房颤动,部分伴室内差异性传导;2. 右心室肥大。

讨论:患者为先天性心脏病房间隔缺损(大分流量),伴重度肺动脉高压。心电图表现为:P 波消失,以 f 波代替,心房率 400 次/分,R-R 间期绝对不等,心室率 110 次/分,为快速型心房颤动。长 II 导联第 11、12 个 QRS 波群时限增宽为 0.12s,S_{V5} 加深,呈右束支阻滞型,见于长 R-R 间期之后,其后无代偿间歇,示室内差异性传导。另外:导联 V_1 呈 R 型,R_{V1}=1.0mV,V_{5-6} 呈 rS 型,心电轴右偏 117°,结合患者有先天性心脏病房间隔缺损,伴有肺动脉高压,故心电图应诊断右心室肥大。

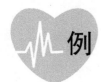

例 109　心房颤动伴交界性逸搏

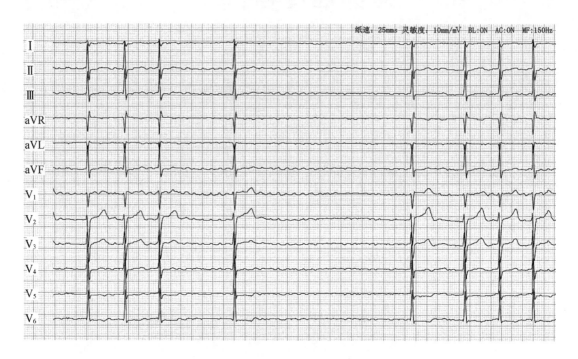

纸速：25mm/s　灵敏度：10mm/mV　BL:ON　AC:ON　MF:150Hz

临床资料：吴××,男,69岁。临床诊断:1.高血压病;2.心房颤动。

心电图特征:P波消失,代之出现一系列间隔不均齐、大小不相等、形状不相同的f波,频率370次/分,QRS波时限、形态及振幅正常,R-R间期绝对不齐,平均心室率68次/分。第4个QRS波群后出现一个长达3.32s的R-R间期。ST$_{II、III、aVF、V4-6}$水平型下移0.05～0.075mV,T$_{V4-6}$低平。

心电图诊断:1.心房颤动伴交界性逸搏;2.ST-T改变。

讨论:本例为长期高血压病老年患者,因反复头晕、胸闷、气促入院。查超声心动图示左房左室腔增大,左室壁增厚,左心功能减退。24h动态心电图示心房颤动伴交界性逸搏,最长R-R间期达3.32s,且有明显临床症状,在排除其药物影响因素的情况下,应考虑置入永久性心脏起搏器。

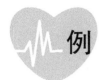 例 110　A 型预激综合征合并心房颤动

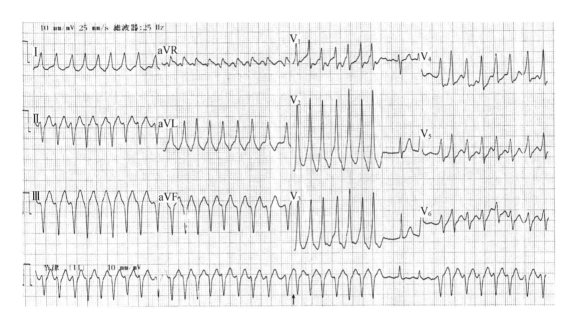

临床资料:袁××,男,52 岁。临床诊断:1. 高血压病;2. 心律失常。

心电图特征:P 波消失,代之出现的是一系列间隔不齐,大小不等,形状不同的 f 波,频率 375 次/分,R-R 间期绝对不齐,平均心室率 209 次/分。图中可见两种形态的 QRS 波群,其中一种在导联Ⅱ呈 rS 型,V$_1$ 呈 Rs 型,V$_{2-3}$ 呈 R 型,起始部可见粗钝的预激波(delta 波),QRS 时限>0.12s,呈宽 QRS 波心动过速,QRS 形态稍有差异,ST-T 与 QRS 主波相反,示 A 型预激综合征;另一种在导联Ⅱ呈 R 型,V$_1$ 呈 rS 型,V$_2$ 呈 Rs 型,V$_3$ 呈 R 型,QRS 时限<0.12s,ST-T 正常,为正常 QRS 波群。

心电图诊断:A 型预激综合征合并心房颤动。

讨论:患者无明显诱因反复出现胸闷、心悸、头晕 1 年余,再次发作伴短暂晕厥就诊,血液相关检验及超声心动图检查正常。心电图检查 P 波消失,以 f 波代替,频率 375 次/分,示心房颤动。QRS 波群增宽,时限>0.12s,QRS 波起始部可见预激波(delta 波),R-R 间期不规则,心室率明显增快达 209 次/分,为一例典型预激综合征合并心房颤动心电图表现。图中可见最短 R-R 间期仅为 0.25s(箭头),有引起快速心室反应和发生心室颤动的高危风险,为极其严重的快速心律失常病例。

预激合并心房颤动,应与室性心动过速鉴别,可根据 QRS 波群形态,QRS 波起始部的预激波,R-R 间期不齐,患者既往不发生心动过速时心电图是否有预激综合征及是否有器质性心脏病等加以鉴别诊断。

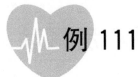

例111　B型预激综合征合并快速型心房颤动

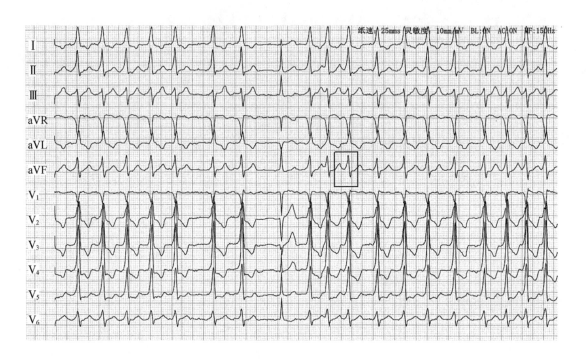

临床资料：陈××，男，85岁。临床诊断：1. 高血压病；2. 心律失常，心房颤动；3. B型预激综合征。

心电图特征：P波消失，以f波代替，频率300次/分。R-R间期绝对不齐，心率增快，平均心室率134次/分，呈宽QRS波心动过速。图中可见两种形态的QRS波群，其中一种导联Ⅰ、Ⅱ、aVL、V₂₋₅呈R型，V₁呈QS型，QRS时限＞0.12s，起始部均见粗钝预激波（delta波），R-R形态有差异。各导联ST-T与主波相反；另一种QRS波群于导联Ⅰ、Ⅱ、Ⅲ、aVF、V₄₋₆呈R型，aVR、V₁呈QS型，aVL、V₂呈rS型，Ⅱ呈R型，QRS时限＜0.12s，ST-T正常。

心电图诊断：B型预激综合征合并快速型心房颤动。

讨论：本例与预激合并房早（见例146）为同一患者，心电图示基本心律为预激综合征合并心房颤动。主要改变为P波消失，以f波代替，QRS波群增宽，QRS波形态有差异，其与R-R间期长短有关，R-R间期短，QRS波宽大，预激波（delta波）明显，R-R间期长QRS波相对变窄，其前预激波（delta波）轻，为一例典型预激综合征合并心房颤动心电图表现。预激合并房颤时，如果R-R间期＜0.25s可预测快速心室反应和心室颤动的高危风险，是一种极为严重的心律失常。由于本例极早发现并用药物控制上述风险，故当患者发生房颤时并未引起快速心室率。对这类病例应尽早进行预激旁道射频消融术，本例患者因为年龄太大，其家人不同意射频消融手术，选用药物治疗。

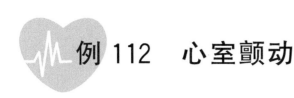

例 112　心室颤动

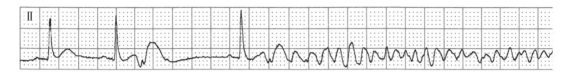

临床资料:曾××,男,40 岁。临床诊断:晕厥查因。

心电图特征:本例心电图为 Ⅱ 导联连续记录。基本心律为窦性,P-P 间期 0.88s,心房率 68 次/分,QRS 时限 0.10s,P-R 间期 0.17s,Q-T 间期 0.40s。图中第 1、2 个 QRS 波群为窦性 P 波下传,第 3、5 个 QRS-T 波群提前出现,宽大畸形,时限达 0.15s,为一室性早搏,其早搏 QRS 波落于前一心搏 T 波上,联律间期极短,仅 0.30s,第 5 个 QRS 波之后连续出现一系列形态不同、大小不等的心室颤动波(V$_f$ 波),其 QRS-T 波消失,f-f 间无等电位线,频率 300 次/分左右。

心电图诊断:1. 窦性心律;2. 频发室性早搏(极短联律间期);3. 心室颤动。

讨论:R on T 机制是在心室兴奋周期的某一短暂的间歇给予电刺激,或发生的室性早搏有可能诱发室性心动过速或心室颤动。此期称为心室易颤期,它位于心室收缩中期末尾,相当于心电图上 T 波顶峰前 30ms 及 T 波顶峰后 40ms 内,历时 70ms,心室肌处于相对不应期。此时心室各部分心肌细胞处于不同的复极化阶段,即某部分心肌细胞已复极结束,而另一部分心肌细胞及处于复极过程中,从而有利于激动在心室内发生折返引发室性心动过速或心室颤动。特别是伴有 Q-T 及 T 波时间延长的复极延缓、严重器质性心肌损害、电解质紊乱的患者中。R on T 现象室性期前收缩最易诱发室性心动过速或心室颤动。故长期以来被认为是一种危险信号。本例由于室性期前收缩联律间期极短,落于前一 T 波易颤期致心室颤动,因为反复发生心源性晕厥已成功置入永久性心脏除颤起搏器。

例 113 心房扑动(典型常见型,2:1 下传)

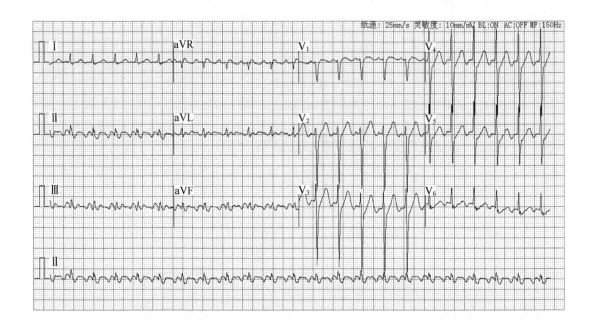

临床资料:刘××,男,57 岁。临床诊断:1. 冠心病,陈旧性下壁心肌梗死;阵发心房颤动、扑动;心功能 I 级;2. 高血压病 3 级(很高危);3. 2 型糖尿病;4. 脑梗死后遗症。

心电图特征:P 波消失,代之出现的是一系列间隔均齐、大小相等,形状相同的 F 波,F-F 间期 0.22s,其峰在 II、III、aVF 导联向下倒置,V₁ 导联 F 波向上,频率 273 次/分。R-R 间期相等 0.45s,心室率 133 次/分。因为 F-R 传导比例均为 2:1 下传,所以 R-R 间期均齐。II、III、aVF 导联可见异常 Q 波,示陈旧性下壁心肌梗死。ST 段无偏移,T 波正常。

心电图诊断:1. 心房扑动典型(2:1 下传);2. 陈旧性下壁心肌梗死。

讨论:临床电生理证实,典型心房扑动的发生机制是心房内存在大折返环路而引发的循环激动。心房扑动的心电图表现:①P 波消失,代之以间隔均齐,形状相同、大小相等的扑动波(F 波),频率 240~350 次/分;②F-F 之间无等电位线,形成连续的波浪式或呈锯齿状波形;③QRS 波群形态和时限正常,有时受 F 波影响 QRS 波群形状可稍有差异;④房室传导比例多为 2:1~4:1 下传。如果房室传导比例固定,心室率规则,否则心室律不齐。

本幅心电图符合典型心房扑动特点,即 P 波消失,以 F 波代替,频率 273 次/分,为一典型心房扑动。由于房室传导比例为固定 2:1,所以心室率快而规则。另外,本例 F 波在 II、III、aVF 导联波峰向下(负向),其产生是由于心房扑动发生时,激动在右心房呈逆钟向传导,F 波电轴负向的结果。此种类型心房扑动在临床多见,也称为峡部依赖性心房扑动。患者有心肌梗死病史,心电图 II、III、aVF 导联可见病理性 Q 波,示陈旧性下壁心肌梗死。

例 114　心房扑动（典型常见型，3∶1 下传）

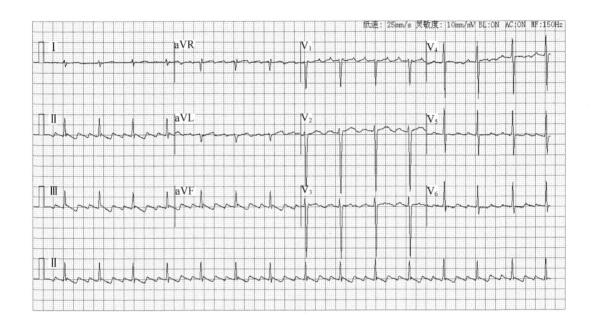

临床资料：黄××，女，65 岁。临床诊断：1. 高血压病；2. 心悸查因。

心电图特征：P 波消失，代之出现的是一系列间隔均齐、大小相等、形状相同的 F 波，F-F 间期 0.22s，其峰在 Ⅱ、Ⅲ、aVF 导联向下倒置，V₁ 导联 F 波向上，频率 272 次/分。R-R 间期相等 0.69s，F-R 传导比例为 3∶1 下传，心室率 87 次/分。ST 段无明显偏移，T 波正常。

心电图诊断：心房扑动（典型常见型，3∶1下传）。

讨论：本幅心电图表现为：P 波消失，以间距相等、形状相同、大小相等的呈锯齿状 F 波代替，F 波峰在 Ⅱ、Ⅲ、aVF 导联向下（负向），V₁ 导联向上，频率 272 次/分，为典型的心房扑动。房室传导比例固定为 3∶1，故心室律规整。行电生理检查及导管射频消融术，术中证实为三尖瓣峡部依赖性典型心房扑动。

例 115 心房扑动(典型常见型,4:1 下传)

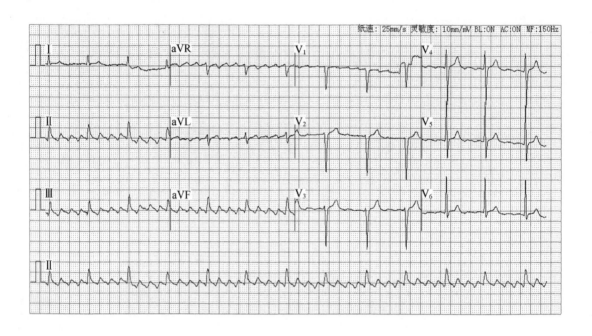

临床资料:钟××,男,56 岁。临床诊断:1. 高血压病;2. 心律失常。

心电图特征:P 波消失,代之出现一系列间隔均齐、大小相等、形状相同的 F 波,F-F 间期 0.21s,波峰在Ⅱ、Ⅲ、aVF 导联向下倒置,V₁导联 F 波向上,频率 286 次/分。R-R 间期相等 0.81s,F-R 传导比例为 4:1,心室率 74 次/分。ST 段无偏移,T 波正常。

心电图诊断:心房扑动(典型常见型,4:1下传)。

讨论:本例记录于高血压病,心律失常患者的常规 12 导联心电图。心电图主要改变为:P 波消失,以间距相等、形状相同、大小相等且呈锯齿状 F 波代替,F 波峰在Ⅱ、Ⅲ、aVF 导联向下,V₁导联向上,频率 286 次/分,为典型常见型心房扑动。房室传导比例固定为 4:1下传,所以心室律规整。

行电生理检查及导管射频消融术,房扑消融成功。术中证实为三尖瓣峡部依赖性典型心房扑动。

例 116 心房扑动(典型少见型,4:1 下传)

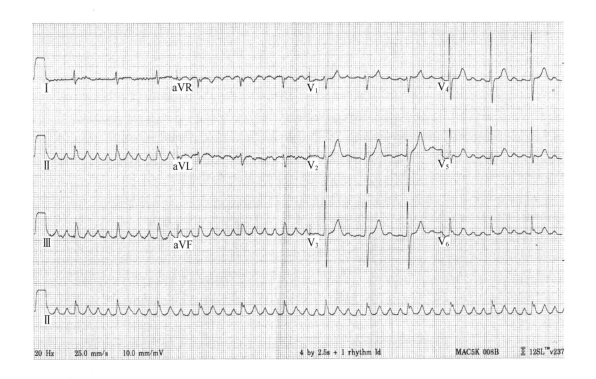

临床资料:桂××,男,53岁。临床诊断:1. 高血压病;2. 心律失常。

心电图特征:P波消失,代之出现一系列间隔均齐、大小相等、形状相同的F波,F-F间无等电位线,呈锯齿样,其波峰在Ⅱ、Ⅲ、aVF导联向上(正向),V₁导联F波亦向上,F-F间期0.20s,频率300次/分,F-R传导比例为4:1下传,R-R间期相等0.80s,心室率75次/分。ST段无偏移,T波正常。

心电图诊断:心房扑动(典型少见型,4:1下传)。

讨论:本例为典型心房扑动少见型的常规12导联心电图。其心电图主要特点为:本幅心电图无P波,以间距相等,形状大小相等,呈锯齿状F波代替,F波峰在Ⅱ、Ⅲ、aVF导联向上(正向),V₁导联亦向上,频率300次/分。这种F波峰在Ⅱ、Ⅲ、aVF导联向上(正向)的心房扑动,其产生是由于心房扑动发生时,激动在右心房呈顺钟向传导,而致Ⅱ、Ⅲ、aVF导联F波向上,这种类型在临床上较少见。本例符合典型少见型心房扑动心电图诊断。房室传导比例固定为4:1下传,所以心室律规整。

行电生理检查及导管射频消融术,术中证实为三尖瓣峡部依赖性典型心房扑动。房扑消融成功,未再发心房扑动。

例117 阵发性心房扑动(2:1~3:1下传)

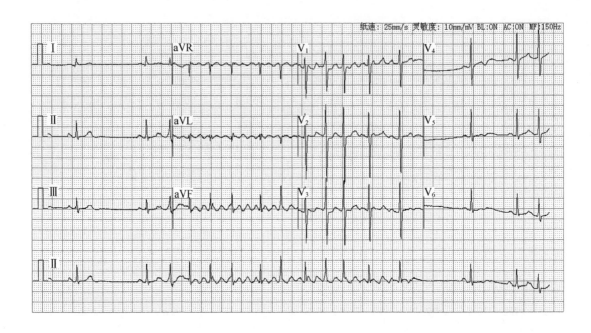

临床资料:柯××,男,55岁。临床诊断:1. 胃癌术后;2. 心律失常。

心电图特征:P波规律出现,形态时限及振幅正常。P-R间期0.16s,QRS时限0.08s,Q-T间期0.45s,心电轴正常68°。ST段无偏移,T波正常。长Ⅱ导联第2个窦性QRS波之后连续出现2个提前的P'-QRS波群,P'波形态略有变异,其后紧随连续出现9个QRS波群,其前无P波,代之出现的是一系列间隔均齐、大小相等、形状相同的F波,频率300次/分。F-F间无等电位线,呈锯齿样,其F-R传导比例为3:1~2:1下传,R-R间期不等。

心电图诊断:1. 窦性心动过缓伴不齐;2. 频发房性早搏(部分成对性);3. 阵发性心房扑动(2:1~3:1下传)。

讨论:心电图基本心率为窦性心动过缓伴不齐,心率53次/分。长Ⅱ导联第2个窦性P波后可见连续两次成对房性早搏,紧跟着P波消失伴不齐,以F波代替,F波圆钝,波峰在Ⅱ、aVF、V₁导联向上,频率340次/分,示阵发性短阵性心房扑动,房扑持续4.2s自行终止,恢复窦性心律。倒数第1个QRS波群提前出现,其前有P'波,为房性早搏。

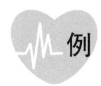

例118　B型预激综合征合并心房扑动

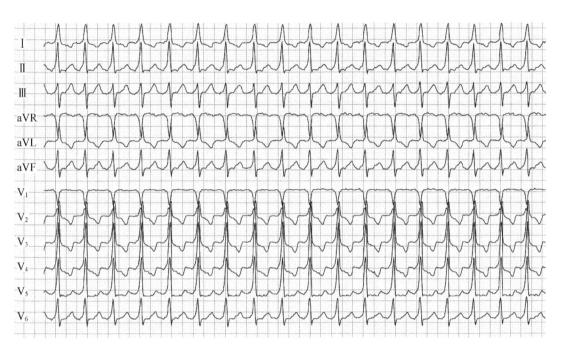

　　临床资料：陈××，男，85岁。临床诊断：1. 高血压病；2. 心律失常，心房颤动；3.B型预激综合征。

　　心电图特征：P波消失，代之出现一系列间隔均齐、大小相等、形状相同的F波，F-F间期0.26s，波峰在Ⅱ、Ⅲ、aVF导联向下倒置，V₁导联F波向上，F-F间期0.26s，频率230次/分。R-R间期相等0.52s，心室率115次/分，F-R传导比例为2:1下传。QRS波群起始部可见粗钝预激波（delta波），ST段无偏移，T波正常。

　　心电图诊断：B型预激综合征合并心房扑动。

　　讨论：患者同期记录到预激综合征合并三种房性心律失常，本书展示了预激伴房早（例146），预激伴房颤（例111），本幅心电图为预激合并心房扑动。心电图表现P波消失，代之以系列间隔均齐、大小相等、形状相同的心房扑动波（F波），频率230次/分；R-R间期相等，QRS波起始均见粗钝预激波（delta波），心室率115次/分，其心室率正好是心房率的半数（1/2）。故心电图诊断心房扑动合并B型预激综合征，由于房室传导比例均为2:1下传，所以心室律规整。预激伴房扑临床并不多见，同期记录到预激合并三种房性心律失常则更为少见。

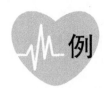 例119　一度房室传导阻滞

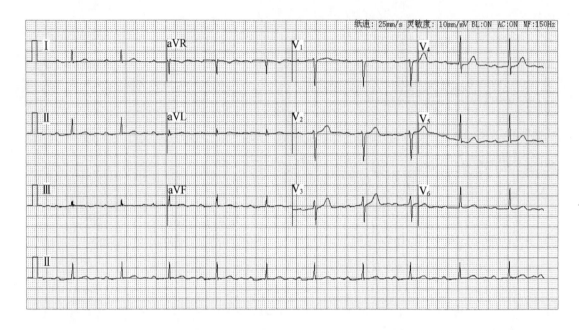

　　临床资料：郑××，女，52岁。临床诊断：1. 冠心病；2. 2 型糖尿病。

　　心电图特征：P波规律出现，$P_{I、II、aVF、V_{4-6}}$直立，P_{aVR}倒置。各导联 P 波形态时限振幅正常。P-P 间期 0.97s，心率 62 次/分。P-R 间期 0.33s，QRS 时限 0.09s，Q-T 间期 0.40s，心电轴正常 51°。导联 I 呈 Rs 型，aVL 呈 qrs 型，aVR 呈 qr 型，III 呈小综合波，aVF 呈 R 型，R 波升支有切迹，导联 V_{1-3} 呈 rS 型；V_{4-5} 呈 Rs 型，V_6 呈 R 型。ST 段无偏移，T 波正常。

　　心电图诊断：1. 窦性心律；2. 一度房室传导阻滞。

　　讨论：患者因冠心病、糖尿病入院，记录常规 12 导联心电图。基本心律为窦性，心率正常 62 次/分，QRS 波群及 ST-T 无异常改变。心电图主要改变是：P-R 间期延长 ≥0.21s，符合一度房室传导阻滞心电图诊断。

例 120　二度Ⅰ型房室传导阻滞

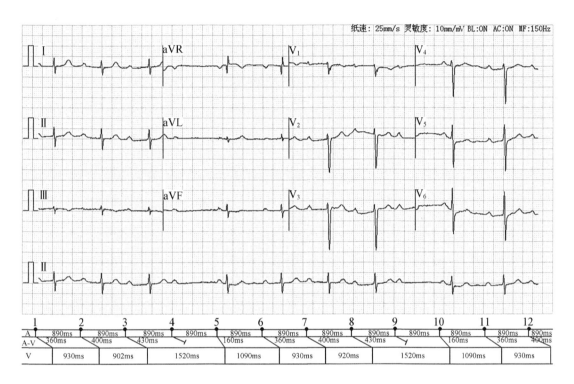

纸速：25mm/s 灵敏度：10mm/mV BL:ON AC:ON MF:150Hz

	1	2	3	4	5	6	7	8	9	10	11	12
A		890ms	890ms	890ms	890ms	890ms	890ms	890ms	890ms	890ms	890ms	890ms	890ms
A-V		360ms	400ms	430ms		160ms	360ms	400ms	430ms		160ms	360ms	400ms
V		930ms	902ms	1520ms		1090ms	930ms	920ms	1520ms		1090ms	930ms

临床资料：罗××，男，80 岁。临床诊断：1. 冠心病；2. 肺源性心脏病。

心电图特征：P 波规律出现，$P_{Ⅰ、Ⅱ、aVF、V4-6}$直立，P_{aVR}倒置。各导联 P 波形态时限及振幅正常。P-P 间期 0.89s，心房率 67 次/分。QRS 时限 0.09s，Q-T 间期 0.44s，心电轴显著左偏 −86°。导联 V_{1-5}呈 rS 型，V_6呈 RS 型。ST 段无偏移，T 波正常。长Ⅱ导联从第 5 个窦性 P 波开始 P-R 间期逐渐延长（5＝160ms，6＝360ms，7＝400ms，8＝430ms），增量递减依次为（200ms，40ms，30ms），R-R 间期逐渐缩短（1090ms＝890＋200，930ms＝890＋40，920ms＝890＋30），第 9 个 P 波下传受阻，脱落一次 QRS 波群，出现长 R-R 间期，形成 5∶4 的房室传导阻滞，这种传导现象反复出现，周而复始。

心电图诊断：1. 窦性心律；2. 二度Ⅰ型房室传导阻滞；3. 顺钟向转位。

讨论：二度Ⅰ型房室传导阻滞也称文氏型房室传导阻滞，是由于房室交界区绝对与相对不应期延长所致。其心电图表现为：P 波规律出现，P-P 间期相等，P-R 间期逐渐延长，延长之增量呈递减，R-R 间期逐渐缩短，直到 P 波后脱漏一次 QRS 波群；漏搏后的 P-R 间期又重新恢复缩短，之后又逐渐延长，这种现象反复出现，周而复始。这种传导延迟递增现象称文氏（Wemcreb ach）现象。

二度Ⅰ型房室传导阻滞临床上多见于器质性心脏病患者，也可见于功能性或迷走神经张力增高的正常人。

例121　二度Ⅰ型房室传导阻滞

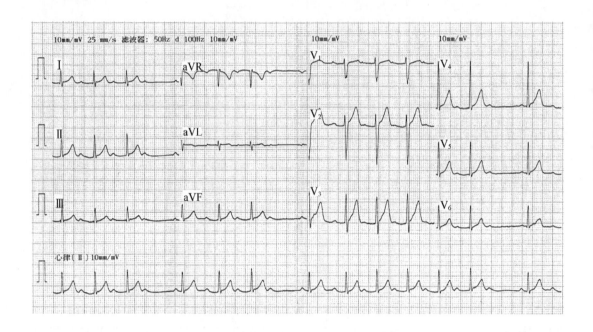

临床资料：李××，男，51 岁。临床诊断：1. 高血压病；2. 冠心病。

心电图特征：P 波规律出现，$P_{I、II、aVF、V2-6}$ 直立，P_{aVR} 倒置。P 波于各导联形态时限振幅正常。P-P 间期 0.62s，窦性节律 96 次/分，平均心率 77 次/分。QRS 时限 0.09s，Q-T 间期 0.34s，心电轴正常 67°。ST 无偏移，T 波正常。于长 II 导联可见从第 4、8 个窦性 P 波开始 P-R 间期进行性延长，自第 7、14 个 P 波后无 QRS 波，未能下传到心室，脱落一次 QRS 波群，形成长 R-R 间期，分别形成 4:3、7:6 的房室传导阻滞。

心电图诊断：1. 窦性心律；2. 二度Ⅰ型房室传导阻滞。

讨论：本例心电图基本心律为窦性，P-P 间期规整，心率 96 次/分。主要心电图改变为：P-R 间期逐渐延长，R-R 间期逐渐缩短，直到 P 波后脱漏一次 QRS 波群；漏搏后的 P-R 间期又重新缩短，之后逐渐延长，此种改变反复出现，符合房室传导的文氏现象。故诊断二度Ⅰ型房室传导阻滞。

例 122　二度Ⅰ型房室传导阻滞

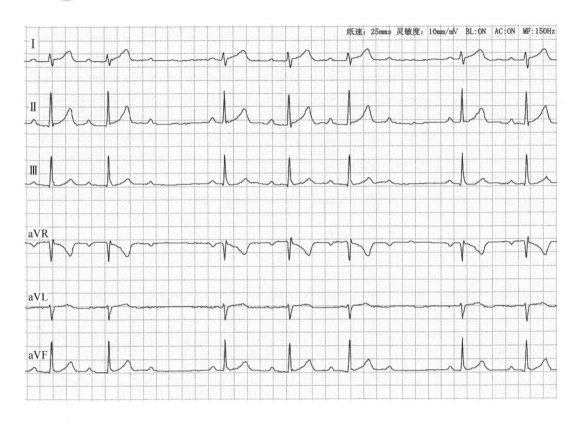

　　临床资料:周××,男,55岁。临床诊断:1.甲状腺功能亢进症;2.心律失常。

　　心电图特征:P波及QRS波形态时限振幅正常。P-P间期0.62s,心房率76次/分,QRS时限0.09s,Q-T间期0.43s。ST无偏移,T波正常。图中可见从第1、4、8个窦性P波开始P-R间期进行性延长,自第3、7个P波后无QRS波,未能下传到心室,脱落一次QRS波群,形成长R-R间期,分别形成3:2、4:3的房室传导阻滞。

　　心电图诊断:1.窦性心律;2.二度Ⅰ型房室传导阻滞。

　　讨论:本例心电图基本心律为窦性,P-P间期规整,主要心电图改变为:P-R间期逐渐延长,R-R间期逐渐缩短,直到P波后脱漏一次QRS波群;漏搏后的P-R间期又重新缩短,之后逐渐延长,此种改变反复出现,符合房室传导的文氏现象,是一例典型二度Ⅰ型房室传导阻滞心电图改变。

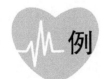 例 123　二度 Ⅱ 型房室传导阻滞

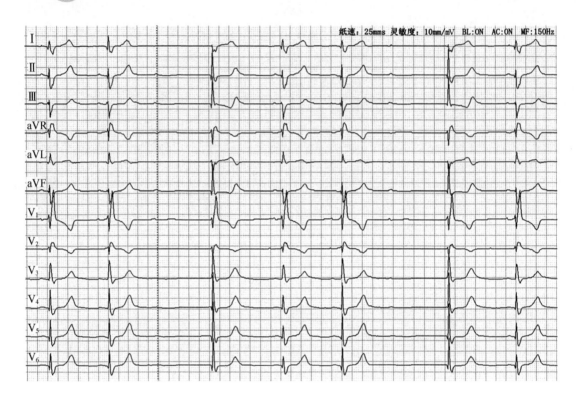

　　临床资料:陈××,男,65 岁。临床诊断:1. 高血压病;2. 冠心病;3. 心律失常,二度 Ⅱ 型房室传导阻滞。

　　心电图特征:P 波规律出现,$P_{Ⅰ、Ⅱ、aVF、V4-6}$直立,P_{aVR}倒置。P 波各导联形态时限及振幅正常。P-P 间期 1.16s,心房率 51 次/分,QRS 时限 0.17s,Q-T 间期 0.56s,心电轴左偏−74°。导联 Ⅰ 、aVL 呈 qRS 型,R_{aVL}>R_1,Ⅱ 、Ⅲ 、aVF 呈 rS 型,$S_Ⅲ$>$S_Ⅱ$,V_{1-2}呈 rSR' 型,V_{3-6}呈 qRs 型,S_{V5-6}增宽。ST 段无偏移,T 波正常。于长 Ⅱ 导联可见每 3 个窦性 P 波仅 2 个下传心室产生 QRS 波群,下传 P-R 间期恒定,间期为 0.17s;另一个窦性 P 波下传受阻,脱落一次 QRS 群,约 1.12s 后出现一 QRS 波,其形态较窦性下传有所不同,于肢体导联明显变形,距前一 QRS 波群时限为 2.06s,示室性逸搏。

　　心电图诊断:1. 窦性心动过缓;2. 二度 Ⅱ 型房室传导阻滞伴室性逸搏;3. 完全性右束支传导阻滞;4. 左前分支传导阻滞。

　　讨论:本例为高血压病、冠心病患者,反复头晕、头痛及胸闷就诊。心电图表现为窦性心动过缓,P-P 间期均齐,每 3 个窦性 P 波只有 2 个 P 波下传心室,脱落一个 QRS 波群,房室传导比例为 3:2,之后出现室性逸搏。为二度Ⅱ型房室传导阻滞伴室性逸搏。窦性 P 波下传 QRS 波群呈完全性右束支阻滞,即导联 V_1 呈 rSR' 型,Ⅰ、Ⅱ、V_{5-6} S 波增粗,QRS 波群时限>0.12s。Ⅰ、aVL 呈 qRs 型,Ⅱ、Ⅲ、aVF 呈 rS 型,$S_Ⅲ$>$S_{Ⅱ、aVF}$,心电轴显著左偏−74°,为左前分支传导阻滞。

例 124 二度 Ⅱ 型房室传导阻滞

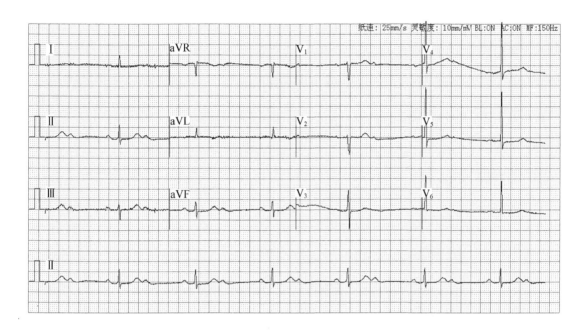

纸速：25mm/s 灵敏度：10mm/mV BL:ON AC:ON MF:150Hz

临床资料：辛××，男，83 岁。临床诊断：1. 高血压病；2. 心律失常，二度 Ⅱ 型房室传导阻滞。

心电图特征：P 波规律出现，$P_{I、II、aVF、V2-6}$直立，P_{aVR}倒置。P 波于各导联形态时限及振幅正常。P-P 间期 0.74s，心房率 81 次/分，QRS 时限 0.08s，R-R 间期 1.49s，心室率 40 次/分。Q-T 间期 0.49s，心电轴轻度左偏 5°。ST 段无偏移，T 波正常。于长 Ⅱ 导联可见每 2 个窦性 P 波仅一个下传心室，下传 P-R 间期 0.35s，P-R 间期恒定。另一个 P 波下传受阻，其后无 QRS 波，出现心室漏搏现象，形成 2:1 的房室传导阻滞。

心电图诊断：1. 窦性心律；2. 二度 Ⅱ 型房室传导阻滞。

讨论：二度 Ⅱ 型房室传导阻滞的电生理改变主要是房室交界区绝对不应期延长，临床多见于有器质性心脏病患者，其阻滞部位于希氏束的远端或心室内束支水平，易发展至更为严重的完全性房室阻滞，预后不良。

本幅心电图基本心律为窦性，P 波规律出现，P-P 间期恒定，心房率 80 次/分，R-R 整齐，心室率 40 次/分。心电图的主要改变是房室传导呈 2:1 传导阻滞，即每 2 个 P 波下传一个 QRS-T 波群，但下传的 P-R 间期固定，另一个 P 波下传受阻，脱落一次 QRS 波群，形成 2:1 的二度 Ⅱ 型房室传导阻滞。该心电图记录于冠心病、高血压病老年患者，传导阻滞可能是由于房室传导系统缺血或退行性变所致。

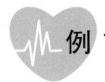 **例 125 二度Ⅱ型房室传导阻滞,完全性右束支传导阻滞**

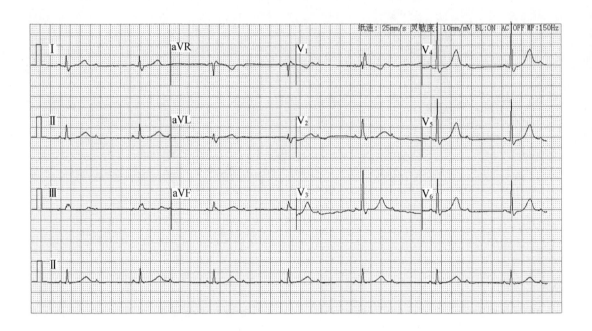

　　临床资料:寻××,女,54 岁。临床诊断:头晕、胸闷查因。

　　心电图特征:P 波规律出现,$P_{I、Ⅱ、aVF、V4-6}$直立,P_{aVR}倒置。P 波形态时限及振幅正常。P-P 间期 0.73s,心房率 82 次/分。QRS 时限 0.13s,R-R 间期 1.48s,心室率 41 次/分。Q-T 间期 0.54s,心电轴正常 58°。导联 V_1 呈 rsR′型,V_{5-6} 呈 qRs 型,S 波粗钝。ST 段无偏移,T 波正常。于长Ⅱ导联可见每两个窦性 P 波仅一个下传产生 QRS 波群,下传 P-R 间期 0.12s,P-R 间期恒定。另一个 P 波下传受阻,其后无 QRS 波群,出现心室漏搏现象,形成 2:1 的房室传导阻滞。

　　心电图诊断:1. 窦性心律;2. 二度Ⅱ型房室传导阻滞;3. 完全性右束支传导阻滞。

　　讨论:本幅心电图表现是:窦性 P 波规律出现,P-P 间期相等,P-R 间期正常且恒定,房室传导比例呈 2:1 下传,即每两个 P 波后下传产生一个 QRS-T 波群,下传之 QRS 波群时间增宽 >0.12s,呈右束支阻滞图形,即导联 V_1 呈 rsR′型,I、aVL、V_{5-6} S 波增宽粗钝,示完合性右束支传导阻滞。故诊断二度Ⅱ型房室传导阻滞合并完全性右束支传导阻滞。一般认为右束支传导阻滞合并房室传导阻滞时,房室阻滞部位可能在左束支,其与右束支阻滞处于同一水平。

例 126 高度房室传导阻滞伴室性逸搏

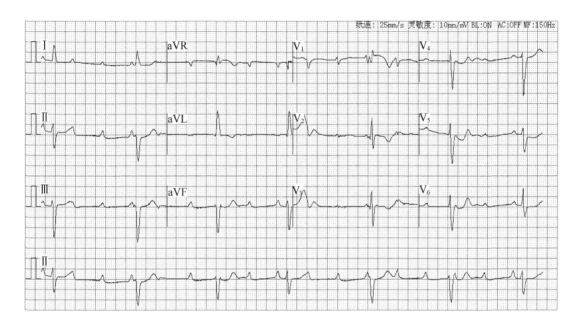

纸速:25mm/s 灵敏度:10mm/mV BL:ON AC:OFF MF:150Hz

临床资料:张××,男,69 岁。临床诊断:1. 心律失常,高度房室传导阻滞;2. 高胆固醇血症;3. 高尿酸血症。

心电图特征:P 波规律出现,$P_{I、II、aVF、V_{4-6}}$直立,P_{aVR}倒置。P 波形态时限及振幅正常,P-P 间期 0.58s,心房率 103 次/分。QRS 波群有两种形态:其一,第 1、4、7 个于导联 II、III、aVF、V_{1-5}呈 rS 型,V_6呈 Rs 型,I 、aVL 呈 qR,aVR 呈 qrs 型,QRS 时限 0.11s,其前可见 P 波,P-R 间期 0.22s,且 P-R 间期恒定,R-R 间期相对稍短,示窦性 P 波下传产生的心搏;其二,第 2、3、5、6 个 QRS 波宽大畸形,时限增宽为 0.13s。其前无相关 P 波,示室性逸搏。

心电图诊断:1. 窦性心动过速;2. 高度房室传导阻滞伴室性逸搏。

讨论:高度房室传导阻滞也称为几乎完全性传导阻滞,发生机制同三度房室传导阻滞。其心电图表现为:大部分心房激动下传受阻滞而不能传入心室,仅少部分窦性 P 波下传产生 QRS 波群,此时房室传导比例≥3:1,为高度房室传导阻滞。本幅心电图长 II 导联除了第 4、7 个 QRS 波群为 P 波下传产生,其 QRS 波群较逸搏 QRS 波群之 R-R 间期短,其前有相关 P 波,QRS 形态正常为窦性心搏。其余 P 波下传受阻,其后 QRS 波群被动出现,宽大畸形,为室性逸搏。故诊断为高度房室传导阻滞伴室性逸搏。

例 127 三度房室传导阻滞伴交界性逸搏心律

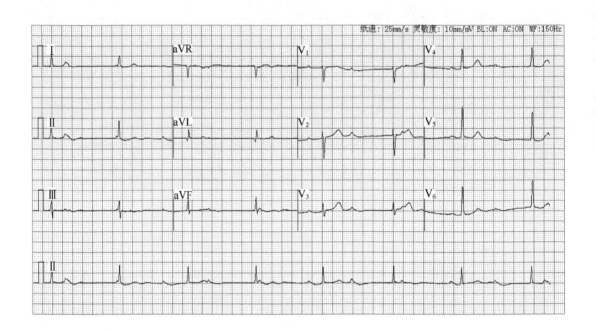

临床资料:谢××,女,25 岁。临床诊断:病毒性心肌炎。

心电图特征:P 波规律出现,$P_{I、II、aVF、V4-6}$ 直立,P_{aVR} 倒置。P 波形态时限及振幅正常。P-P 间期 0.85~1.02s,心房率 59~71 次/分,QRS 时限 0.08s,R-R 间期均齐,R-R 间期 1.34s,心室率 45 次/分。于长 II 导联可见 P 波与 QRS 波无固定关系,心房率>心室率,示阻滞型房室脱节。Q-T 间期 0.44s,心电轴正常 43°。ST 段无偏移,T 波正常。

心电图诊断:1. 时相性窦性心律不齐;2. 三度房室传导阻滞伴交界性逸搏心律。

讨论:当房室传导系统绝对不应期极度延长,来自心房激动完全不能下传心室,称三度房室传导阻滞。此时的心房与心室分别由两个不同的起搏点控制,各自产生自己的节律。通常窦性房激动控制心房,心室激动则是由房室交界区异位起搏点控制。心电图表现为:P-R 间期不相等,P 波与 QRS 波无关,心房率快于心室率,形成阻滞型房室脱节。如果 QRS 波群形态正常,示异位起搏点位于房室交界区,为交界性逸搏心律。本例心电图记录于病毒性心肌炎患者,符合上述完全性房室传导阻滞伴交界性逸搏心律心电图诊断。

室性时相性窦性心律不齐,常见于二、三度房室传导阻滞或期前收缩前后,表现为夹有 QRS 波群的 P-P 间期比不夹有的 QRS 波群的 P-P 间期短,机制尚不清,可能与心室收缩、窦房结供血改善或直接牵拉窦房结或压力反射致交感神经张力增高有关。本例 P-P 间期之差为 0.17s,符合时相性窦性心律不齐。

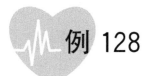 **例 128 三度房室传导阻滞伴交界性逸搏心律**

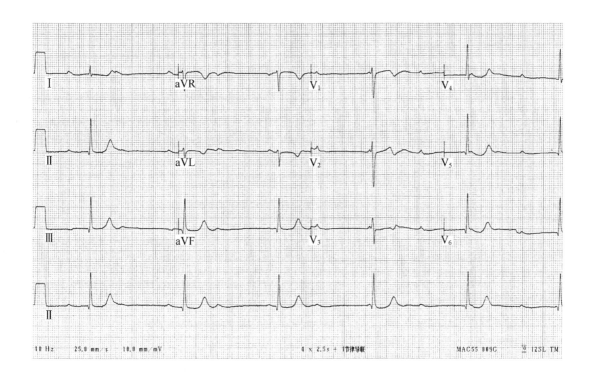

临床资料:林××,女,50岁。临床诊断:1.冠心病;2.心律失常,三度房室传导阻滞。

心电图特征:P波规律出现,$P_{I、II、aVF、V_{4-6}}$直立,P_{aVR}倒置。P波形态时限及振幅正常。P-P间期0.96s,心房率62次/分,QRS时限0.09s,R-R间期均齐,R-R间期1.8s,心室率33次/分。于长Ⅱ导联可见P波与QRS波无固定关系,心房率>心室率,示阻滞型房室脱节。Q-T间期0.57s,心电轴正常81°。$ST_{II、III、aVF、V_{3-6}}$水平型下移0.05~0.1mV,T波正常。

心电图诊断:1.窦性心律;2.三度房室传导阻滞伴交界性逸搏心律;3.慢性冠状动脉供血不足。

讨论:患者因胸闷、头晕1月余,加重3d入院。心电图检查示:其心律为窦性,主要改变:P-P间期相等,心房率62次/分,R-R间期均齐,QRS形态及时限正常,心室率33次/分,P波与QRS无关,心房率>心室率,示三度房室传导阻滞伴交界性逸搏心律。ST段呈水平型下移,考虑慢性冠状动脉供血不足。

例 129 三度房室传导阻滞伴交界性逸搏心律

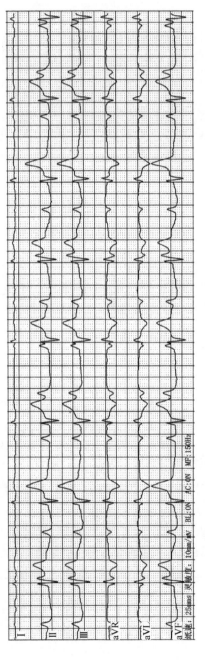

临床资料： 胡×x，男，44岁。临床诊断：1. 先天性心脏病，不完全心内膜垫缺损矫治术后。2. 心律失常，三度房室传导阻滞。3. 心功能Ⅲ级。

心电图特征： P波规律出现，$P_{I、II、aVF}$直立，P_{aVR}倒置。P波形态时限及振幅正常。P-P间期0.76～0.86s，心房率69～78/分钟。图中夹有QRS波的P-P间期短于无夹有QRS波的P-P间期，相差0.10s，示时相性窦性心律不齐。QRS时限0.11s，R-R均齐，R-R间期1.4 s，心室率42/分钟。于长Ⅱ导联可见P波与QRS波无固定关系，心房率>心室率，阻滞型房室脱节。Q-T间期0.46s。心电轴中度左偏－30°。ST段无偏移、T波正常。

心电图诊断： 1. 时相性窦性心律不齐。2. 三度房室传导阻滞伴交界性逸搏心律。

讨论： 患者因"劳累性胸闷气短3年"就诊。超声心动图检查示先天性心脏病，不完全性心内膜垫缺损，为行外科手术治疗入心胸外科。心电图检查基本心律为窦性心律不齐，主要改变为：①夹有QRS波的P-P间期短于不夹有QRS波的P-P间期，R-R间期规整，P波与QRS波无关，示窦性时相性心律不齐；②P-P间期基本相等（因同时相性窦性心律不齐相差0.10s），R-R间期明显增宽，心室率42/分钟，考虑为交界性逸搏心律，心室率>心房率，示三度房室传导阻滞。QRS时限无明显增宽，P波与QRS波无关，故心电图诊断三度房室传导阻滞伴交界性逸搏心律。

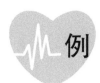 例 130　三度房室传导阻滞伴交界性
　　　　　　逸搏心律

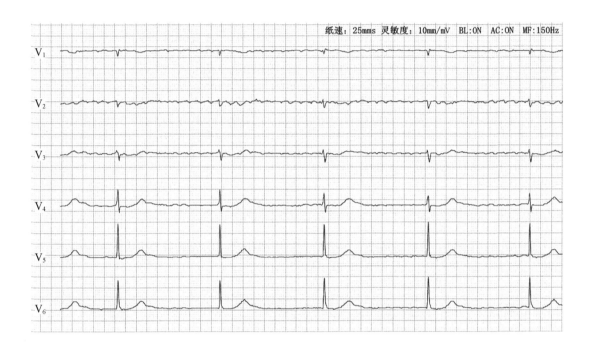

　　临床资料:曾××,女,61 岁。临床诊断:风湿性心脏病,心房颤动。

　　心电图特征:P 波消失,代之出现的是一系列间隔不均齐、大小不等、形状不同的 f 波,频率约 300 次/分,R-R 间期 1.92s,绝对整齐,心室率 31 次/分。QRS 时限 0.8s,Q-T 间期 0.60s,V$_{1-3}$ 导联呈 rS 型,R 波递增不良。ST 无明显偏移,T 波正常。

　　心电图诊断:1. 心房颤动;2. 三度房室传导阻滞伴交界性逸搏心律;3.Q-T 间期延长。

　　讨论:患者为风湿性心脏病慢性心房颤动,长期口服洋地黄类药物治疗,无明显诱因反复头晕、胸闷、气促等,近 3d 胸闷、头晕加重入院。查 24h 心电图示:基本心律为心房颤动,R-R 间期均齐,心室率缓慢(心室率 31 次/分),示三度房室传导阻滞合并交界性逸搏心律(QRS 时限及形态正常)。一般情况下,由房颤 f 波下传心室产生 QRS 波群 R-R 间期绝对不均齐,QRS 波形态、振幅也会出现轻度差异,心室率正常或稍有增快。本例 R-R 间期绝对均齐,且心室率明显缓慢,是由于 f 波下传心室完全受阻,为三度房室传导阻滞伴交界性逸搏心律。为避免心脏长时间停顿,交界区或心室被迫发出逸搏或逸搏性心律,以维持心脏搏动,它是一种生理性保护机制。这种现象常出现在严重的房室传导阻滞,窦房传导阻滞、窦性停搏及室早后的长 R-R 间期之后。

例 131 完全性右束支传导阻滞

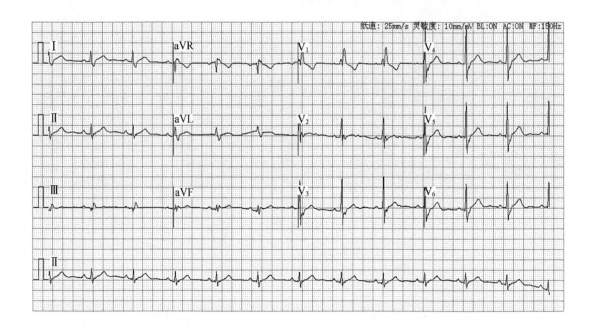

临床资料：曾××，男，61岁。临床诊断：1.高血压心脏病；2.高胆固醇血症。

心电图特征：P波规律出现，$P_{I、II、aVF、V4-6}$直立，P_{aVR}倒置。P波形态时限及振幅正常。P-P间期0.84s，心率71次/分。QRS时限0.14s，P-R间期0.14s，Q-T间期0.38s，心电轴正常45°。导联V_1呈rSR′型，R′波粗钝，I、II、V_{5-6}呈qRs型，其S波增粗、切迹，III呈qr型，aVR呈rSr′型；ST无偏移，T波正常。

心电图诊断：1.窦性心律；2.完全性右束支传导阻滞。

讨论：本例心电图主要改变为：QRS波群增宽＞0.12s；导联V_1呈rSR′型，R′波增宽粗钝，V_{5-6}呈Rs型，S波增宽且有切迹；ST-T呈继发改变，即V_1导联ST段下移，T波倒置，符合完全性右束支传导阻滞心电图诊断。

临床上右束支传导阻滞多见于冠心病、高血压性心脏病、糖尿病、风湿性心脏病及某些先天性心脏病，也可见于无器质性心脏病的健康人。

例 132 不完全性右束支传导阻滞

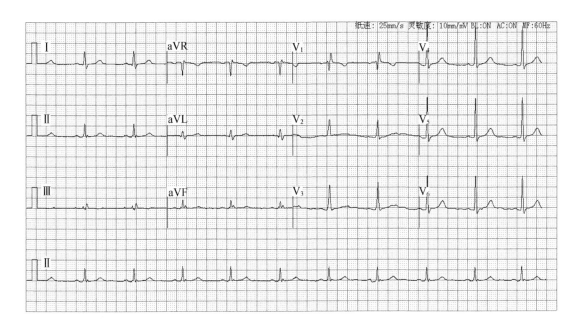

临床资料:周××,女,60 岁。临床诊断:1. 慢性丙型病毒性肝炎;2. 肝炎后肝硬化。

心电图特征:P 波规律出现,$P_{I、II、aVF、V_{4-6}}$直立,P_{aVR}倒置。P 波形态时限及振幅正常。P-P间期 0.97s,心率 62 次/分。QRS 时限 0.10s,P-R 间期 0.17s,Q-T 间期 0.44s,心电轴正常 39°。导联 V_1 呈 rSR′型,V_{2-6}呈 Rs 型,I、aVL 呈 qRs 型,其 S 波稍粗钝,III、aVF 呈小综合波。ST 段无偏移,T 波正常。

心电图诊断:1. 窦性心律;2. 不完全性右束支传导阻滞。

讨论:如果 QRS 波群形态与完全性右束支传导阻滞形态相同,但 QRS 波群时限<0.12s,为不完全性右束支传导阻滞。本幅心电图表现与完全性右束支传导阻滞图相同,即 V_1 导联 QRS 波群呈 rSR′型,R′>r,S_{V5-6}稍有粗钝,但 QRS 波群时限<0.12s,符合不完全性右束支传导阻滞心电图诊断。

临床上不完全性右束支传导阻滞可见冠心病、心肌病、肺心病及先天性心脏病房间隔缺损,也常见于无器质性心脏病的健康人。

例 133 完全性右束支传导阻滞，左前分支传导阻滞

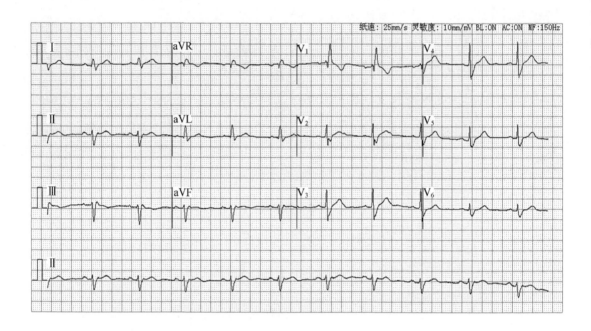

临床资料：杨××，男，64岁。临床诊断：1.大肠多发息肉；2.2型糖尿病。

心电图特征：P波规律出现，$P_{I、II、aVF、V_{4-6}}$直立，P_{aVR}倒置。P波形态时限及振幅正常，心率64次/分。QRS时限0.15s，P-R间期0.16s，Q-T间期0.42s，心电轴显著左偏—74°。导联V_1呈rSR′型，I、aVL导联呈qRs型，$R_{aVL}>R_I$；II、III、aVF呈rSr′型，$S_{III}>S_{II}$；V_{2-4}导联呈RS型，S波增宽、粗钝，aVR呈qr型。ST段无偏移，T波正常。

心电图诊断：1.窦性心律；2.完全性右束支传导阻滞；3.左前分支传导阻滞。

讨论：患者是2型糖尿病老年人，因直肠多发息肉术前记录心电图。主要心电图改变为：导联V_1呈rSR′型，R′波增宽、粗钝；ST-T呈继发改变，即V_1导联ST段下移，T波倒置；V_{5-6}呈Rs型，S波增宽且粗钝；QRS波群时限增宽>0.12s；心电轴明显左偏—74°。心电图改变符合完全性右束支传导阻滞合并左前分支传导阻滞。

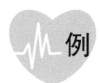

例 134　完全性左束支传导阻滞

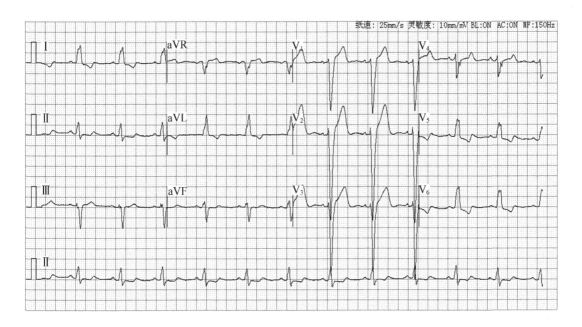

临床资料:赖××,男,66 岁。临床诊断:1. 冠心病;2. 高血压心脏病;3. 2 型糖尿病。

心电图特征:P 波规律出现,P$_{I、II、aVF、V4-6}$直立,P$_{aVR}$倒置。P 波于各导联形态时限及振幅正常。P-P 间期 0.83s,心率 72 次/分。QRS 时限 0.15s,P-R 间期 0.14s,Q-T 间期 0.44s,心电轴中度左偏-21°。导联 I、aVL、V$_{5-6}$呈 R 型,R 波上有切迹、顿挫;II 呈 Rs 型,III、aVF 呈 rS型,aVR 呈 QS 型,V$_{1-4}$导联呈 rS 型。在以 R 波为主的导联上 ST 段下移,T 波倒置或双向,以S 波为主的导联 ST 段抬高,T 波直立。

心电图诊断:1. 窦性心律;2. 完全性左束支传导阻滞。

讨论:本幅心电图为窦性心律,心率 72 次/分。心电图主要改变为:QRS 波群增宽>0.12s;导联 I、aVL、V$_{5-6}$主波向上,R 波增宽、切迹或顿挫,无 Q 波;V$_{1-2}$导联 QRS 波主波向下呈 rS 型,S 波增宽、粗钝,r 波极细小;ST-T 方向与 QRS 主波方向相反,即 V$_{1-2}$导联 ST 段抬高,T 波直立,V$_{5-6}$导联 ST 段下移,T 波倒置,示继发改变。本例为典型完全性左束支传导阻滞心电图。患者有冠心病、高血压心脏病、糖尿病等,其完全性左束支传导阻滞可能与患者的器质性心脏病有关。

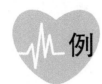

例 135　完全性左束支传导阻滞

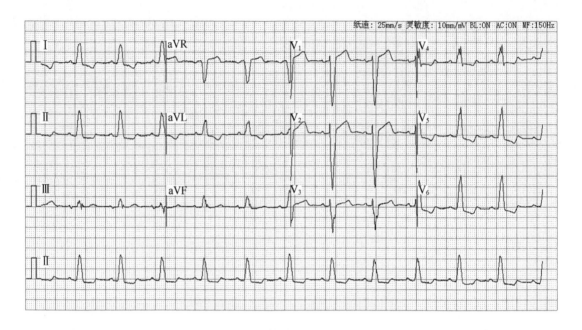

临床资料：苏××，女，61 岁。临床诊断：1. 2 型糖尿病；2. 冠心病。

心电图特征：P 波规律出现，$P_{I、II、aVF、V_{4-6}}$直立，P_{aVR}倒置。P 波形态时限及振幅正常。P-P 间期 0. 85s，心率 71 次/分。QRS 时限 0. 15s，P-R 间期 0. 16s，Q-T 间期 0. 47s，心电轴正常 32°。导联 I、aVL、II、III、aVF、V_{4-6}呈 R 型，R 波上有切迹、顿挫，aVR 呈 QS 型；V_{1-3}导联呈 rS 型。在以 R 波为主的导联上 ST 段下移，T 波倒置、双向，以 S 波为主的导联 ST 段抬高，T 波直立。

心电图诊断：1. 窦性心律；2. 完全性左束支传导阻滞。

讨论：患者有糖尿病、冠心病多年，未正规治疗，因胸闷、心前区疼痛入院。查心电图示，基本心律为窦性心律，心率 71 次/分。心电图主要改变为：①QRS 波群时限增宽＞0. 12s；②导联 I、aVL、V_{4-6}呈 R 型，R 波宽阔，切迹或顿挫，无 Q 波；V_{1-2}呈 rS 型，S 波增宽、粗钝，r 波细小；③ST-T 方向与 QRS 主波方向相反，即 V_{1-2}导联 ST 段抬高，T 波直立，V_{5-6}导联 ST 段下移，T 波倒置，呈继发改变。心电图诊断完全性左束支传导阻滞。完全性左束支传导阻滞多见于有器质性的心脏病患者，如冠心病、高血压心脏病、心肌病及风湿性心脏病等。

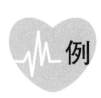

例 136　间歇性左束支传导阻滞

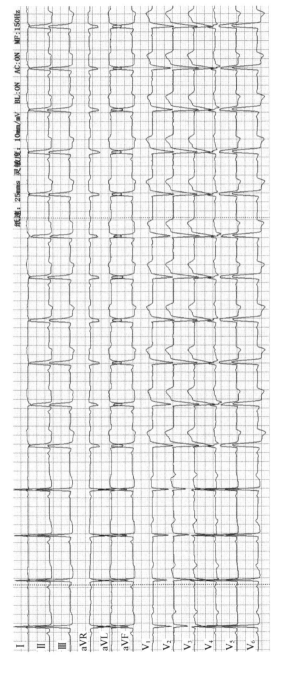

纸速：25mm/s　灵敏度：10mm/mV　BL：ON　AC：ON　MF：150Hz

临床资料： 林××，女，62岁。临床诊断：1.冠心病；2.高血压病。

心电图特征： P波规律出现，$P_{I、II、aVF、V_{4-6}}$直立，P_{aVR}倒置。各导联P波形态时限及振幅正常。P-P间期1.0s，心率60次/分。QRS时限0.10s，P-R间期0.14s，Q-T间期0.44s。$ST_{II、III、aVF、V_{4-6}}$水平型下移0.075～0.15mV伴T波低平。自第5个QRS波群开始连续出现宽大畸形的QRS波群，其前有P波，P-R间恒定为0.14s，QRS时限0.15s。导联I、II、III、aVF、V_{5-6}呈R型，R波上有切迹、顿挫，aVR呈QS型，V_{1-3}导联呈rS型，V_4呈RS型。在以R波为主的导联上ST段下移、双向，以S波为主的导联ST段抬高，T波直立。

心电图诊断： 1.窦性心律，2.间歇性完全性左束支传导阻滞，3.慢性冠状动脉供血不足。

讨论： 患者高血压病，冠心病10余年，头晕3个月，胸闷，加重3d入院。心电图检查基本心律为窦性心律，节律均齐。自第5个QRS波群开始表现为间歇性完全性左束支传导阻滞，即开始1～4个QRS波群形态、时限及振幅正常，为正常QRS波群，自第5个QRS波群开始时限增宽达0.15s，胸导联V_{5-6}呈R型，R波顶部粗钝，并伴有ST段明显下移，T波倒置，V_{1-2}呈rS型，S波粗钝，ST段上抬，T波直立，为完全性左束支传导阻滞，故诊断为间歇性完全性左束支传导阻滞。患者QRS波群正常时有ST-T改变，提示慢性冠状动脉供血不足。

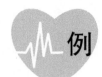

例 137　左前分支传导阻滞

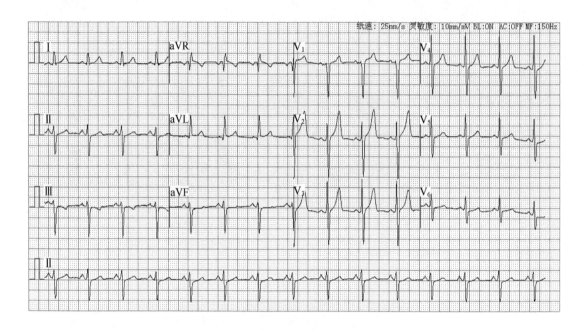

临床资料:陈××,男,57岁。临床诊断:高血压病。

心电图特征:P波规律出现,$P_{I、II、III、aVF、V1-6}$直立,P_{aVR}倒置。P波形态时限及振幅正常。P-P间期0.68s,心率88次/分,P-R间期0.14s,QRS时限0.09s,Q-T间期约0.33s,心电轴显著左偏-62°。导联I、aVL呈qR型,其中$R_{aVL}>R_I$,II、III、aVF呈rS型,其中$S_{III}>S_{II}$,V_{1-2}导联呈rS型,V_{3-6}导联呈RS型。ST段无偏移,T波正常。

心电图诊断:1. 窦性心律;2. 左前分支传导阻滞。

讨论:本幅心电图的基本心律为窦性,心率88次/分。其主要心电图改变为:①QRS心电轴显著左偏-62°(>-45°);②I、aVL导联呈qR型,II、III、aVF呈rS型,S_{V5-6}加深;③$R_{aVL}>R_{I、aVR}$,$S_{III}>S_{II、aVF}$;④QRS波群时限轻度延长0.11s,故心电图诊断左前分支传导阻滞。

例 138 左前分支传导阻滞

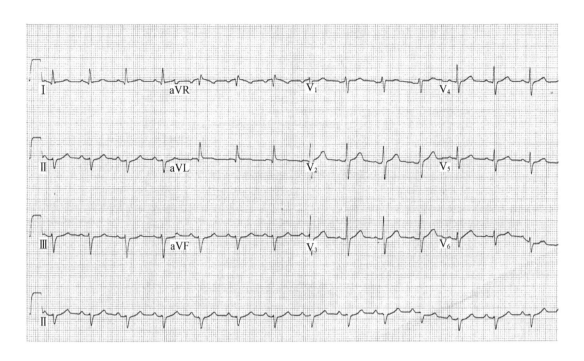

临床资料:张××,男,50 岁。临床诊断:高血压病。

心电图特征:P 波规律出现,$P_{I、II、III、aVF、V1-6}$直立,P_{aVR}倒置。各导联 P 波形态时限及振幅正常。心率 86 次/分。P-R 间期 0.18s,Q-T 间期 0.38s,心电轴显著左偏−52°,QRS 时限0.11s。导联 I、aVL 呈 qR 型,其中 $R_{aVL} > R_I$、II、III、aVF 呈 rS 型,其中 $S_{III} > S_{II}$,aVR 呈 rSr′型。V_1 导联呈 rS 型,V_{2-6} 导联呈 RS 型。ST 段无偏移,T 波正常。

心电图诊断:1. 窦性心律;2. 左前分支传导阻滞。

讨论:本幅心电图的基本心律为窦性,心率 86 次/分。其主要心电图改变为:①QRS 心电轴显著左偏−52°(>−45°);② I、aVL 导联呈 qR 型,II、III、aVF 导联呈 rS 型,S_{V5-6}加深;③R_{aVL} $> R_{I、aVR}$,$S_{III} > S_{II、aVF}$;④QRS 波群时限轻度延长 0.11s,故心电图诊断左前分支传导阻滞。

例 139　左前分支传导阻滞

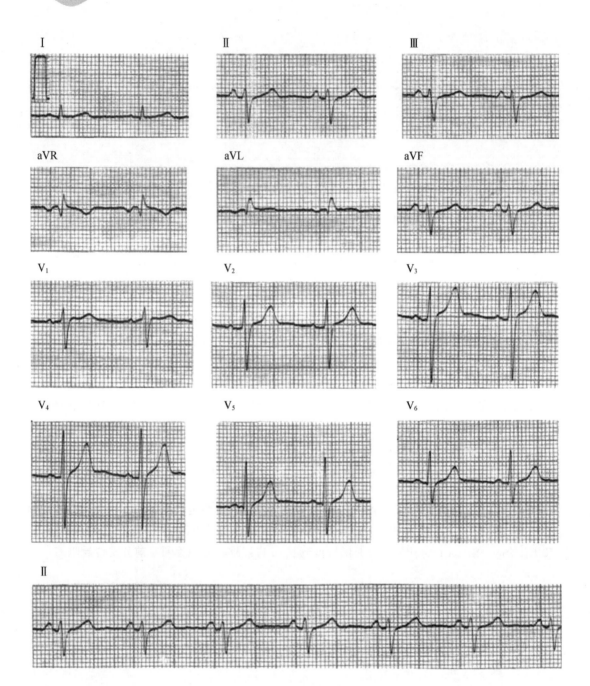

　　临床资料:曾××,男性,37岁。临床诊断:食管癌术后化疗。

　　心电图特征:P波规律出现,形态、时限及振幅正常。P-P间期0.82s,心率73次/分,P-R间期0.14s,QRS时限0.10s,Q-T间期约0.36s,心电轴显著左偏(-68°)。肢体导联Ⅰ、aVL呈qR型,Ⅱ、Ⅲ、aVF呈rS型,$S_Ⅲ \geqslant S_{Ⅱ、aVF}$,aVR呈qr型。心前导联V_{1-3}呈rS型,V_4呈Rs型,V_{5-6}呈qRs型。ST段无明显偏移,T波正常。

　　心电图诊断:1.窦性心律;2.左前分支传导阻滞。

　　讨论:本例为食管癌术后化疗患者,入院化疗前常规心电图检查,心电图表现为①QRS波电轴显著左偏(-68°);②肢体导联Ⅰ、aVL呈qR型,Ⅱ、Ⅲ、aVF呈rS型,$S_Ⅲ \geqslant S_{Ⅱ、aVF}$;③$R_{aVR} > R_Ⅰ$;④QRS时限轻度延长0.11s,符合左前分支传导阻滞心电图诊断。

例 140 左后分支传导阻滞

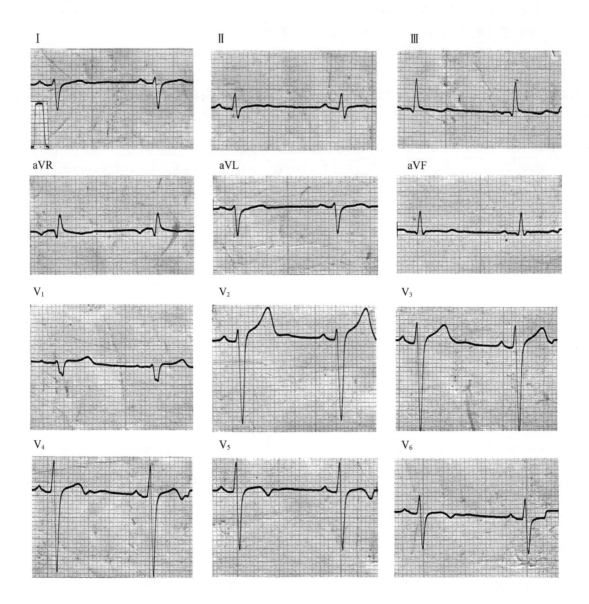

临床资料:钟××,男性,40 岁。临床诊断:冠心病。

心电图特征:P 波规律出现,形态、时限及振幅正常。P-P 间期 0.96s,心率 73 次/分,P-R 间期 0.16s,QRS 时限 0.10s,Q-T 间期约 0.40s,心电轴显著右偏(130°)。肢体导联 I、aVL 呈 rS 型,II、III、aVF 呈 qRs 型,aVR 呈 qR 型。心前导联 V_{1-6} 均呈 rS 型为顺钟向转位。ST 段无明显偏移,T 波在 II、III、aVF 平坦或低平,V_{5-6} 倒置。

心电图诊断:1. 窦性心律;2. 左后分支传导阻滞;3. 慢性冠状动脉供血不足。

讨论:左后分支传导阻滞时,激动通过左前分支首先使左室前上壁除极,QRS 起始 0.02s 向量指向左上,投影在导联 II、III、aVF 出现 q 波,I、aVL 出现 r 波。然后激动通过浦氏纤维,使左室后下壁除极,QRS 波终末向量指向右下,投影在导联 II、III、aVF 产生 R 波与 I、aVL 的 S 波。左室除极综合向量是左前上指向右后下,故平均电轴右偏。由于激动基本上在传导系统内传布,所以 QRS 时限正常或轻度延长。

左后分支传导阻滞的诊断标准是:①QRS 电轴显著右偏,一般在 120°左右;②I、aVL 呈 rS 型,II、III、aVF 呈 qR 型;③QRS 时间正常或轻度延长,一般在 0.11s 以内。本例符合上述左后分支传导阻滞的诊断标准。

左后分支传导阻滞的主要心电图改变是电轴右偏,诊断时必须排除引起电轴右偏的其他因素,如右室肥大、侧壁心肌梗死、正常垂位心、肺源性心脏病等。本例患者有冠心病,心电图明显心肌缺血改变,左后分支传导阻滞的诊断成立。

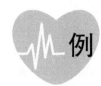

例 141　A 型预激综合征

图 1　射频消融术前心电图 A 型预激综合征

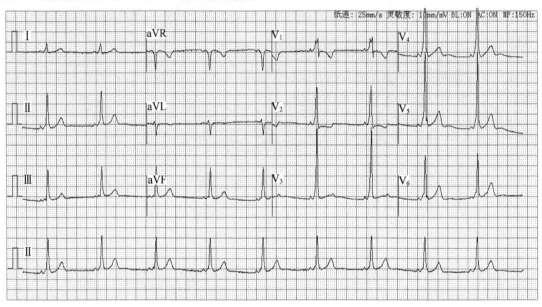

图 2　射频消融术后心电图正常

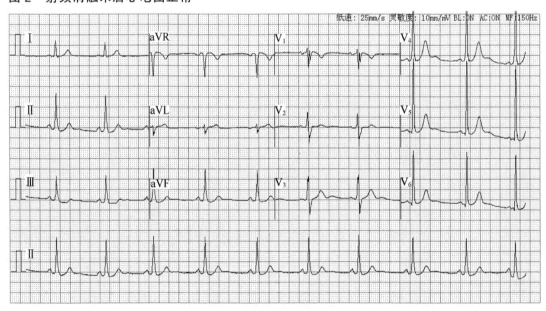

　　临床资料:谢××,男,46 岁。临床诊断:心悸、胸闷原因待查。

　　心电图特征:(图 1)P 波规律出现,P$_{I、II、aVF、V4-6}$直立,P$_{aVR}$倒置。P 波形态时限及振幅正常。P-P 间期 1.08s,心率 56 次/分。P-R 间期 0.08s,P-J 间期 0.23s,QRS 时限 0.14s,Q-T 间期 0.45s,心电轴正常 78°。导联 I 、II 、III 、aVF、V$_{2-6}$呈 R 型;aVR 呈 QS 型;V$_1$呈 Rs 型,R 波顿挫;aVL 呈 rS 型。各导联 QRS 波起始部顿挫,为预激波(delta 波),各导联预激波和 QRS 主波方向一致。ST 段无偏移,T 波正常。

　　心电图诊断:1. 窦性心动过缓;2. A 型预激综合征。

　　讨论:本例(图 1)基本心律为窦性,其心电图表现为:①P-R 间期较正常缩短<0.12s;②QRS时限增宽,为 0.14s,P-J 间期正常 0.23s;③QRS 波群起均见预激波(delta 波),且与 QRS 主波方向一致,在胸前导联均向上,为 A 型预激综合征,示左侧房室旁道。

　　对患者行心内电生理检查及导管射频消融术,术中证实左侧房室旁道,在以 30W/60℃在左室二尖瓣间隔部行旁道消融术,消融成功,delta 波消失,心电图恢复正常(图 2)。

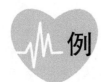 例 142　Ａ 型预激综合征

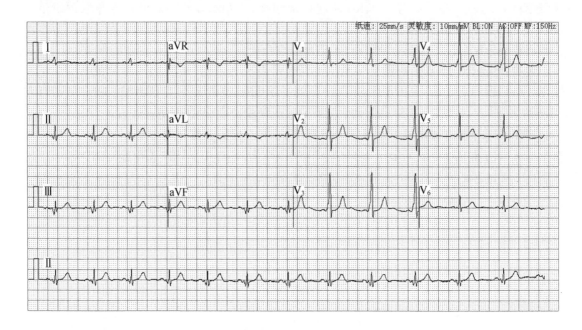

临床资料:刘××,女,39 岁。临床诊断:心慌、心悸查因。

心电图特征:P 波规律出现,$P_{I、II、aVF、V4-6}$直立,P_{aVR}倒置。P 波形态时限及振幅正常。P-P 间期 0.84s,心率 71 次/分。P-R 间期 0.09s,P-J 间期 0.22s,QRS 时限 0.13s,Q-T 间期 0.43s,心电轴正常 52°。导联 I、aVL、V_{1-6}呈 Rs 型;aVR 呈 rSR′型;II、III、aVF 呈小综合波。各导联 QRS 波起始部顿挫,为预激波(delta 波)。ST 段无偏移,T 波正常。

心电图诊断:1. 窦性心律;2. Ａ 型预激综合征。

讨论:本例基本心律为窦性,其心电图表现为:①P-R 间期较正常缩短<0.12s;②QRS 时限增宽,为 0.13s,P-J 间期正常 0.22s;③QRS 波群起均见预激波(delta 波),在胸前导联 V_{1-6} QRS 主波与 delta 波方向均向上,心电图表现符合 Ａ 型预激综合征,且为左侧房室旁道。

患者有心动过速症状,行心内电生理检查及导管射频消融术,术中证实左侧房室旁道,在以 30W/60℃行旁道消融术,消融成功,delta 波消失,心电图恢复正常。

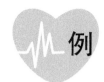 例 143 A 型预激综合征

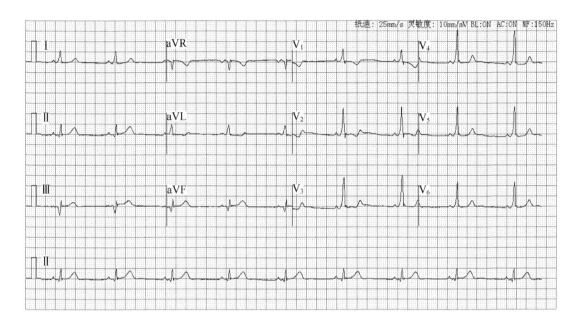

临床资料：郑××，女，37岁。临床诊断：1. 高血压病；2. 心慌、心悸查因。

心电图特征：P 波规律出现，$P_{I、II、aVF、V4-6}$直立，P_{aVR}倒置。P 波形态时限及振幅正常。P-P 间期 1.13s，心率 53 次/分。P-R 间期 0.10s，P-J 间期 0.24s，QRS 时限 0.12s，Q-T 间期 0.44s，心电轴轻度左偏 13°。导联 I、aVL、V_{1-6}呈 R 型；aVR 呈 qR 型；III、aVF 呈 Qr 型。各导联 QRS 波起始部顿挫，为预激波（delta 波）。ST 段无偏移，T 波正常。

心电图诊断：1. 窦性心动过缓；2. A 型预激综合征。

讨论：本例基本心律为窦性，其心电图表现为：①P-R 间期较正常缩短＜0.12s；②QRS 时限增宽为 0.12s，P-J 间期正常 0.24s；③QRS 波群起均见预激波（delta 波），在胸前导联 V_{1-6} QRS 主波及 delta 波方向均向上，符合 A 型预激综合征心电图诊断，为左侧房室旁道。

患者有心慌心悸及心动过速症状，行心内电生理检查及导管射频消融术，术中证实左侧房室旁道，行旁道消融术，消融成功，delta 波消失，心电图恢复正常。

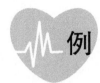 例 144　　间歇性 B 型预激综合征

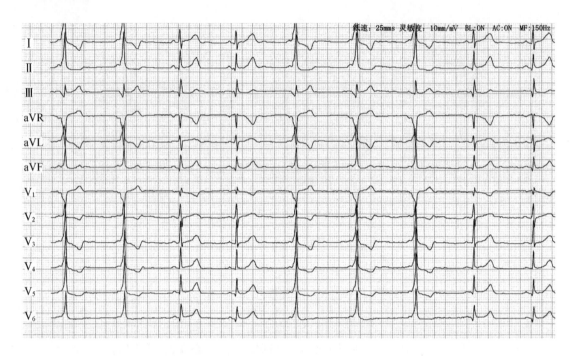

临床资料:李××,女,64 岁。临床诊断:心悸、头晕查因。

心电图特征:P 波规律出现,$P_{I、II、aVF、V4-6}$直立,P_{aVR}倒置。P 波形态时限及振幅正常。P-P 间期 1.06s,心率 56 次/分。图中可见两种形态 QRS 波群,其中一种如第 3、4、8、9 个 QRS 波群正常,P-R 间期 0.15s,QRS 波群时限 0.10s,形态振幅正常。ST 段无偏移,T 波正常。另一种 QRS 波群(见 1、2、5、6、7 个)呈 B 型预激综合征改变,即 P-R 间期缩短 0.09s,起始部可见粗钝预激波(delta 波),P-J 间期正常 0.22s,QRS 时限增宽 0.14s。ST-T 呈继发性改变。

心电图诊断:1. 窦性心动过缓;2. 间歇性 B 型预激综合征。

讨论:患者因心悸、头晕就诊,心电图检查基本心律为窦性心动过缓。主要心电图改变为间歇性出现 B 型预激综合征图形,即 P-R 间期缩短,P-J 间期正常为 0.22s,QRS 波时限增宽达 0.14s,其起始部可见粗钝预激波(delta 波),胸导联 V_1(delta 波)及 QRS 主波向下,符合 B 型预激综合征。预激综合征应与交界性逸搏及逸搏心律鉴别,后者往往发生在显著窦性心动过缓及不齐,窦性停搏等的长 R-R 间歇之后,仔细分析心电图不难鉴别。

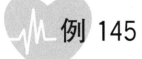

例 145　B 型预激综合征合并频发房性早搏呈三联律

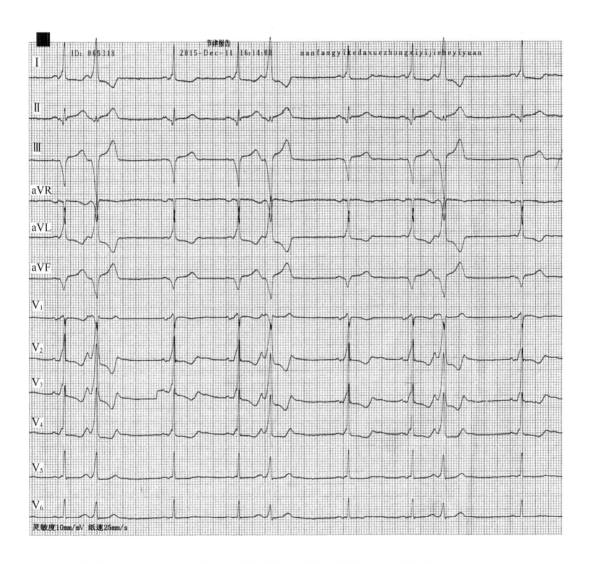

灵敏度10mm/mV　纸速25mm/s

　　临床资料：吴××，女，51 岁。临床诊断：1. 高血压病；2. 心律失常。

　　心电图特征：P 波规律出现，P$_{\text{I、Ⅱ、aVF、V4-6}}$直立，P$_{\text{aVR}}$倒置。P 波形态时限及振幅正常。P-P 间期 1.0s，心率 60 次/分。P-R 间期 0.10s，P-J 间期 0.22s，QRS 时限 0.12s，Q-T 间期 0.48s，心电轴左偏－14°。导联 Ⅰ、aVL 呈 R 型，Ⅱ 导联呈 qR，Ⅲ、aVF、aVR 呈 QS 型，V$_1$ 呈 rS 型，V$_{\text{2-6}}$呈 R 型。ST 段及 T 波呈继发性改变。QRS 波群起始部可见粗钝预激波（delta 波），delta 波与 QRS 主波方向一致，V$_1$ 导联主波向下呈 QS 型，delta 波为负向；V$_{\text{5-6}}$导联主波向上呈 R 型，delta 波为正向。长 Ⅱ 导联可见每两个窦性 P 波后，提前出现 P′-QRS-T 波群，QRS 时限

0.14s，QRS 波起始部有 delta 波，P-R 间期 0.08s，联律间期相等，代偿间歇不完全。

心电图诊断：1.窦性心律；2.B 型预激综合征；3.频发房性早搏呈三联律。

讨论：患者既往有高血压、冠心病，心脏彩超示左室肥厚。心电图基本心律为窦性，心率60 次/分，其主要改变为：P-R 间期缩短，QRS 波群增宽，起始有 delta 波，P-J 间期正常（<0.27s）；导联 V_1 QRS 主波向下，V_{5-6} 主波向上，示 B 型预激综合征。从同步记录 12 导联心电图中看出，第 2 个正常窦性 P-QRS-T 波群之后提前出现 P'-QRS-T 波群，P' 波于 V_1 导联清楚，为房性早搏，早搏之 QRS 波群较窦性者明显增宽，且 delta 波更显著，是由于房早联律间期短，心室预激波成分（程度）重所致；这也符合预激旁道传导的电生理特性。如果患者合并心房颤动，可能引起快速心室率，有发生心室颤动的危险，应引起临床重视。

例 146 B 型预激综合征合并频发房性
早搏呈三联律

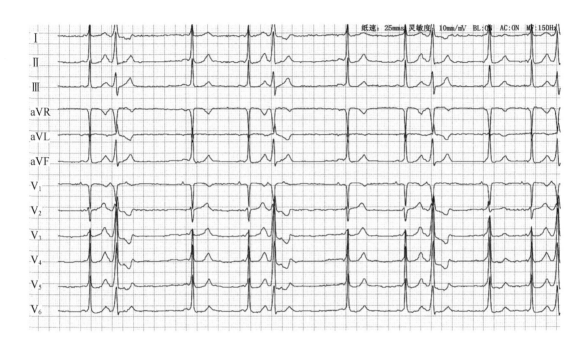

临床资料:陈××,男,85 岁。临床诊断:1. 高血压病;2. 心律失常,房性早搏;3.B 型预激综合征。

心电图特征:P 波规律出现,$P_{I、II、aVF、V4-6}$直立,P_{aVR}倒置。P 波形态时限及振幅正常。P-P 间期 1.08s,心率 55 次/分。P-R 间期 0.10s,P-J 间期 0.25s,QRS 时限 0.11s,Q-T 间期 0.46s,心电轴正常 71°。导联 I、II、III、aVF、V_{4-6}呈 R 型,aVR、V_1呈 QS 型,aVL、V_2呈 rS 型。ST 段及 T 波呈继发性改变。QRS 波群起始部可见粗钝预激波(delta 波),delta 波与 QRS 主波方向一致,V_1 导联主波向下呈 QS 型,delta 波为负向;V_{5-6}导联主波向上呈 R 型,delta 波为正向。同步 12 导联连续记录,每两个窦性 P-QRS-T 波群后提前出现 P'-QRS-T 波群,QRS 时限 0.14s,QRS 波起始部有 delta 波,P-R 间期 0.08s,联律间期相等,代偿间歇不完全。

心电图诊断:1. 窦性心律;2.B 型预激综合征合并频发房性早搏呈三联律。

讨论:患者 2006 年 10 月 26 日无明显诱因出现胸闷、心悸、气短,常于夜间发作,休息后症状可缓解,为进一步诊治入院。超声心动图检查心内结构未见明显异常。心电图检查基本心律为窦性心动过缓,心率 55 次/分。主要改变为:P-R 间期缩短,P-J 间期正常,QRS 波起始可见与 QRS 波方向一致的粗钝预激波(delta 波),导联 V_1 主波向下呈 QS 型,V_{5-6} QRS 波主波向上呈 R 型,示 B 型预激综合征。12 导联连续记录可见每两个窦性 P-QRS-T 波群后提前出现 P'-QRS-T 波群,较窦性心律时预激程度更加明显,即 P-R 间期更短,delta 波更明显,QRS

波时限增宽达 0.14s,示房性早搏更多地通过预激旁道下传心室所致,故诊断为预激综合征合并房性早搏呈三联律。它不同于一般的房早伴室内差异性传导,室内差传的机制是由于心室内功能性束支阻滞引起的,虽然房早伴室内差异性传导和预激合并房早时的 QRS 波都有变形,发生的机制却不同,前者是一种生理性的表现无临床意义;后者提示如果患者发生心房颤动时,易引起快速心室反应,应该引起临床重视。患者当天发生心房颤动,因在药物控制下未发生快速心室率。

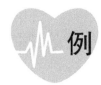 例 147 AAI 起搏心电图,心房起搏心律

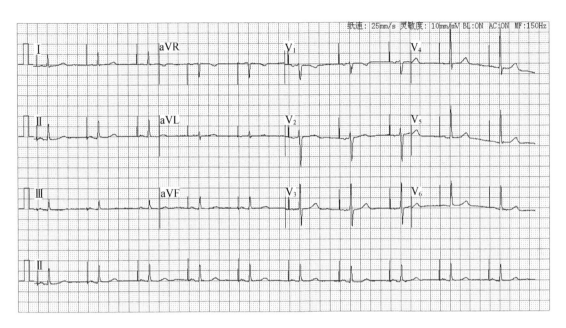

纸速:25mm/s 灵敏度:10mm/mV BL:ON AC:ON MF:150Hz

临床资料: 邓××,女,71 岁。临床诊断:1.2 型糖尿病;2. 显著窦性心动过缓(39 次/分),心源性晕厥,永久性心脏起搏器置入术后。

心电图特征: 常规 12 导联心电图记录,每个钉样起搏信号后跟随 P'-QRS-T 波群,各导联 P 波及 QRS 波形态时限及振幅正常。起搏频率 60 次/分,P'-R 间期 0.17s,Q-T 间期 0.43s,心电轴正常 53°。ST 段无偏移,T 波正常。

心电图诊断: AAI 起搏心电图,心房起搏心律。

讨论: 患者无明显诱因出现头晕、胸闷、晕厥 3 次入院。12 导联心电图检查示显著窦性心动过缓(心率 39 次/分),24h 动态心电图示有多次窦性停搏,R-R 间期最长达 2.88s 并有明显临床症状而行永久性人工心脏起搏器置入术。本幅心电图为 AAI 起搏心电图,可见每个钉样起搏信号后跟随 P'波和下传的 QRS 波群,QRS 波群形态正常,ST-T 正常。AAI 起搏方式是指心房起搏、心房感知按需型心脏起搏器。AAI 起搏器适用于显著窦性心动过缓,窦性停搏和窦房阻滞等病态窦房结综合征者。如果有房室传导功能障碍,心房扑动、心房颤动者则不适宜安装这种类型心脏起搏器。

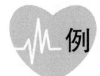 例 148   VVI 起搏心电图,心室起搏心律

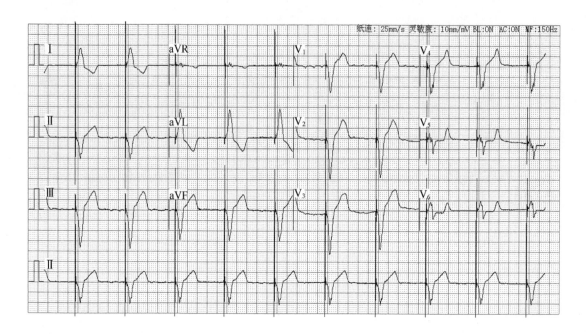

纸速:25mm/s 灵敏度:10mm/mV BL:ON AC:ON MF:150Hz

临床资料:赵××,男,85 岁。临床诊断:1. 高血压 3 级;2. 冠心病;3. 心房扑动伴长 R-R间期。

心电图特征:P 波消失,F 波代替,频率 333 次/分。常规 12 导联心电图记录可见钉样起搏信号之后跟随出现宽大畸形的 QRS 波,起搏频率 60 次/分。QRS 呈完全左束支阻滞型伴心电轴左偏,胸前导联 V_{1-5} 主波均向下,V_5 呈 RS 型,QRS 时限>0.12s。ST-T 与主波方向相反。

心电图诊断:1. 心房扑动;2. VVI 起搏心电图,心室起搏心律。

讨论:本幅心电图记录于老年病人。患者长期高血压病、冠心病,心房扑动伴长 R-R 间期,R-R 间期最长达 3.63s,并有头晕、胸闷症状,因晕厥 2 次而行永久性人工心脏起搏器置入术。此次因肠梗阻入院,术前描记 12 导联心电图示:为 VVI 起搏心电图,即每个 QRS 波群之前可见钉样起搏信号,均能起搏产生 QRS,起搏和感知功能正常。QRS 呈完全左束支阻滞型伴心电轴左偏,胸前导联 V_{1-6} QRS 主波向下,为右心室心尖起搏心电图表现。

例 149　DDD 起搏心电图,房室顺序起搏心律

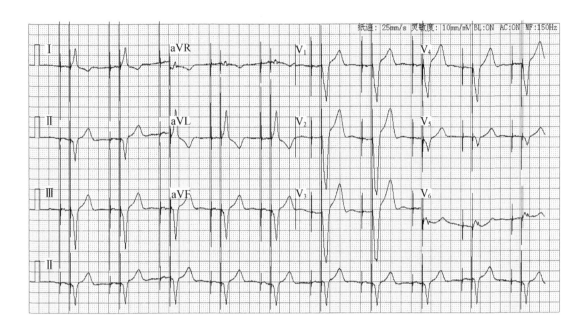

临床资料:黄××,男,63 岁。临床诊断:1. 高血压 3 级;2. 病态窦房结综合征。

　心电图特征:常规 12 导联心电图记录可见心房及心室起搏脉冲信号,心房脉冲信号与心室脉冲信号间距 0.20s,心房脉冲信号后可见较为低平的心房除极 P′波,心室起搏脉冲信号后可见宽大畸形的心室除极 QRS 波,QRS 呈完全左束支阻滞型伴心电轴左偏,胸前导联 V₁₋₅ 主波均向下,QRS 时限>0.12s。ST-T 与主波方向相反。

　心电图诊断:DDD 双腔起搏心电图,房室顺序起搏心律。

　讨论:患者因显著窦性心动过缓及不齐,频发窦性停搏伴交界性逸搏及逸搏心律,最长 R-R 间期 3.2s,自觉有头晕、胸闷等临床症状而置入 DDD 双腔心脏起搏器。本幅心脏起搏器置入术后记录 12 导联 DDD 起搏心电图,为房室顺序起搏心律。

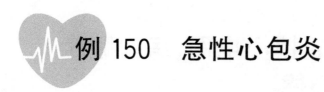

例150 急性心包炎

图1 入院时

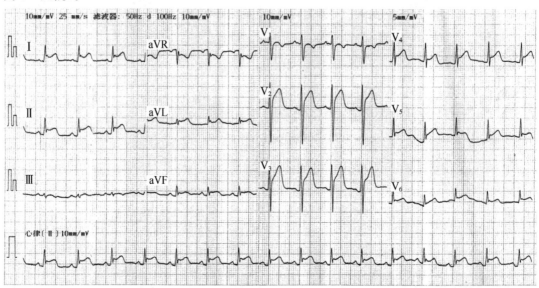

图2 治疗5d后

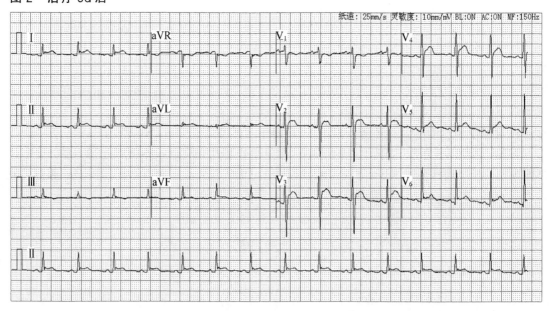

　　临床资料:梁××,男,36 岁。临床诊断:1. 胸痛查因;2. 急性心包炎。

　　心电图特征:P 波规律出现,形态、时限及振幅正常。P-P 间期 0.60s,心率 100 次/分,P-R 间期 0.16s,Q-T 间期 0.35s,心电轴正常 36°。普遍导联 ST 段呈凹面向上型抬高 0.1～0.6mV,T 波直立高耸;ST 段于 aVR 下移 0.3mV,T 波倒置。

　　心电图诊断:1. 窦性心律;2.ST-T 改变符合急性心包炎。

　　讨论:心包本身不产生电活动,急性心包炎时的心电图异常,来自心包下心肌损伤。心包炎使心外膜下心肌产生损伤电流,因而引起 ST-T 改变。患者 2d 前无明显诱因自觉胸骨后及后背疼痛,疼痛为持续性,咳嗽或平卧时加重,自觉难忍而入院。心电图检查示:①窦性心动过速;②普遍导联 ST 段凹面向上型抬高;③多数导联 T 波直立高耸;④QRS 低电压,以左胸导联明显,以上特征性改变符合典型急性心包炎心电图改变(图 1)。超声心动图检查示患者有轻中度心包积液,少量胸腔积液,心内结构未见异常,无室壁活动障碍,支持急性心包炎的诊断。图 2 为患者入院后 5d,经过治疗复查心电图明显好转。

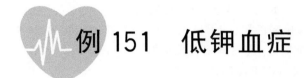 例 151　低钾血症

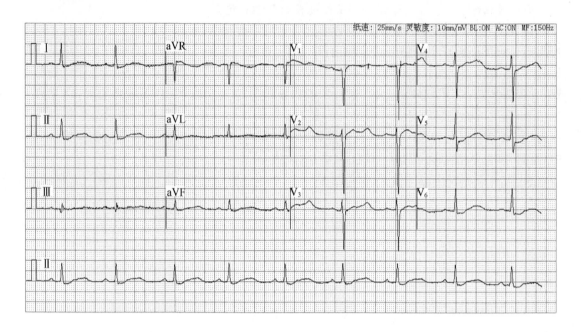

　　临床资料:曹××,男,42岁。临床诊断:1. 高血压3级;2. 冠心病;3. 肾动脉狭窄;4. 慢性肾病3期。

　　心电图特征:P波规律出现,$P_{I、II、aVF、V4-6}$直立,P_{aVR}倒置。P波形态时限及振幅正常。P-P间期1.11s,心率54次/分,P-R间期0.22s,QRS时限0.09s,Q-Tu间期0.68s,心电轴正常35°。各导联QRS波形态振幅正常,ST段I、II、V_{5-6}水平型下移0.1mV,普遍导联T波稍低平,可见高大直立的U波,U波高于T波(于胸前导联V_{2-6}明显),最高达0.35mV,以致T波降支与U波融合,导致Q-Tu间期延长,最长达0.68s。

　　心电图诊断:1. 窦性心律;2. 一度房室传导阻滞;3. 低钾血症。

　　讨论:血清钾浓度<3.5mmol/L称为低钾血症。血钾过低时,细胞膜对钾离子的通透性减少,3位相平缓,时间延长,使整个动作电位时间延长,心电图表现T波低平、平坦或倒置,Q-Tu间期延长。低血钾还可引起心肌细胞自律性增高,出现各种心律失常,如期前收缩、阵发性心动过速等。

　　患者长期口服纳催离(吲达帕胺)降血压治疗,近10d因四肢乏力就诊。查血清钾明显降低(1.81mmol/L),心电图检查示T波低平,U波异常增高,U>T波(V_3明显),Q-Tu间期明显延长达0.68s,其心电图表现符合低钾血症改变。另外心电图P-R间期>0.20s,示一度房室传导阻滞。

例 152　低钾血症

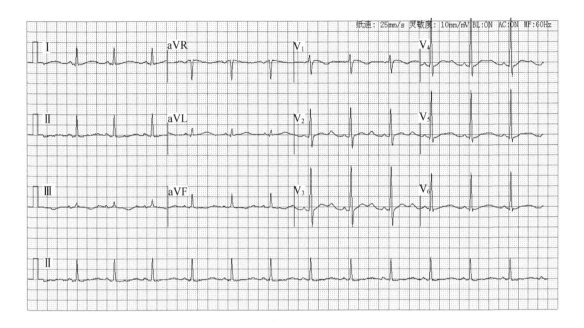

　　临床资料:吴××,男,39岁。临床诊断:1.肝硬化失代偿期;2.慢性乙型病毒性肝炎。

　　心电图特征:P波规律出现,$P_{I、II、aVF、V4-6}$直立,P_{aVR}倒置。P波形态时限及振幅正常。P-P间期0.80s,心率75次/分,P-R间期0.16s,QRS时限0.09s,Q-Tu间期0.56s,心电轴正常44°。各导联QRS波形态振幅正常,ST段无偏移,T波于普遍导联低平,U波直立,U波>T波(胸前导联V_{2-6}明显),T波与U波融合,导致Q-Tu间期延长,最长达0.56s。

　　心电图诊断:1.窦性心律;2.低钾血症。

　　讨论:血清钾浓度<3.5mmol/L称为低钾血症。血钾过低时,细胞膜对钾离子的通透性减少,3位相平缓,时间延长,使整个动作电位时间延长,心电图表现T波低平、平坦或倒置,U波增高,Q-Tu间期延长。

　　本例患者血清钾明显降低为2.38mmol/L,心电图检查示普遍导联T波低平,U波增高,U>T波(V_{2-3}明显),Q-Tu间期明显延长达0.56s,其心电图改变符合低钾血症改变。

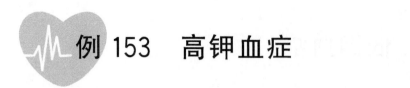 例 153 高钾血症

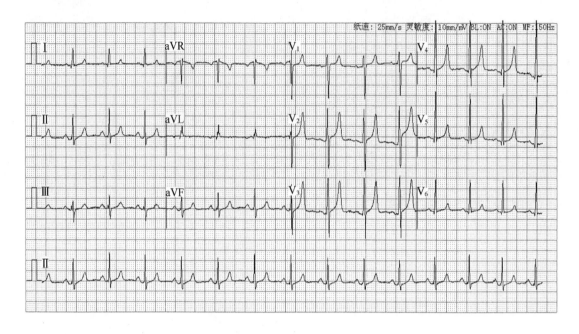

临床资料:李××,男,29 岁。临床诊断:慢性肾炎,尿毒症期。

心电图特征:P 波规律出现,$P_{I、II、aVF、V_{4-6}}$直立,P_{aVR}倒置。P 波形态时限及振幅正常。P-P 间期 0.72s,心率 83 次/分。P-R 间期 0.14s,QRS 时限 0.08s,Q-T 间期 0.36s,心电轴正常 32°。导联 I、aVL 呈 qR 型,aVR 呈 rSr′型,II、III、aVF 呈 rsR′s 型,V_1呈 rS 型,V_{2-3}呈 RS 型,V_{4-6}呈 qRs 型。ST 无偏移,$T_{V_{2-6}}$高尖,两肢对称,基底部变窄。

心电图诊断:1. 窦性心律;2. 高钾血症。

讨论:高钾血症时,细胞外血钾浓度超过 5.5mmol/L。血钾水平与心电图之间存在一定关系,血清钾＞5.5mmol/L 时引起 Q-T 间期缩短,T 波高尖,基底部变窄;血清钾＞6.5mmol/L时 QRS 波增宽,P-R 及 Q-T 间期延长,R 波电压降低,S 波加深,ST 段压低;当血清钾＞7.0mmol/L 时,QRS 波进一步增宽,P-R 及 Q-T 间期进一步延长,P 波增宽,振幅减低,以致消失。因心房肌受抑制而无 P 波,此时窦房结激动仍然在发生,并经房室交界区传入心室引起心室除极产生一 QRS 波群,临床上称之为窦室传导。

本例心电图主要表现 T 波高尖,基底部明显变窄,因为血清钾升高不显著(血清钾 5.93mmol/L),并未引起其他心电图异常。

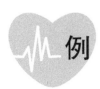

例 154 高钾血症

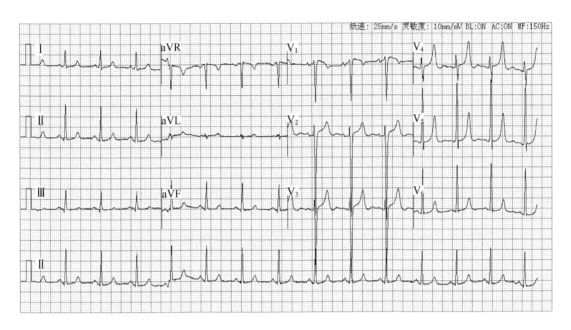

临床资料:李××,女,44岁。临床诊断:1. 慢性肾炎,尿毒症期;2. 高血压病。

心电图特征:P 波规律出现,$P_{I、II、aVF、V4-6}$直立,P_{aVR}倒置。P 波形态时限及振幅正常。P-P 间期 0.70s,心率 85 次/分。P-R 间期 0.13s,QRS 时限 0.08s,Q-T 间期 0.39s,心电轴正常 62°。导联 I 呈 Rs 型,aVR 呈 qR 型,II、III、aVF 呈 qR 型,V_{1-3}呈 rS 型,V_4呈 RS 型,V_{5-6}呈 Rs 型。$R_{V5}=2.85mV$,$S_{V1}=1.85mV$,$R_{V5}+S_{V1}=4.7mV$,ST 段无偏移,T_{V2-6}高尖,两肢对称,基底部明显变窄。

心电图诊断:1. 窦性心律;2. 左心室肥厚;3. 高钾血症。

讨论:患者临床诊断慢性肾炎尿毒症期,血清钾 5.95mmol/L。心电图主要表现 T 波高尖,基底部变窄,以胸导联 V_{3-5}明显,符合高血钾心电图改变。此外,由于肾病导致长期高血压,致左心室肥厚,表现在胸前导联 QRS 波电压增高,$R_{V5}=2.85mV$,$R_{V5}+S_{V1}=4.7mV$,符合左心室肥厚心电图诊断。

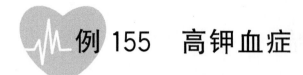

例 155 高钾血症

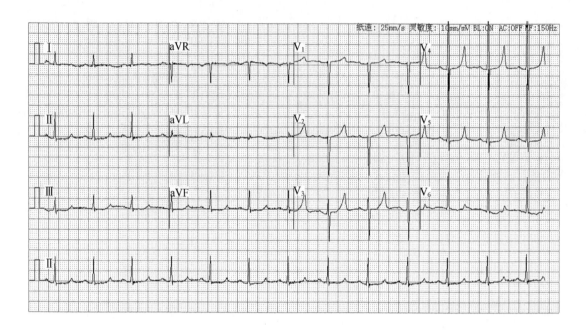

临床资料:王××,女,36 岁。临床诊断:1. 慢性肾功能不全,尿毒症期;2. 高血压病。

心电图特征:P 波规律出现,$P_{I、II、aVF、V_{4-6}}$ 直立,P_{aVR} 倒置。P 波形态时限及振幅正常。P-P 间期 0.8s,心率 75 次/分,P-R 间期 0.17s,QRS 时限 0.08s,Q-T 间期 0.42s,心电轴正常 57°。导联 I、aVL 呈 qR 型,aVR 呈 QS 型,II、III、aVF、V_{1-3} 呈 rS 型,V_{4-6} 导联呈 qRs 型。R_{V_5} = 3.5mV,S_{V_1}=1.45mV,R_{V_5}+S_{V_1}=4.95mV;ST 段无偏移,$T_{V_{2-6}}$ 高尖,两肢对称,基底部明显变窄,以 V_{4-5} 最为明显。

心电图诊断:1. 窦性心律;2. 左心室肥厚;3. 高钾血症。

讨论:患者临床慢性肾炎,尿毒症期,血清钾升高 5.82mmol/L。心电图改变 T 波高尖,基底部明显变窄,符合高钾血症心电图改变;患者高血压病数年,胸导联 R_{V_5}=3.5mV,R_{V_5}+S_{V_1}=4.95mV,心电图诊断为左心室肥厚。

例 156　低钙血症

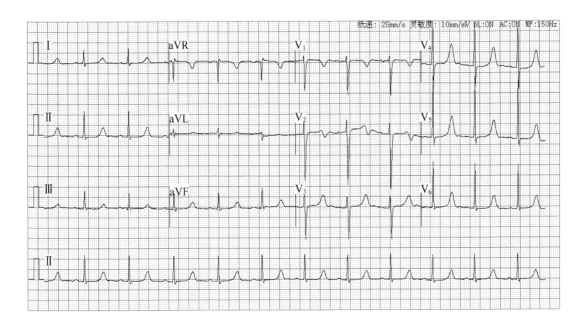

纸速：25mm/s　灵敏度：10mm/mV BL:ON AC:ON MF:150Hz

临床资料：黄××，男，39 岁。临床诊断：1. 慢性肾病 5 期；2. 高血压病。

心电图特征：P 波规律出现，$P_{I、II、aVF、V4-6}$ 直立，P_{aVR} 倒置。P 波形态时限及振幅正常。P-P 间期 0.84s，心率 71 次/分，P-R 间期 0.17s，QRS 时限 0.08s，Q-T 间期明显延长，为 0.50s，心电轴正常 58°。$R_{V5}=2.9mV$，$R_{V5}+S_{V1}=4.5mV$；ST 段无偏移，平坦延长，T 波正常。

心电图诊断：1. 窦性心律；2. 左心室肥厚；3. 低钙血症。

讨论：正常血清钙 2.20～2.65mmol/L。血钙过低时，动作电位 2 位相延长，而 3 位相无变化，故总的动作电位时间延长，反映在心电图上则是 ST 段平坦延长，而致 Q-T 间期延长。

本例患者慢性肾功能不全，血清钙低至 1.22mmol/L，心电图表现为 ST 段平坦延长，Q-T 间期延长达 0.50s，低血钙诊断可以确定。另患者 $R_{V5}=2.9mV$，$R_{V5}+S_{V1}=4.5mV$，且有高血压病，符合左室肥厚心电图诊断。

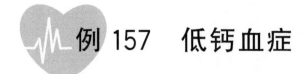

例157 低钙血症

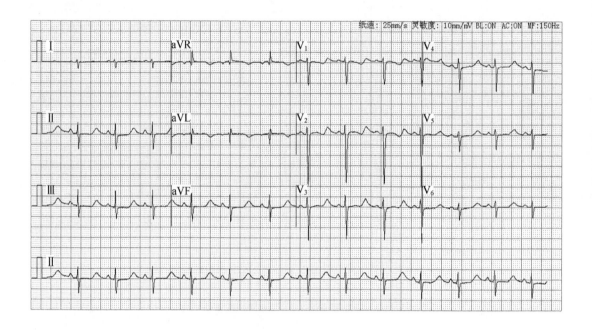

临床资料:何××,女,21岁。临床诊断:1.十二指肠球部溃疡并狭窄;2.低钙血症。

心电图特征:P波规律出现,$P_{I、II、aVF、V_{4-6}}$直立,P_{aVR}倒置。P波形态时限及振幅正常。P-P间期0.76s,心率78次/分,P-R间期0.14s,Q-T间期明显延长达0.60s,心电轴176°,QRS时限0.08s。导联Ⅰ呈rS型,aVL呈rSR′型,aVR呈R型,Ⅱ、Ⅲ、aVF呈qRS型,V_{1-6}呈rS型;ST段平直延长,T波正常。

心电图诊断:1.窦性心律;2.心电轴右偏;3.顺钟向转位;4.低钙血症。

讨论:低血钙时对心肌动作电位的影响是使2位相延长,而3位相无明显影响,故总的动作电位时间延长。心电图ST段平直延长,以致Q-T间期延长。

患者十二指肠病变,电解质紊乱,血清钙低至1.86mmol/L,心电图ST段平坦延长达0.60s,低钙血症诊断可以确定。此外,心电图有电轴右偏和顺钟向转位,可能与患者瘦长体型有关,属于正常变异。

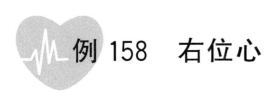

例 158 右位心

图 1 正常连接导联

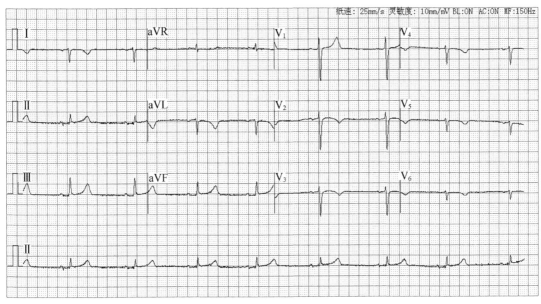

图 2 左右手反接胸导联右接

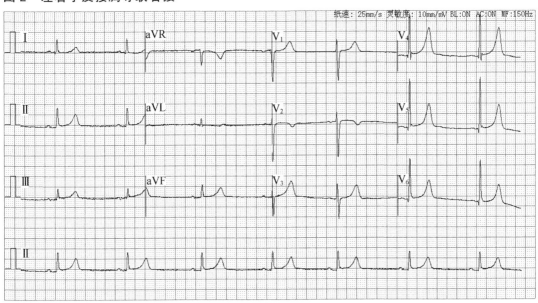

临床资料:朱××,男,48岁。临床诊断:查体。

心电图特征

图1:为常规导联方法连接描记的心电图,P波规律出现,$P_{I、II、aVL}$倒置,P_{aVR}直立。P波时限振幅正常。心率48次/分。P-R间期0.17s,Q-T间期0.50s,心电轴轻度右偏126°,QRS时限0.08s。I、aVL导联呈rS型;aVR呈Rs型;III、aVF呈R型。V_{1-6}导联呈rS型,R波及QRS电压递减,ST段无偏移,$T_{I、aVL、V2-6}$倒置。

图2:是将左右手导联反接,胸导联右接描记的心电图。$P_{I、II、III、aVF、V4-6}$直立,P_{aVR}倒置。I、aVL导联呈qR型;aVR呈rS型;II、III、aVF呈R型。V_{3R-6R}导联R波递增。ST段无偏移,$T_{I、aVL、3R-6R}$直立。

心电图诊断:1. 窦性心动过缓;2. 右位心。

讨论:本幅心电图(图1):I、aVL导联P、QRS、T波均倒置,在aVR导联P、QRS、T波均直立,似正常aVL导联图形,aVF导联波形与正常aVF导联相同,胸前V_{1-6}导联R波逐渐减低,R/S逐渐减小,符合右位心的心电图特征。图2为左右手导联反接的心电图。P、QRS、$T_{I、aVL}$导联直立,aVR导联倒置,I导联III导联互换,V_2、V_1、V_{3R-6R}导联代替V_{1-6}导联,这样就成为一幅正常的心电图。

诊断右位心电图时,应注意排除因导联错接时出现的图形误差。为了鉴别和适应左位心(正常心脏位)分析习惯,可故意将左右手导联反接,再加做右胸导联V_2、V_1、V_{3R}、V_{4R}、V_{5R}、V_{6R}代替V_{1-6}(如图2的连接方法),这样便可按左位心的心电图标准进行分析和判断,不致于遗漏了右位心合并其他器质性心脏病的诊断。

第二部分　单导联心电图

例 159　正常心电图

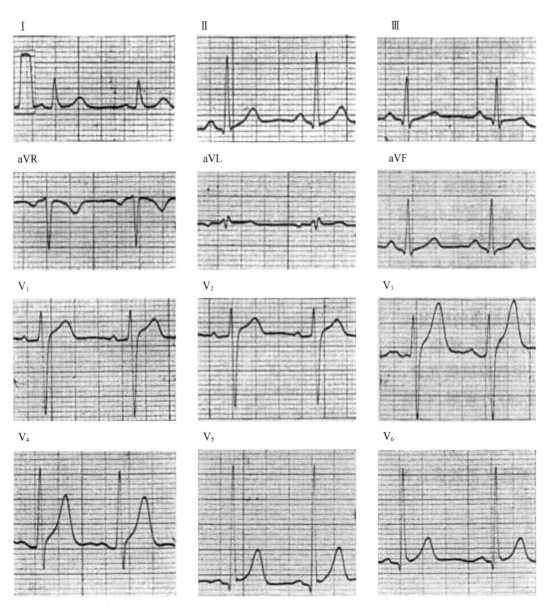

临床资料:刘××,男性,26 岁。临床诊断:常规查体。

心电图特征:P 波规律出现,$P_{I、II、aVF、V3-6}$ 直立,P_{aVR} 倒置,P 波时限 0.10s,电压 0.15mV,P-P 间期 0.78s,心率 83 次/分。P-R 间期 0.16s,QRS 时限:0.09s,Q-T 间期 0.37s。导联 I 呈 R 型,II、III、aVF 呈 qRs 型,aVR 呈 rS 型,V_1、V_2 呈 rS 型,V_4 呈 Rs 型,V_5、V_6 呈 qR 型,各导联 QRS 电压及形态均正常。心电轴正常(63°)。ST 段:V_{1-3} 抬高 0.1～0.2mV,V_{4-6} 抬高 0.05～0.10mV,其余导联无偏移。T 波:$T_{I、II、III、aVL、aVF、V1-6}$ 直立,振幅>R 波 1/10,T_{aVR} 倒置。Q-T 间期 0.37s。

心电图诊断:1. 窦性心律;2. 正常心电图。

讨论:在体表心电图上正常窦性心律的判定必须同时具备以下四点:①由窦房结发出的窦性 P 波,即 $P_{I、II、aVF、V3-6}$ 直立,P_{aVR} 倒置。②P 波频率在 60～100 次/分之间。③P-R 间期>0.12s。④在同一导联上 P-P 间期之差<0.12s。正常 ST 段抬高在 V_{1-3} 不超过 0.3mV,V_4-V_6 不超过 0.1mV。本例 ST 段抬高在正常范围内。

例 160 窦性心动过速

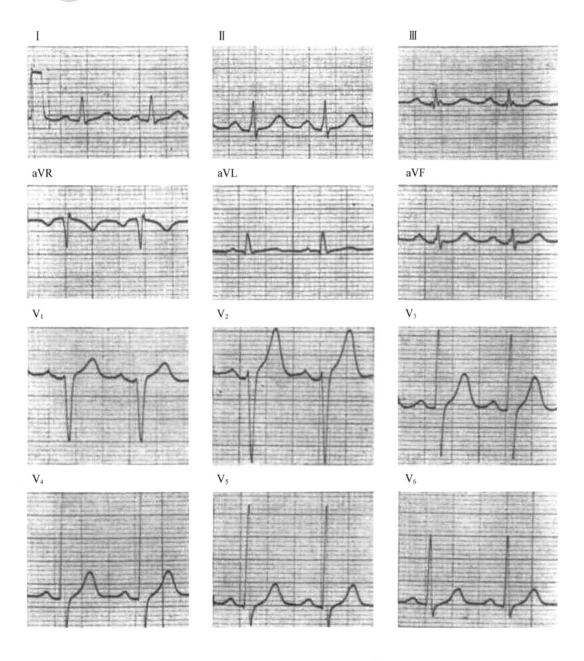

临床资料：黄××，男性，56岁。临床诊断：发热待查。

心电图特征：P波规律出现，$P_{I、II、aVL、aVF、V3-6}$直立，P_{aVR}倒置。P波时限0.10s，电压0.15mV，各导联形态正常。P-P间期0.56s，心率107次/分，P-R间期0.16s。QRS波时限0.08s，R-R间期整齐，I、II、aVF呈Rs型，III呈小综合波，aVR呈Qr型，aVL呈qRs型，V_1、V_2呈rS型，V_3呈Rs型，V_{4-6}呈Rs型。各导联QRS波群形态和电压正常。心电轴正常（60°）。ST段：ST_{V1-V3}抬高0.1～0.2mV，其余导联无偏移。T波：除T_{aVR}倒置外，其余导联的T波均直立。Q-T间期0.33s。

心电图诊断：窦性心动过速。

讨论：成人窦性心动过速的标准，须同时具备以下三点：①P波为窦性，即$P_{I、II、aVF、V5、V6}$直立，P_{aVR}倒置，P波平均电轴在0°～+70°。②P-R间期＞0.12s。③P波频率100～160次/分之间。成人窦性心动过速的频率很少超过160次/分，但在剧烈运动或其他应激状态下可高达180次/分。

引起窦性心动过速的病因较多，常见于运动、兴奋、感染、发热、贫血、缺氧、甲状腺功能亢进，急性失血、休克、心力衰竭、心肌炎及应用阿托品，肾上腺素和麻黄碱等药物后。其产生机制主要是由于交感神经兴奋或迷走神经张力降低所致。

例 161 窦性心动过缓伴不齐

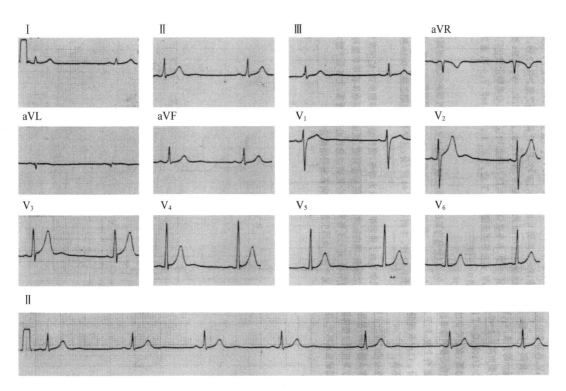

临床资料: 吕××,男性,30 岁。临床诊断:常规查体。

心电图特征: P 波规律出现,形态保持不变,$P_{I,II,aVF,V3-6}$ 直立,P_{aVR} 倒置。P 波时限 0.10s,电压 0.1mV,各导联形态正常,P-P 间期 1.13~1.38s,P-P 间期之差>0.12s,平均心率 48 次/分,P-R 间期 0.14s,QRS 波时限 0.08s。导联 I 呈 R 型,II、III、aVF、V_{3-6} 呈 RS 型,aVR 呈 Qr 型,aVL 呈小综合波,V_{1-2} 呈 rS 型。各导联 QRS 电压及形态均正常。心电轴正常(65°)。ST 段:V_{1-3} 上斜型抬高 0.1~0.2mV,其余导联无偏移。T 波:$T_{I,II,III,aVF,V1-6}$ 直立,$T_{aVR,aVL}$ 倒置,T >1/10R,Q-T 间期 0.39s。

心电图诊断: 窦性心动过缓伴不齐。

论讨: 窦性心律的频率<60 次/分称为窦性心动过缓。成人心动过缓的标准,应具备以下三点:①窦性 P 波,即 $P_{I,II,aVF,V4-6}$ 直立,P_{aVR} 倒置。②P 波频率<60 次/分,一般>40 次/分。③P-R 间期>0.12s。本例心率 48 次/分,且 P-P 间期之差>0.12s,示窦性心动过缓伴不齐。

引起窦性心动过缓的主要机制是由于迷走神经张力增高,窦房结受抑制所致。临床常见于运动员,老年人、正常人睡眠时,按压颈动脉窦,颅内压增高,阻塞性黄疸、低温、脑垂体或甲状腺功能低下,洋地黄过量及应用 β 受体阻滞剂等。还见于器质性心脏病如急性心肌梗死,尤其是下壁心肌梗死引起的窦房结缺血或坏死,亦可见于各种原因引起的病态窦房结综合征。

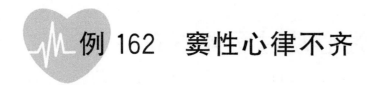

例 162　窦性心律不齐

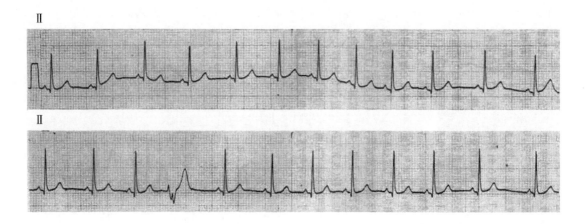

　　临床资料:邓××,女性,6 岁。临床诊断:常规查体。

　　心电图特征:P 波:P 波规律出现,P_I 直立,长 Ⅱ 导联中形态一致,为窦性心律。P-P 间期 0.53～0.79s,P-P 间期之差＞0.16s,平均心房率 87 次/分。P-R 间期恒定为 0.12s,QRS 波时限 0.06s,形态正常。R-R 间期随着呼吸而变化,吸气时 R-R 间期缩短,呼气时 R-R 间期延长,周而复始。下条 Ⅱ 导联第 4 个 QRS 波提前出现,宽大畸形,有代偿间期,(心律不齐,无法测定代偿间期完全或不完全)为室性早搏。Q-T 间期 0.31s,ST 段和 T 波均正常。

　　心电图诊断:1. 窦性心律不齐;2. 偶发性室性早搏。

　　讨论:窦性心律不齐是窦房结发出的激动频率显著不均匀所致。根据心电图特点可将窦性心律不齐分为:①呼吸性窦性心律不齐;②非呼吸性窦性心律不齐;③时相性窦性心律不齐;④窦房结内游走性心律不齐。临床上多数窦性心律不齐与呼吸周期有关,称呼吸性窦性心律不齐。当吸气时,迷走神经张力降低,心率增快;反之呼气时迷走神经张力增高,引起心率减慢。本例属于呼吸性窦性心律不齐,当吸气时心率增快,呼气时心率减慢,其心率快慢变化周期恰好等于一个呼吸周期。

　　体表心电图诊断窦性心律不齐的标准须具备以下 3 点:①P 波为窦性,即 $P_{I、Ⅱ、V_{5-6}}$ 直立 P_{aVR} 倒置;②P-R 间期＞0.12s;③在同一导联或同一次描记的心电图上,其最长的 P-P 间期 与最短的 P-P 间期之差超过 0.12s(也有人认为超过 0.16s)。呼吸性窦性心律不齐须与文氏型窦房传导阻滞鉴别,前者于屏气时心律不齐消失,后者与呼吸无关。

　　临床上窦性心律不齐常见于儿童、青年、感染后恢复期,以及自主神经不稳定的人,一般无重要临床意义。

例 163　窦房结内游走性心律

Ⅱ

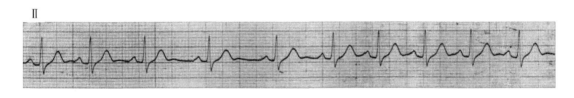

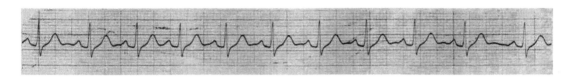

临床资料:王××,女性,12 岁。临床诊断:查体。

心电图特征:P 波规律出现,其形态略有不同,P-P 间期不等,波动在 0.56～0.78s 之间,心率 77～107 次/分。心率增快时,P 波振幅 0.15mV,P-R 间期 0.16s,缓慢时 P 波振幅 0.10mV,P-R 间期 0.14s,QRS 时限 0.08s,Q-T 间期 0.32s。ST-T 正常。

心电图诊断:窦房结内游走性心律。

讨论:当迷走神经兴奋性增高时,窦性起搏点可游走于窦房结的头部与尾部之间,称为窦房结内游走性心律。其心电图变化常常同时具备以下三条:①在同一导联中,P 波形态,振幅、大小稍有不同,但 P 波仍属窦性,并不呈逆行性 P 波($P_{Ⅱ、Ⅲ、aVF}$↓、P_{aVR}↑);②P-R 间期可有长短变化,但均>0.12s;③P-P 间期常有快慢不等。

本例 P 波形态、大小稍有不同,P-P 间期及 P-R 间期亦不等,为窦房结内游走性心律。当 P 波振幅高,P-R 间期延长,心率增快时 P-P 间期短,示 P 波起源于自律性较高的窦房结头部,P 波振幅低,P-R 间期缩短,心率减慢时 P-P 间期长,示 P 波起源于自律性较低的窦房结尾部。

窦房结内游走性心律的临床意义与一般窦性心律不齐相似,多见于健康儿童和青少年,亦可见于有器质性心脏病的患者,或由于某些药物引起,如洋地黄类药物等可致此类心律失常,一般无须特殊处理。

例 164　窦房结至房室交界区游走性心律

II

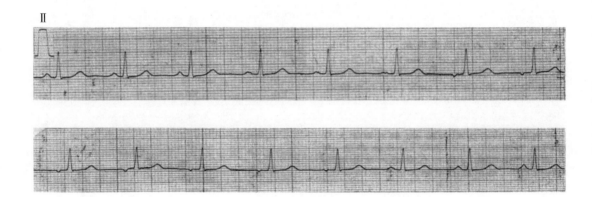

临床资料:吴××,女性,66 岁。临床诊断:慢性胃炎,心悸原因待查。

心电图特征:上下两条为同一患者同一次 II 导联心电图的连续描记。P 波规律出现,位于 QRS 波之前,其形态由直立变低平而后倒置,与此同时,P-R 间期由 0.16s(第一条第一个 P-R 间期)逐渐缩短为 0.11s(第二条第三个 P-R 间期),P 波直立时心率稍快(81 次/分),倒置时心率稍慢(75 次/分)。此现象周而复始地反复出现。QRS 波形态无变化,ST-T 正常。

心电图诊断:窦房结至房室交界区间游走性心律。

讨论:窦房结至房室交界区游走性心律的心电图诊断要点是:①在同一导联中 P 波形态由直立变为低平而后倒置;②P-R 间期有长短的变化,P 波直立时 P-R 间期长(>0.12s),P 波倒置时 P-R 间期缩短(<0.12s);③直立的 P-P 间期短于倒置的 P-P 间期,即窦性心律频率快于交界心律的频率。

窦房结至房室交界区游走性心律的机制主要是迷走神经张力对窦房结的影响,当迷走神经张力增高抑制窦房结时,心脏起搏点由窦房结移向交界区,而迷走神经张力降低时,起搏点又由交界区逐渐回到窦房结。

本心律常见于儿童或迷走神经张力增高的成年人,一般无重要临床意义。

例 165　右房肥大、右室肥大（qR 型）

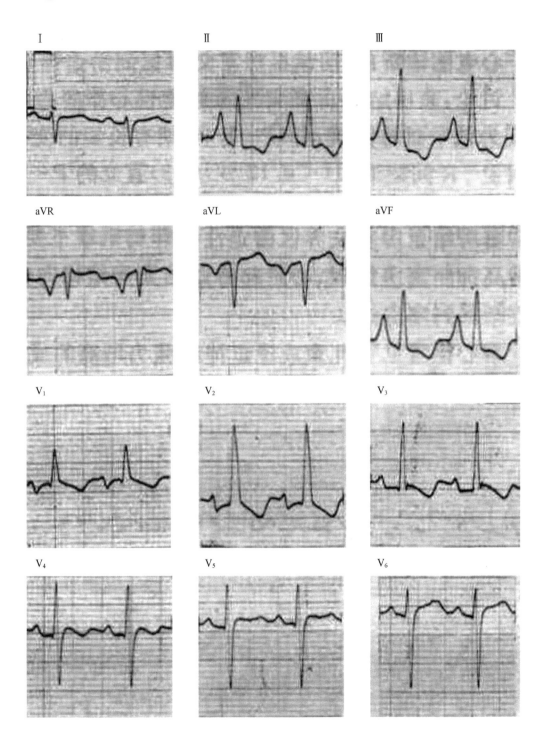

　　临床资料：肖××，女性，62 岁。临床诊断：慢性支气管炎，慢性肺源性心脏病。

　　心电图特征：P 波规律出现，$P_{I、II、aVF、V_5、V_6}$ 直立，P_{aVR} 倒置，P-P 间期 0.50s，心率 120 次/分。P-R 间期 0.16s，$P_{II、III、aVF}$ 高耸尖锐，电压 0.4mV，时限 0.10s。QRS 波群在胸导联 V_{1-2} 呈 qR 型，R_{V_1} 高达 1.1mV，R_{V_2} 高达 1.2mV，V_3 呈 qRS 型，V_4 呈 RS 型，V_5、V_6 呈 qrS 型，R/S＜1，$R_{V_1}+S_{V_5}$ 达 2.2mV，$R_{V_2}+S_{V_6}$ 达 2.6mV；肢导联 I 呈 rS 型，II、III、aVF 呈 qR 型，aVR 呈 rSr′型，aVL 呈 QS 型，QRS 时限 0.10s，Q-T 间期 0.30s，心电轴右偏（105°）。$ST_{V_1、V_2、I、II、aVF}$ 下移 0.05～0.1mV，$T_{V_1、V_2、II、III、aVF}$ 倒置。

　　心电图诊断：1. 窦性心动过速；2. 右房肥大（肺型 P 波）；3. 右室肥大（R 型）及劳损。

　　讨论：右房肥大常见于慢性肺源性心脏病，因此有人将此种 P 波称为肺型 P 波。临床上，它不仅见于肺源性心脏病，而且也见于某些先天性心脏病，如肺动脉狭窄，法洛四联症、房间隔缺损等。右室肥大时，心电图表现是：①R_{V_1} 1.0mV，R/S＞1，$R_{V_1}+S_{V_5}$＞1.2mV，V_5 R/S＜1；②V_1、V_2 呈 R，qR，Rs，qRs，rsR′型；③aVR 呈 qR 型，R/Q＞1，R_{aVR}＞0.5mV；④心电轴右偏，多数＞110°；⑤ST_{V_1} 下移＞0.05mV，T_{V_1} 倒置。本例是一幅右房肥大和 qR 型右室肥大及劳损的典型心电图。右心导联 QRS 波群呈 qR 型，q 波的产生可能与显著右室肥大及心脏顺钟向转位有关。是重度右室肥大的心电图表现。

例166 右室肥大 rsR′型

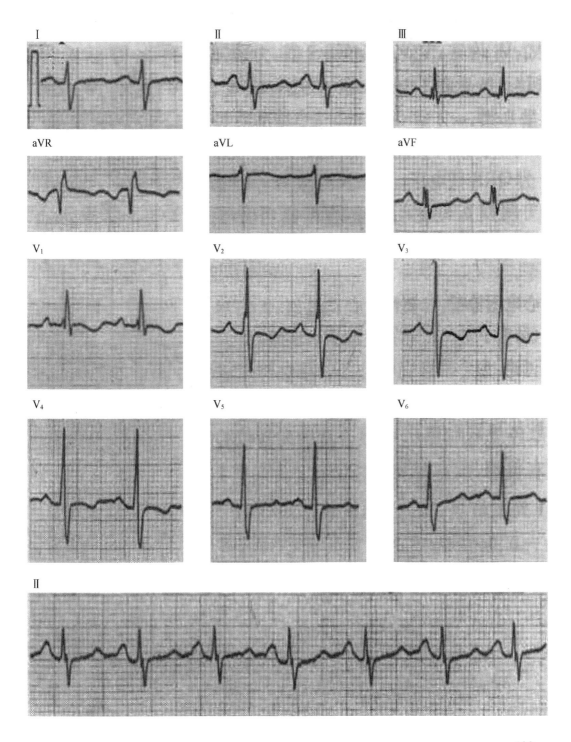

  临床资料:古××,女性,37 岁。临床诊断:先天性心脏病,继发孔房间隔缺损伴肺动脉高压。

  心电图特征:P 波规律出现,时限及振幅正常,P-P 间期 0.62s,心率 97 次/分。P-R 间期 0.18s,QRS 时限 0.10s,Q-T 间期 0.34s,心电轴右偏(105°)。胸导联 V_1 呈 rsR′型,R_{V1} 高达 0.7mV,R/S>1。V_{2-6} 呈 Rs 型,$R_{V1}+S_{V5}$>1.2mV。肢导联 Ⅰ,aVL 呈 rS 型,Ⅰ 呈 Rs 型,Ⅲ、aVF 呈 Rs 型,R 没有切迹,aVR 呈 QR 型,R_{aVR} 及 $S_{V5、V6}$ 稍有粗钝。ST 段无明显偏移,T_{V1-4} 倒置,V_5 低平,V_6 直立。

  心电图诊断:1. 窦性心律;2. 右室肥大(rsR′型)及劳损。

  讨论:患者先天性心脏病继发孔房间隔缺损,该病常常引起右室舒张期负荷过重。其心电图特征性改变是 V_1 导联呈右束支阻滞型(rsR′)右室肥大,心电轴右偏。如果是原发孔型房间隔缺损时,除右束支阻滞型右室肥大之外,与继发孔型房间隔缺损不同之处是心电轴多左偏,同时多伴有 P-R 间期延长等。本例心电图 V_1 导联 rsR′型右室肥大,心电轴右偏(105°),符合继发孔型房间隔缺损特征,且与临床诊断相符。

例 167　右房肥大、右心室肥大（rS 型）

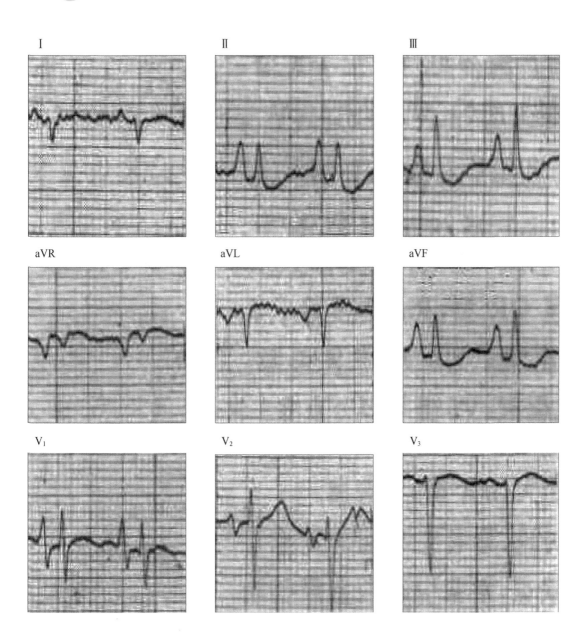

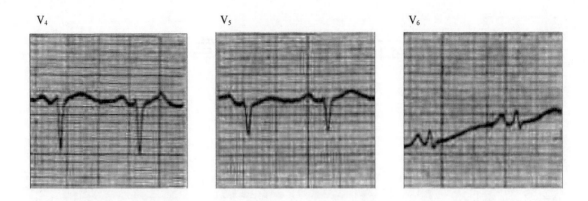

临床资料:冯××,女性,64 岁。临床诊断:肺源性心脏病。

心电图特征:基本心律为窦性,心率 120 次/分,$P_{II、III、aVF}$直立高耸,振幅 0.35mV,P_{aVR}倒置,V_1 正负双向,P 波时间正常 0.08s,P-R 间期 0.12s。胸导联 V_1 呈 RS 型,V_1 R/S≥1,V_2、V_3、V_4、V_5 均呈 rS 型,V_6 呈 Rs 型,为顺钟向转位。肢导联Ⅰ、aVL 呈 rS 型,Ⅱ、Ⅲ、aVF 呈 R 型,aVR 呈 QS 型,三个标准肢导联或加压单极肢导联 QSR 电压之和<1.5mV 为 QRS 低电压。QRS 时限 0.06s,Q-T 间期 0.30s,心电轴右偏(107°)。$ST_{II、III、aVF}$下移 0.1mV,T 在普遍导联均低平。

心电图诊断:1. 窦性心动过速;2. 右房肥大(肺型 P 波);3. 右室肥大(rS 型)。

讨论:患者临床表现有阻塞性肺气肿肺源性心脏病,心电图检查发现有"肺型 P 波",肢体导联低电压,显著顺钟向转位,心电轴右偏等,示右房和右室肥大。可见 P 波 V_1 先正后负,负波深度达 0.3mV,$Ptfv_1$=0.04mm·S,考虑其肺心病有并发心力衰竭的可能。

例 168 左房肥大、右室肥大(RS 型)

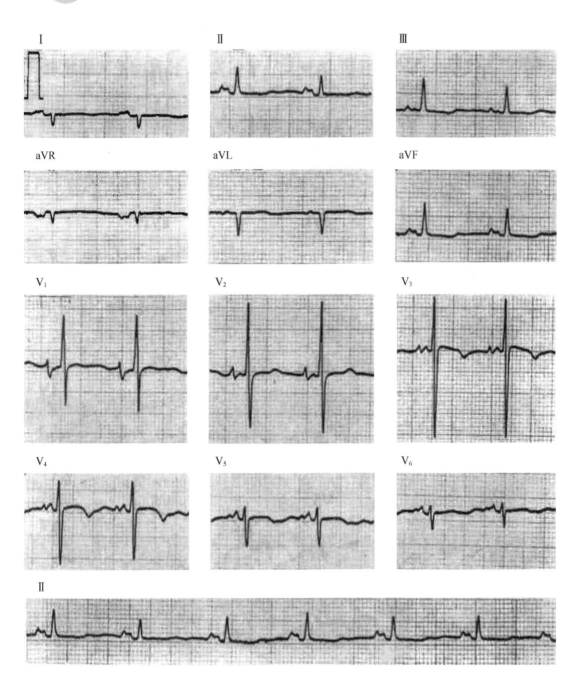

临床资料:钟××,女性,42 岁。临床诊断:风湿性心脏病,二尖瓣狭窄。

心电图特征:窦性 P 波规律出现,P-P 间期 0.80s,心率 75 次/分。P 波时限宽达 0.12s,其形态呈双峰或有切迹(Ⅰ、Ⅱ、V_{3-6} 明显),峰距 0.06s,电压 0.15mV。P-R 间期 0.16s,QRS 时限 0.08s,Q-T 间期 0.38s,心电轴右偏(115°)。胸导联 V_1、V_2 呈 RS 型,R/S>1,V_1 R/S>V_2 R/S>V_3 R/S,V_{3-6} 呈 rS 型,V_{5-6} R/S<1。R_{V1} 高达 1.3mV,R_{V1} + S_{V5} 达 1.8mV。肢导联 Ⅰ、aVL 呈 rS 型,Ⅱ、Ⅲ、aVF 呈 R 型,aVR 呈 Qr 型。ST 段无明显偏移,$T_{Ⅰ、Ⅱ、aVL、V6}$ 低平或平坦,$T_{Ⅲ、aVF、V3-V5}$ 倒置。

心电图诊断:1. 窦性心律;2. 左房肥大;3. 右室肥大(RS 型);4. T 波改变。

讨论:本例患者风湿性心脏病,二尖瓣狭窄,心电图主要改变是,P 波增宽呈双峰,时限>0.11s(达 0.12s),电压正常,符合左房肥大(二尖瓣型 P 波)。R_{V1} 高达 1.3mV,R_{V1} + S_{V5} 达 1.8mV,V_1 R/S>1,V_1 R/S>V_2 R/S>V_3 R/S,V_{5-6} R/S<1,符合右室肥大特征。

例 169 右房肥大、右室肥大（qR 型）

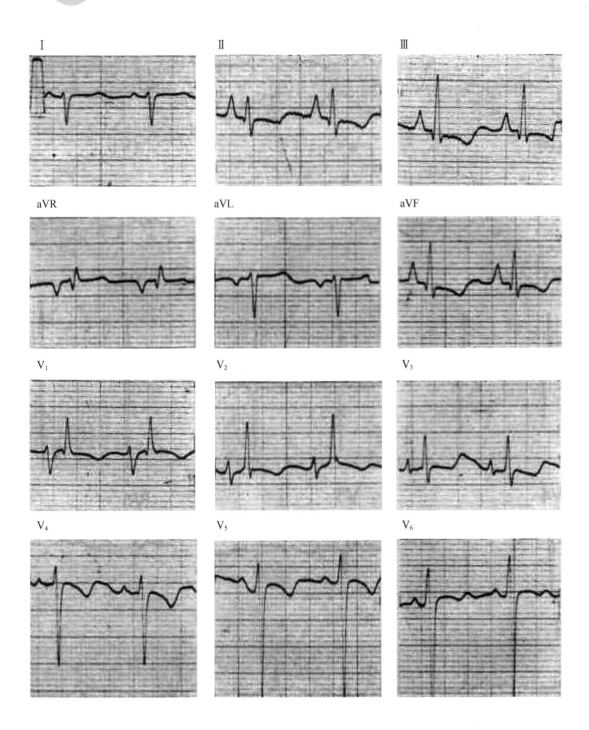

临床资料：冯××，男性。58 岁。临床诊断：慢性支气管炎，肺源性心脏病。

心电图特征：窦性心律，心率 83 次/分，P 波 Ⅱ、Ⅲ、aVF 直立高尖，振幅 0.35mV，时限 0.10s。P-R 间期 0.14s，QRS 时限 0.09s，Q-T 间期 0.36s，心电轴右偏（135°）。胸导联 V_1 呈 qR 型，V_2、V_3 呈 Rs 型，V_4、V_5、V_6 呈 rS 型，提示顺钟向转位。R_{V1} 高达 0.7mV，S_{V5} 深达 2.2mV，V_5R/S＜1，R_{V1}＋S_{V5} 达 2.9mV。aVR 呈 qR，R/Q＞1。$ST_{Ⅱ、Ⅲ、aVF}$ 下移 0.1mV，$T_{Ⅱ、Ⅲ、aVF、V1-V5}$ 倒置，T_{V6} 正负双向。

心电图诊断：1. 窦性心律；2. 右房肥大（肺型 P 波）；3. 右室肥大及劳损。

讨论：本幅心电图具备肺型 P 波特点以及 R 型右室肥大改变，与患者临床肺源性心脏病诊断相符。慢性肺源性心脏病对心电图的影响比较复杂，除有肺型 P 波及右心室肥大外，尚有缺氧及 CO_2 潴留，电解质紊乱及呼吸性或代谢性酸中毒，这些因素都对 ST-T 有所影响，本例 V_{4-6} 导联 T 波倒置可能与此有关。因无缺血型 ST 段改变及相关的临床资料，故 T_{V4-6} 倒置不能解释为"心肌缺血"。

例 170　右房肥大,右心室肥大(Rs 型)

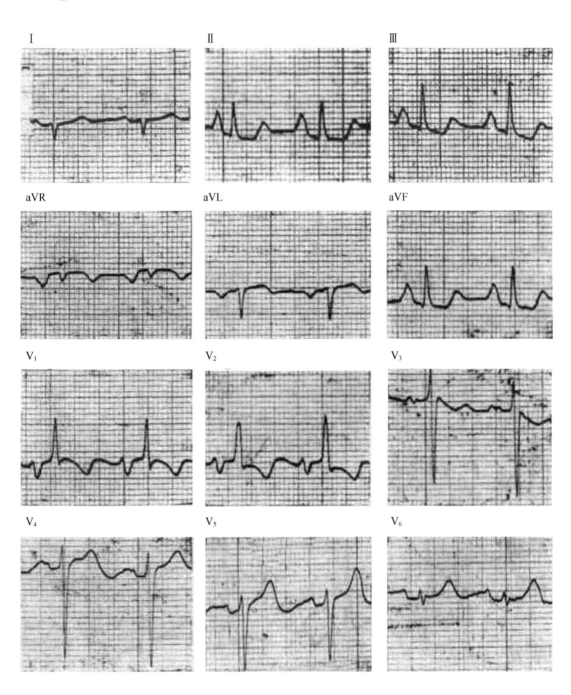

临床资料：蔡××，女性，40 岁。临床诊断：风湿性心脏病，二尖瓣狭窄。

心电图特征：窦性心律，心率 81 次/分。P 波 Ⅱ、Ⅲ、aVF 直立高耸，振幅 0.30mV，PV_{3-6} 增宽，有切迹或呈双峰，V_3 导联上两峰间距 0.05s，时限 0.12s，P 波 V_1 呈先正后负，负波深度 0.2mV，$PtfV_1$ 达 -0.12mm·S，P-R 间期 0.18s，胸导联 V_1、V_2 呈 Rs 型，RV_1 高达 0.7mV，$R/S>1$，V_5 呈 rS 型，$R/S<1$，V_6 呈 rS 型，$R_{V1}+S_{V5}$ 达 1.8mV；肢导联 Ⅰ、aVL 呈 rS 型，Ⅱ、Ⅲ、aVF 呈 qR 型，aVR 呈 QS 型，心电轴右偏（112°）。Q-T 间期 0.45s，$ST_{V1、V2、Ⅱ、Ⅲ、aVF}$ 下移 0.05～0.1mV，T_{V1-2} 倒置。

心电图诊断：1. 窦性心律；2. 双房肥大；3. 右室肥大（Rs 型）及劳损；4. Q-T 间期延长。

讨论：本幅心电图具备右室肥大诊断标准，P 波改变除具备"二尖瓣型 P 波"（P 波切迹，双峰，时限>0.11s，$PtfV_1$ 异常）外，$P_{Ⅱ、Ⅲ、aVF}$ 高耸，振幅 0.3mV，符合双房（左右房）肥大心电图特点。

双房肥大常见于风湿性心脏病和某些先天性心脏病。

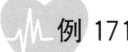 例 171　左室肥大

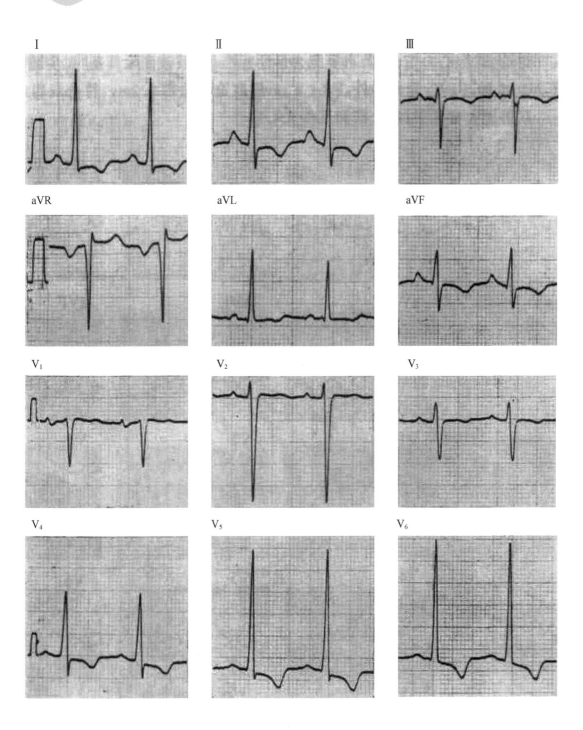

临床资料:陈××,男性,61岁。临床诊断:高血压心脏病。

心电图特征:窦性 P 波规律出现,$P_{I、II、III、aVF、V_5、V_6}$ 直立,aVR 倒置,振幅 0.22mV,时限 0.12s。P-R 间期 0.20s,P-P 间期 0.76s,心率 79 次/分。胸导联呈 rS 型,S_{V_1} 深达 2.0mV、S_{V_2} 深达 2.8mV,V_4、V_5 呈 Rs 型,V_6 呈 R 型,R_{V_5} 高达 3.4mV,R_{V_6} 高达 3.4mV,$R_{V_5}+S_{V_1}$ 达 5.4mV,$RV_6+S_{V_2}$ 达 6.2mV;肢导联 I、II 呈 Rs 型,RI 高达 2.0mV,R_I+S_{III} 达 3.2mV,aVL 呈 qR 型,R_{aVL} 达 1.5mV。QRS 时限 0.11s,Q-T 间期 0.40s,心电轴左偏(－70°)。$ST_{I、II、aVF、V_4-V_6}$ 下移 0.05～0.20mV,$T_{I、II、III、aVF、V_3-V_6}$ 倒置,T_{aVL} 正负双向。

心电图诊断:1. 窦性心律;2. 左房负荷过重;3. 左室肥大及劳损。

讨论:左室肥大的心电图改变表现在以下四方面:①QRS 振幅增高,胸导联 R_{V_5}≥2.5mV,$R_{V_5}+S_{V_1}$≥4.0mV(男)或 3.5mV(女);肢导联 R≥1.5mV,R_{aVL}≥1.2mV 或 R_I+S_{III}≥2.5mV,R_{aVF}≥2.0mV,$R_{II}+R_{III}$≥4.0mV。②QRS 时限延长达 0.10～0.11s,V_5 室壁激动时限≥0.05s。③心电轴左偏(轻度或中度),一般不超过－30°。④ST-T 改变,T 波在导联 V_5、V_6 和 I 低平、双相或倒置,ST 段下移≥0.05mV。

本幅心电图患者发现高血压病十余年,又未能坚持有效治疗,心电图改变具备上述左室肥大诊断标准,是一例典型病例。该图 P 波时限增宽达 0.12s,考虑是心房内传导阻滞或左房负荷增加所致。

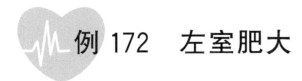

例 172　左室肥大

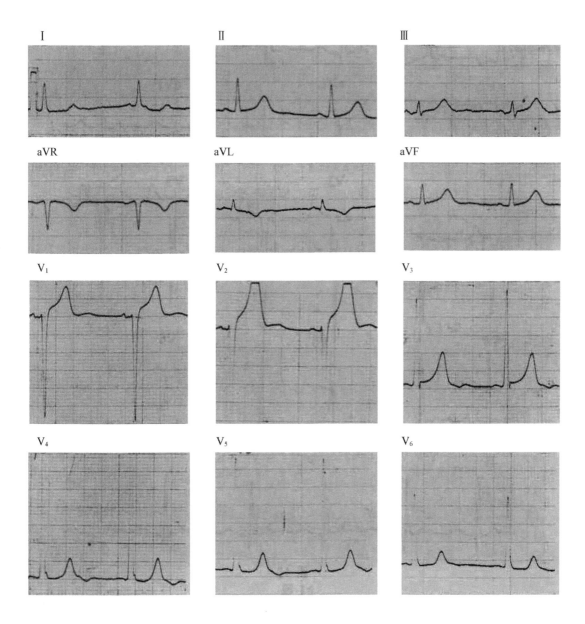

临床资料：向××,男性,67 岁。临床诊断:高血压病 3 级。

心电图特征：P 波为窦性,时限及振幅正常,P-P 间期 1.10s,心率 55 次/分,P-R 间期 0.13s,QRS 时限 0.10s,Q-T 间期 0.43s。QRS 波群在胸导联呈 rS 型,V_{4-6} 呈 R 型,R_{V5} 高达 3.1mV,S_{V1} 深达 2.9mV,R_{V5}+S_{V1} 深达 6.0mV;肢导联 QRS 波群形态和振幅无明显异常。心电轴正常(37°)。$ST_{I,aVL,V4-6}$ 下移 0.05mV,T_{aVL} 倒置,$T_{V1,V2}$>$T_{V5,V6}$。于 V_3、V_4、V_5、V_6 T 波

后可见倒置 U 波。

心电图诊断:1. 窦性心动过缓;2. 左室肥大及劳损。

讨论:这份心电图改变是胸前导联 QRS 波群振幅增高(如 $R_{V_5}=3.1mV$,$R_{V_5}+S_{V_1}=6.0mV$)及 T 波 V_5、V_6 低平($T_{V_1,V_2} > T_{V_5,V_6}$),是一份以收缩期负荷过重的左室肥大。在高血压病患者中,如果出现 U 波倒置,则是收缩期负荷增重的指标之一。在左室肥大四项指标中,以 QRS 电压(振幅)增高为最重要,是左室肥大心电图诊断不可缺少的条件。其他三项只可作为辅助指标。当然,阳性指标的项目越多,异常程度越重,则诊断左室肥大的准确性越高。

例 173　左室肥大伴劳损

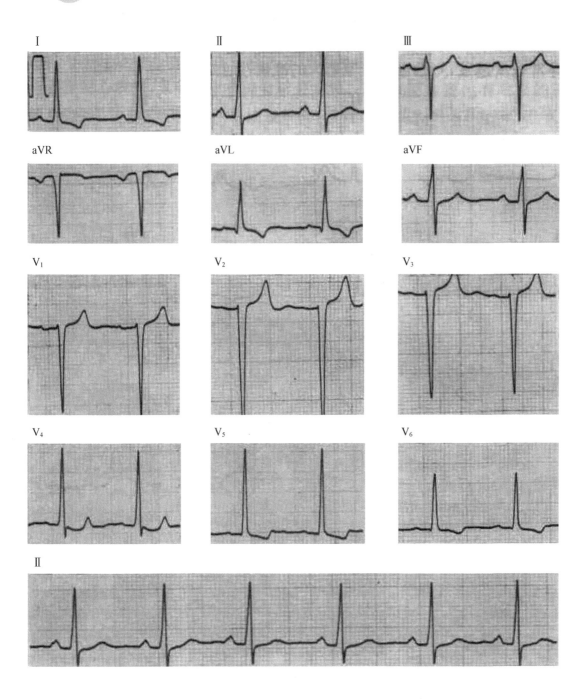

　　临床资料:郑××,男性,43 岁。临床诊断:慢性肾炎,肾型高血压病。

　　心电图特征:P 波规律出现,时限及振幅正常,P-P 间期 0.84s,心率 71 次/分,P-R 间期 0.18s,QRS 时限 0.10s,Q-T 间期 0.38s,心电轴左偏(-19°)。胸导联 V_1—V_3 呈 rS 型,V_4 呈 Rs 型,V_5、V_6 呈 R 型,R_{V5} 高达 2.1mV,S_{V1} 深达 2.2mV,R_{V5}＋S_{V1} 达 4.3mV。肢导联 Ⅰ 呈 R 型,Ⅱ 呈 Rs 型,Ⅲ 呈 rS 型,aVR 呈 QS 型,aVL 呈 qR 型,aVF 呈 RS 型,$R_Ⅰ$ 高达 1.5mV,R_{aVL} 高达 1.2mV,$R_Ⅰ$＋$S_Ⅲ$ 达 2.7mV。Ⅰ、aVL、V_{4-6} 导联 ST 段下移 0.05mV,T 波倒置。

　　心电图诊断:1. 窦性心律;2. 左室肥大及劳损。

　　讨论:患者临床发现高血压 3 年,胸部 X 线片检查及超声心动图示左室肥大,心电图示 QRS 振幅在肢体导联及胸前导联均增高,ST-T 改变,符合左室肥大伴劳损的心电图特征。

例 174　双室肥大

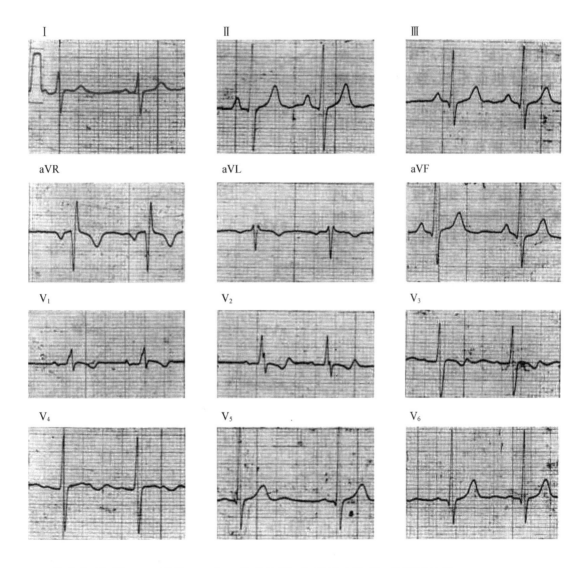

临床资料：聂××，男性，16 岁。临床诊断：先天性心脏病，室间隔缺损。

心电图特征：P 波规律出现，$P_{II、III、aVF}$直立高耸，振幅 0.25～0.3mV，时限 0.10s，P_{aVR}倒置，P-P 间期 0.70s，心率 85 次/分，P-R 间期 0.15s，QRS 时限 0.08s，Q-T 间期 0.35s，心电轴 90°。胸导联 V_1、V_2 呈 Rs 型，V_1 R/S＞1；V_3、V_4 呈 RS 型，V_5、V_6 呈 qRs 型，R_{V1}高达 0.9mV，R_{V5}＝4.5mV，R_{V1}＋S_{V5}达 2.6mV，R_{V5}＋S_{V1}深达 4.8mV；肢导联 I 呈 RS 型，II、III、aVF 呈 qRs 型，aVR 呈 QR 型，aVL 呈 rSr'型，R_{aVR}高达 0.8mV。$T_{V1、V2}$倒置，ST 段正常。

心电图诊断：1. 窦性心律；2. 右房肥大；3. 双室肥大。

　　讨论：先天性心脏病室间隔缺损患者，早期出现左室舒张期负荷过重，后期则合并右室收缩期负荷过重而产生双室肥大。这份心电图 R_{V1} 和 R_{V5} 的振幅均超过正常值，是一幅很典型的双室肥大心电图病例。这种同时显示左、右室肥大的心电图改变者，仅占双室肥大患者约1/4，其他由于两侧心室的电压同时增高，互相抵消而仅表现单侧心室肥大或大致正常心电图。本例 P 波振幅增高提示右房肥大。

例 175 慢性冠状动脉供血不足

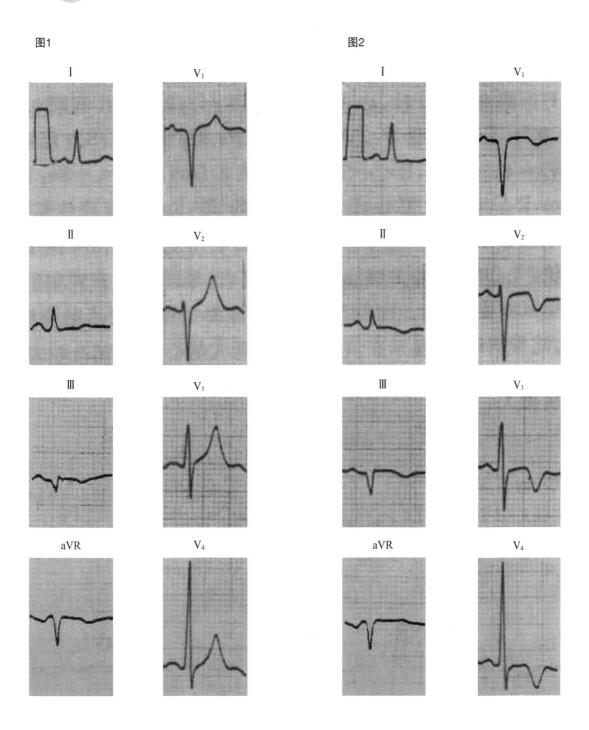

图1

图2

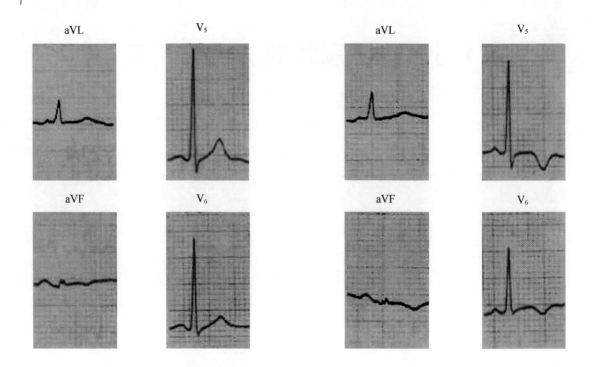

aVL　　　　V₅　　　　　　　aVL　　　　V₅

aVF　　　　V₆　　　　　　　aVF　　　　V₆

　　临床资料：冯××，女性，69 岁。临床诊断：冠心病、心绞痛。

　　心电图特征：心绞痛发作前（图 1）、窦性心律、心率 72 次/分，P-R 间期 0.14s，QRS 时限 0.08s，Q-T 间期 0.34s，心电轴 20°，各导联 QRS 波群形态和振幅未见异常。ST 各导联无偏移，T$_{II}$低平，T$_{III、aVF}$倒置，T$_{V1-V6}$直立。心绞痛发作时（图 2）：其主要改变是，ST$_{II、III、aVF}$及 V₄—V₆导联轻度压低，T$_{II、III、aVF}$及 T$_{V1-V6}$导联倒置，两肢对称，呈冠状 T，Q-T 间期延长达 0.40s。

　　心电图诊断：图 1：1. 窦性心律；2. 疑慢性冠状动脉供血不足（下壁）。图 2：1. 窦性心律；2. 冠状动脉供血不足，符合心绞痛心电图改变。

　　讨论：患者有冠心病史十余年，心绞痛不发作时（图 1）仅表现在下壁导联（II、III、aVF）T 波轻度改变；心绞痛发作时（图 2）T$_{V1-V6}$及 II 由直立变倒置，且呈两肢对称的冠状 T，ST 段压低及 Q-T 间期延长（由 0.34s 延长达 0.40s）符合心绞痛的典型心电图改变。

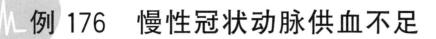

例 176 慢性冠状动脉供血不足

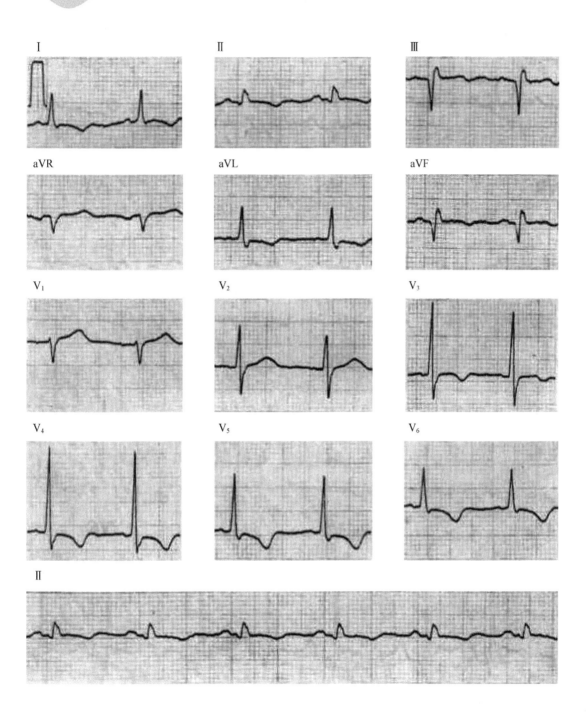

临床资料:张××,男性,63 岁。临床诊断:冠心病、心绞痛、陈旧性心肌梗死。

心电图特征:P 波规律出现,形态正常,心率 75 次/分,P-R 间期 0.16s,QRS 波时限 0.10s,Q-T 间期 0.42s,心电轴左偏(-4°)。Ⅱ、Ⅲ、aVF 导联有异常 Q 波,伴 T 波倒置。Ⅰ、aVL、T 波倒置,胸导联 V_{4-6} ST 段水平型压低 0.05～0.10mV,伴 T 波倒置。

心电图诊断:1. 窦性心律;2. 陈旧性下壁心肌梗死;3. 前侧壁心肌缺血,符合心绞痛发作时的心电图改变。

讨论:患者有冠心病病史十余年,陈旧性心肌梗死,冠脉造影结果示左前降支及右冠狭窄 75％以上。活动时感心前区闷痛不适,此次为心绞痛时记录的心电图,其表现 $ST_{Ⅰ、aVF、V4-V6}$ 压低,$T_{Ⅰ、Ⅱ、aVL、aVF}$ 及 V_{3-6} 倒置,两肢对称呈"冠状 T",符合冠状动脉供血不足引起的心肌缺血,其部位在前壁、侧壁。冠状动脉供血不足时,表现在心电图是以 R 波为主的导联,ST 段呈缺血型下移＞0.05mV,T 波低平,平坦或倒置,但须与其他原因引起的 ST-T 改变鉴别。

例 177 心绞痛发作时冠状动脉供血不足

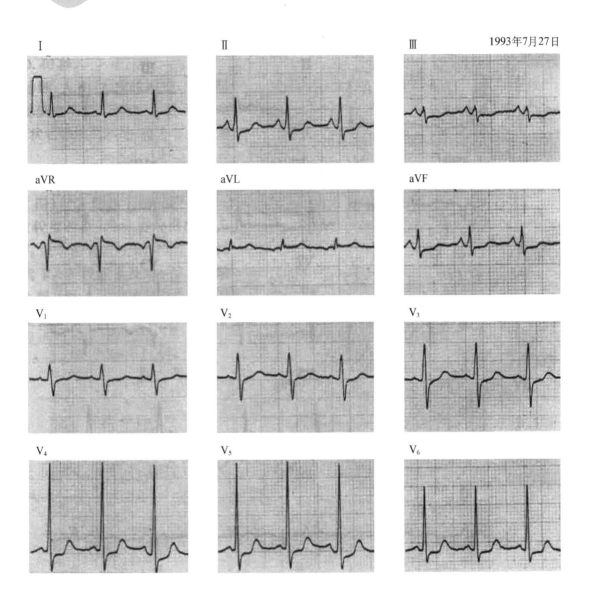

Ⅰ Ⅱ Ⅲ 1993年7月27日

aVR aVL aVF

V₁ V₂ V₃

V₄ V₅ V₆

临床资料:朱××,女性,56 岁。临床诊断:冠心病、心绞痛。

心电图特征:此图为(1993 年 7 月 27 日 8:00)心绞痛发作时的记录。窦性心律,P 波正常,心率 104 次/分。P-R 间期 0.12s,QRS 时限 0.10s,Q-T 间期 0.36s,心电轴 30°。导联 Ⅰ、Ⅱ、aVF 呈 Rs 型,Ⅲ 呈 RS 型,aVL 呈 qR 型,$V_1 - V_3$ 呈 RS 型,$V_4 - V_6$ 呈 Rs 型。$ST_{Ⅰ、Ⅱ、Ⅲ、aVF}$ 及 $V_4 - V_6$ 压低 0.05~0.1mV,T 波各导联未见明显异常。

心电图诊断:1. 窦性心动过速;2. 下壁、前壁心肌缺血(冠状动脉供血不足),符合心绞痛心电图改变。

讨论:患者有冠心病病史 8 年,平常经常感心前区不适、闷痛等,但心电图检查正常。当劳累或情绪激动时,容易引起心绞痛,心绞痛发作时,心电图出现明显的缺血型 ST 段压低,经药物治疗或心绞痛缓解后,心电图又恢复正常(见例 178)。

例178　心绞痛缓解后，心电图正常

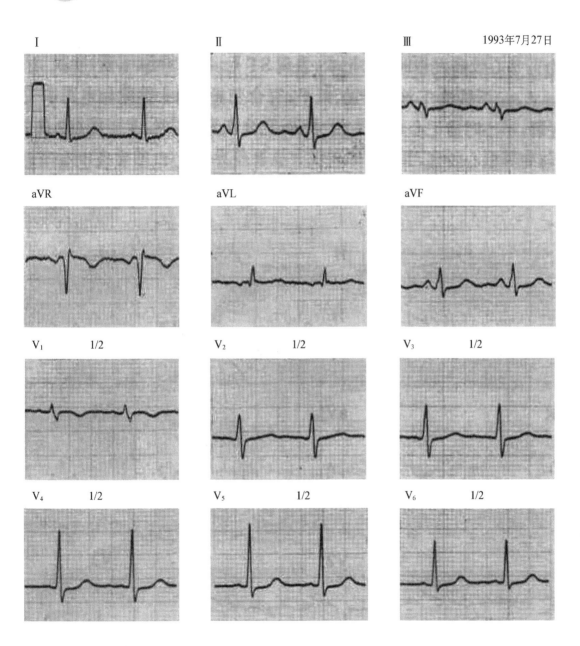

临床资料：朱××，女性，56 岁。临床诊断：冠心病，心绞痛。

心电图特征：此图为(1993 年 7 月 27 日 8：30)心绞痛缓解后的记录(与例 177 为同一患者不同时间心电图)，窦性心律，P 波规律出现，形态正常，心率 80 次/分，P-R 间期 0.12s，QRS 时限 0.08s，Q-T 间期 0.36s，心电轴 30°。各导联 QRS 波群正常，ST-T 未见明显异常改变。

心电图诊断：1. 窦性心律；2. 大致正常心电图。

讨论：此图是心绞痛发作时，给予对症治疗，使心绞痛缓解后的心电图记录，压低的 ST 段已恢复到等电位线，心电图基本正常。

例 179　变异型心绞痛心电图

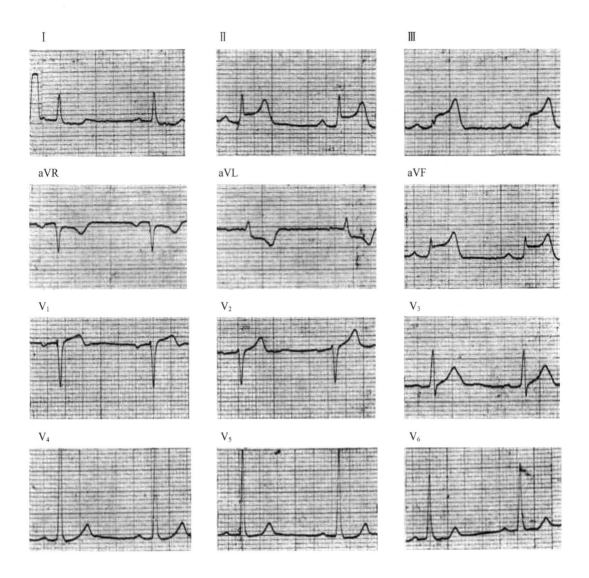

临床资料：叶××，男性，61 岁。临床诊断：冠心病，变异型心绞痛。

心电图特征：此图为（1993 年 6 月 5 日 9：30）心绞痛发作时的记录。窦性 P 波规律出现，形态正常，心率 56 次/分，P-R 间期 0.20s，QRS 时限 0.08s，Q-T 间期 0.40s，心电轴不偏（40°）。导联 Ⅰ、Ⅱ、Ⅲ、aVL、aVF 呈 R 型，aVR 呈 QS 型，V_1、V_2 呈 rS 型，V_3 呈 Rs 型，V_{4-6} 呈 R 型。$ST_{Ⅱ、Ⅲ、aVF}$ 抬高 0.2mV，$ST_{Ⅰ、aVL、V_5、V_6}$ 下移，$T_{Ⅱ、Ⅲ、aVF}$ 直立，T_{aVL} 倒置，$T_Ⅰ$ 低平，$T_{V_5、V_6}$ 形态异常。

心电图诊断：1. 窦性心律；2. ST-T 改变符合变异型心绞痛。

discuss:患者心绞痛与运动、情绪激动无关,而是在安静状态下发生,疼痛重、持续时间长、休息不能缓解。此次心电图是心绞痛发作时的记录,表现 $ST_{II、III、aVF}$（下壁）导联抬高伴 T 波直立高耸,对应导联 aVL、I、V_5、V_6下移,T 波倒置、低平,符合变异型心绞痛心电图改变。此后含服硝酸甘油,心绞痛很快缓解,30min 描记心电图 ST 段及 T 波恢复正常。

典型心绞痛与变异型心绞痛,其临床表现有显著差异,心电图表现也有明显的不同。前者发作时病变部位显示缺血型 ST 段下移,T 波倒置、平坦或双向,而后者则表现 ST 段抬高,T 波直立高耸,很像超急性期心肌梗死。

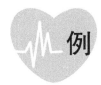 **例180 变异型心绞痛缓解后心电图**

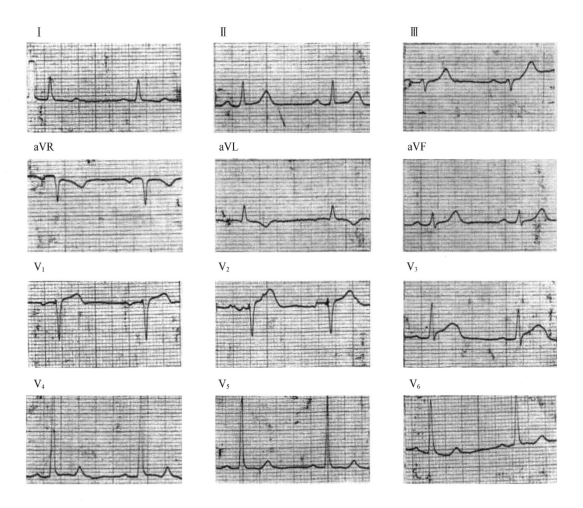

临床资料:同例179。

心电图特征:此图为(1993 年 6 月 5 日 10:00)心绞痛缓解时的记录。窦性心律,心率 58 次/分,P-R 间期 0.20s,QRS 时限 0.08s,Q-T 间期 0.42s,心电轴 11°。各导联 QRS 波群与例 179 心绞痛时相同,ST 段及 $T_{II、III、aVF}$ 恢复正常。T_{aVL} 倒置,T_I 低平,T_{V4-V6} 形态异常(两肢对称,基底窄)。

心电图诊断:1. 窦性心律;2. 慢性冠状动脉供血不足。

讨论:本例是例 179 变异型心绞痛缓解后的心电图记录,随着心绞痛的缓解,II、III、aVF 导联升高的 ST 段及高耸的 T 波恢复正常。$T_{I、aVL、V4-6}$ 异常改变系原发冠状动脉病变引起的慢性冠状动脉供血不足。

例181　急性前间壁心肌梗死

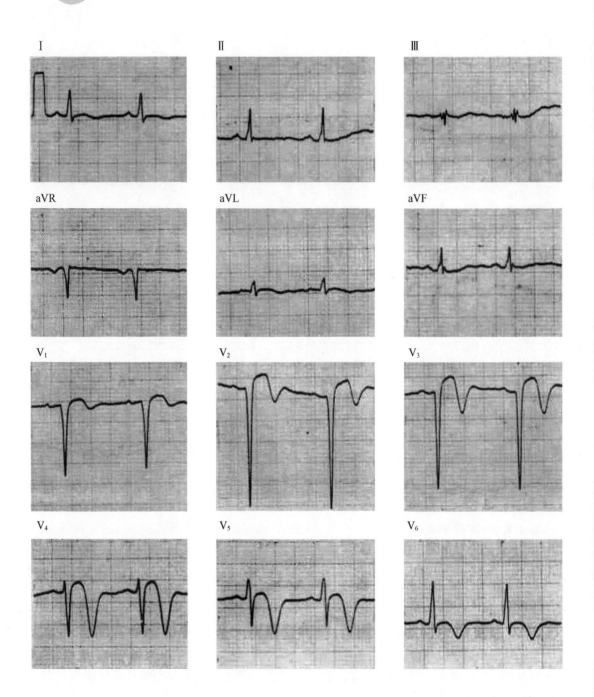

　　临床资料:林××,男性,50 岁。临床诊断:冠心病,急性心肌梗死。

　　心电图特征:窦性心律,心率 71 次/分,P 波规律出现,时限及振幅正常,P-R 间期 0.18s,Q-T 间期 0.39s,心电轴正常(30°)。肢导联 Ⅰ、aVL 呈 Rs 型,Ⅱ、aVF 呈 Rs 型,Ⅲ 呈小综合波,aVR 呈 Qr 型,胸导联 V_{1-3} 呈 QS 型,V_{4-5} 呈 rS 型,V_6 呈 Rs 型。ST_{V1-5} 抬高 0.1～0.35mV,T_{V1-6} 均倒置,呈两肢对称的"冠状 T",T 肢导联普遍低平。

　　心电图诊断:1. 窦性心律;2. 急性前间壁心肌梗死。

　　讨论:患者出现胸痛症状 2d 后描记这份心电图。当时查心肌酶谱异常升高,临床诊断为急性前间壁心肌梗死。三个月后行选择性冠状动脉造影,发现左前降支动脉内径狭窄 85%,心电图改变与冠状动脉造影结果相符合。

　　前间壁心肌的血供来源于左前降支,当其发生闭塞时,则出现急性心肌梗死,心电图表现是:V_1、V_2 或 V_3 导联的 r 波消失,呈 QS 型,ST 段抬高和 T 波倒置,本例 V_{1-3} 导联心电图改变符合上述三项指标,为一例典型的急性前间壁心肌梗死图形。

例 182　急性前侧壁心肌梗死

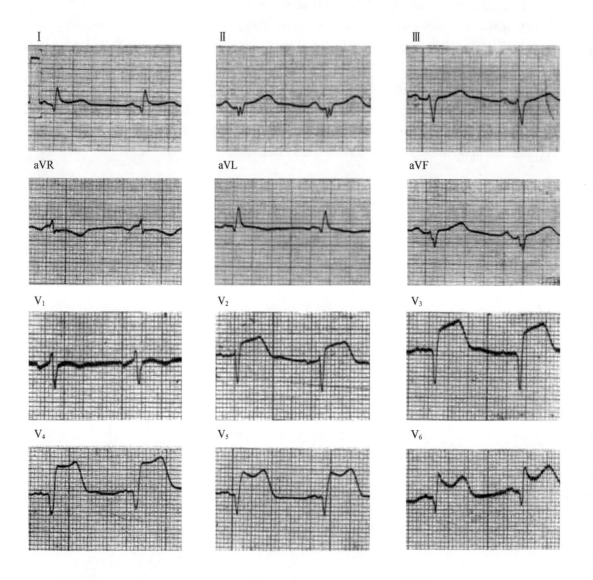

　　临床资料：王××，男性，74 岁。临床诊断：冠心病，急性心肌梗死。

　　心电图特征：基本心律为窦性，心率 65 次/分，P 波规律出现，振幅正常，时限 0.10s，P-R 间期 0.18s，QRS 时限 0.10s，Q-T 间期 0.41s，心电轴左偏（-58°）。Ⅱ、Ⅲ、aVF 呈 rS 型，aVR 呈 rs 型，$S_Ⅲ>S_{Ⅱ、aVF}$，$R_{aVL}>R_{aVR}$，为左前分支阻滞；Ⅰ、aVL 导联有异常 Q 波，深度>1/4R，时限 0.03s。V_3、V_4、V_5 导联呈 QS 型，V_6 呈 Qr 型，伴有 ST_{V2-6} 抬高，与 T 波融合形成单相曲线，T_{V2-6} 直立高耸。

　　心电图诊断：1. 窦性心律；2. 急性前侧壁心肌梗死；3. 左前分支传导阻滞。

  讨论:患者有急性心肌梗死临床表现,心肌酶学异常和心电图动态演变(未显示)等,急性心肌梗死明确。胸导联 V_{3-6} 有异常 Q 或 QS 波,V_2 导联 r 波<V_1(亦是梗死图形),ST 段抬高与高耸 T 波融合形成单相曲线,$Q_{I、aVL}$异常,为急性前侧壁心肌梗死,左前分支传导阻滞图形。患者于心肌梗死 6 个月后接受冠状动脉造影,结果冠脉前降支近端 90%狭窄。这也证实上述心肌梗死和左前分支阻滞产生的病理基础。心室前壁心肌(亦是左前分支分布区域)接受左前降支冠状动脉血供,当该冠状动脉发生闭塞时,引起前壁心肌梗死,而且常合并左前分支传导阻滞。

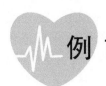

例183 下壁心肌梗死从早期、急性期、亚急性期演变

图1 1993年1月13日11:30　　图2 1993年1月13日21:00　　图3 1993年2月10日09:30

I
II
III
aVR
aVL
aVF
V₁
V₂
V₃
V₄
V₅
V₆

　　临床资料：刘××，男性，59 岁。临床诊断：冠心病、急性心肌梗死。

　　心电图特征：

　　图 1：(发病后 1h)窦性心律，心率 70 次/分、P-R 间期 0.26s，Q-T 间期 0.42s，QRS 时限 0.10s，心电轴 60°。Ⅱ、Ⅲ、aVF 导联 ST 段斜升型抬高伴巨大高耸 T 波，Ⅰ、aVL、V_{1-4} 导联 ST 段对应性下移，T 波倒置。心电图诊断：窦性心律，超急性下壁心肌梗死，一度房室传导阻滞。

　　图 2(发病后 12h)：Ⅱ、Ⅲ、aVF 导联 QRS 波群有异常 Q 波或呈 QS 型，ST 段轻度抬高，T 波呈正负双相，$ST_{Ⅰ、aVL、V4-6}$ 对应性改变不明显，P-R 间期 0.16s。心电图诊断：窦性心律，急性期下壁心肌梗死。

　　图 3(发病后 20 余天)：Ⅱ、Ⅲ、aVF 导联病理性 Q 波依然存在，ST 段回到等电位线，T 波倒置。心电图诊断：亚急性期下壁心肌梗死。

　　讨论：图 1、图 2、图 3 为下壁心肌梗死从早期(超急性期)、急性期、亚急性期动态演变的心电图记录。

　　图 1 所见是Ⅱ、Ⅲ、aVF 导联巨大高耸波伴斜升 ST 段抬高，尚未出现病理性 Q 波或 QS 波，是超急性下壁心肌梗死的特征性表现。此期出现短暂的一度房室传导阻滞，这是下壁心肌严重缺血，损害了房室传导系统，引起房室房传导障碍。

　　图 2 与图 1 比较，Ⅱ、Ⅲ、aVF 导联 T 波由高耸变低平，ST 段基本恢复到基线，但已形成病理性 QS 波，为急性下壁心肌梗死的典型表现。

　　图 3 特点是：T 波由低平变倒置，其余与图 2 相同，符合亚急性期(恢复期)下壁心肌梗死变化。由于患者出院后未再住院，因此没能记录到陈旧性下壁心肌梗死心电图。

　　急性心肌梗死发病后数分钟至数小时，心电图尚未出现病理性 Q 波和 ST 段升高之前，在梗死部位相应的导联上出现巨大高耸 T 波，而对应导联 T 波倒置。随后出现损伤型 ST 段抬高，与高耸 T 波的上升支融合形成单相曲线。通常在发病 12～48h 出现病理性 Q 波。发病后数周病理性 Q 波保持不变，ST 段回到等电位线，T 波倒置。

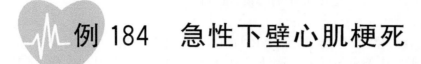

例 184　急性下壁心肌梗死

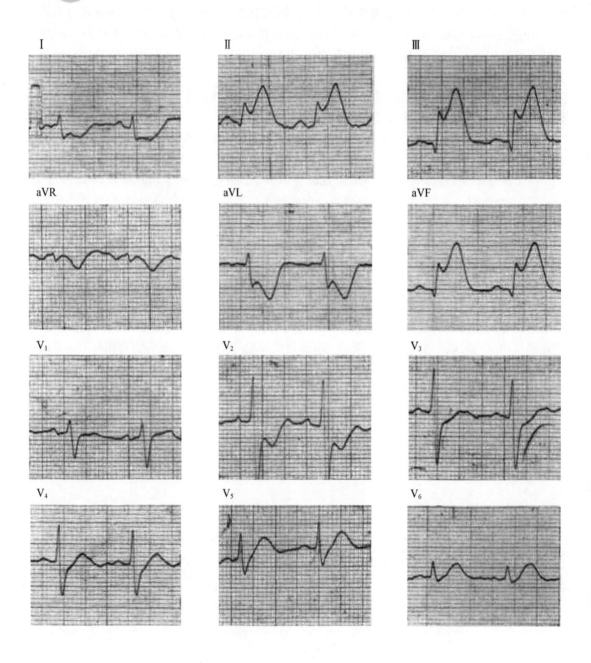

临床资料:信××,男性,75 岁。临床诊断:冠心病,急性心肌梗死。

心电图特征:P 波正常,心率 88 次/分,P-R 间期 0.16s,QRS 时限 0.11s,Q-T 间期 0.40s,心电轴不偏(80°)。QRS 波群 Ⅱ、Ⅲ、aVF 呈 qR 型,ST 段抬高与巨大高耸 T 波融合,形成单向曲线,$ST_Ⅲ$ 抬高>$ST_Ⅱ$ 抬高,Ⅰ、aVL 呈 Rs 型,$ST-T_{Ⅰ、aVL、V_2}$ 呈对应性改变(ST 段下移,T 波倒置)。

心电图诊断:1. 窦性心律;2. 急性下壁心肌梗死;3. 急性右室梗死?

讨论:患者心前区持续疼痛 1d 入院。立即查心电图,可见 Ⅱ、Ⅲ、aVF 有病理性 Q 波(q 波不太深宽为早期改变),ST 段抬高及巨大高耸 T 波急性心肌梗死三项改变,心肌酶谱也异常增高,符合急性下壁心肌梗死。此外,有文献报道,在急性下壁心肌梗死中,如果常规导联 $ST_Ⅲ$ 上升幅度>$ST_Ⅱ$ 幅度(即 $ST_Ⅲ$↑/$ST_Ⅱ$↑>1)时,往往提示合并右室梗死,其与右胸导联 V_{3R}、V_{4R}、V_{5R} 诊断右室梗死的符合率为 94.1%(16/17 例),如果按此标准,本例提示合并有急性右室梗死的可能。

例 185　急性下壁、右室心肌梗死

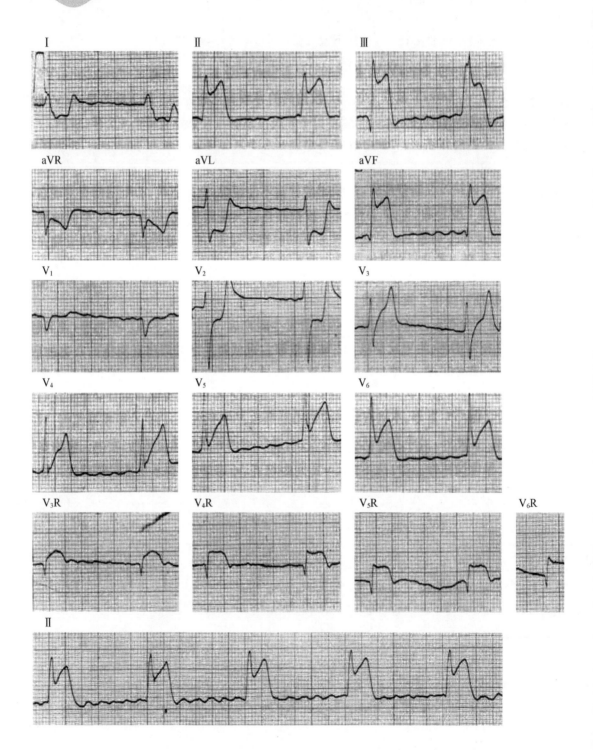

　　临床资料：赵××，男性，56 岁。临床诊断：冠心病，急性心肌梗死，选择性冠状动脉造影示右冠状动脉近端完全闭塞，左前降支狭窄 50%。

　　心电图特征：P 波消失，由大小、间期相等的 F 波代替，R-R 间期绝对均齐，QRS 时限 0.10s。胸导联 V_1、V_{3R}、V_{4R} 呈 QS 型，V_{5R}、V_{6R} 呈 Qr 型，V_2 呈 rS 型，V_3 呈 RS 型，V_4 呈 Rs 型，V_5、V_6 呈 R 型，肢导联 Ⅱ、Ⅲ、aVF 呈 qR 型，Ⅰ 呈 R 型，aVL 呈 RS 型，aVR 呈 QS 型。ST 段 $V_{3R}-V_{6R}$ 呈弓背向上型抬高 0.2～0.3mV，V_5、V_6 抬高 0.1～0.2mV，Ⅱ、Ⅲ、aVF 抬高 0.55～0.8mV，V_2、Ⅰ、aVL、aVR 下移 0.15～0.6mV，T 波在上述 ST 段抬高的导联直立高耸，ST 段下移的导联（V_2 除外）则呈现 T 波倒置，为对应性改变。

　　心电图诊断：1. 心房扑动；2. 三度房室传导阻滞伴交界性逸搏性心律；3. 急性下壁、右室心肌梗死。

　　讨论：患者心前区持续性剧烈疼痛，含服硝酸甘油不能缓解，急诊入院，心电图检查发现右心室导联（$V_{3R}-V_{6R}$）和下壁导联（Ⅱ、Ⅲ、aVF）ST 段抬高伴巨大高耸 T 波，两者融合成单向曲线而诊断急性右室心肌和下壁心肌梗死。行选择性冠状动脉造影检查，结果显示右冠状动脉近端完全闭塞，左前降支 50%狭窄。紧急行右冠状动脉内成形术（PTCA）获得成功，使抬高的 ST 段即刻恢复正常，巨大高耸的 T 波亦明显改善，上述冠状动脉阻塞与再通及与心电图相应改变，为心电图诊断右室和下壁心肌梗死提供了病理基础。

　　左冠状动脉主干分布左心室的前部，当该血管发生阻塞后，心电图上呈现广泛前壁（前间壁、前壁及前侧壁）心肌梗死图形；右冠状动脉自主动脉根部右冠状窦发出后顺房室沟绕到心室的后部，分布到右心室、左心室的下壁，后壁与室间隔后部区域，右冠状动脉近端闭塞后，可产生右心室和左心室下后壁心肌梗死的心电图改变。临床上右心室心肌梗死少见，其主要原因是右心室由左右冠状动脉双重供血，侧支循环丰富等。本例右冠状动脉闭塞部位发生在近段，因此心肌梗死范围广（右室和下壁）。此外，由于右冠状动脉阻塞，引起房室传导系统缺血损伤，发生三度房室传导阻滞，伴发的是交界性逸搏性心律（房扑时 R-R 间期均齐，心率缓慢）提示房室阻滞部位可能在房室结或房室交界区的上部。

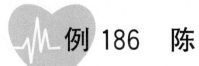

例186 陈旧性前间壁心肌梗死

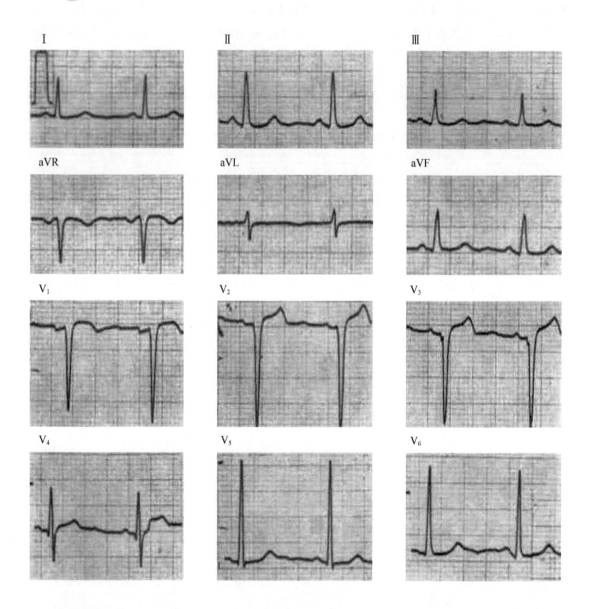

临床资料:邓××,男性,52岁。临床诊断:冠心病,陈旧性心肌梗死。

心电图特征:P波规律出现,形态正常,心率75次/分,P-R间期0.14s,QRS时限0.08s,Q-T间期0.38s,心电轴正常(56°)。胸导联V_1、V_2呈QS型,V_3呈Qr型,V_4呈qRS型,V_5呈qRs型,V_6呈qR型。ST-T无明显改变。

心电图诊断:1.窦性心律;2.陈旧性前间壁心肌梗死。

讨论:患者一年前持续心前区剧烈疼痛住院,心肌酶谱异常,检查心电图ST_{V1-4}呈弓背形抬高，T波倒置和异常Q或QR型，在本院心内科诊断急性前间壁心肌梗死。三个月后冠状动脉造影检查，显示左前降支内径狭窄75%。这次心电图记录示呈QS型，但ST-T基本正常，为陈旧性前间壁心肌梗死。

陈旧性心肌梗死的心电图表现是，急性心肌梗死后数月或数年，抬高的ST段及倒置T波已恢复正常（少数病例可长期无变化），但病理性Q波长期恒定不变。

例187 陈旧性前间壁心肌梗死

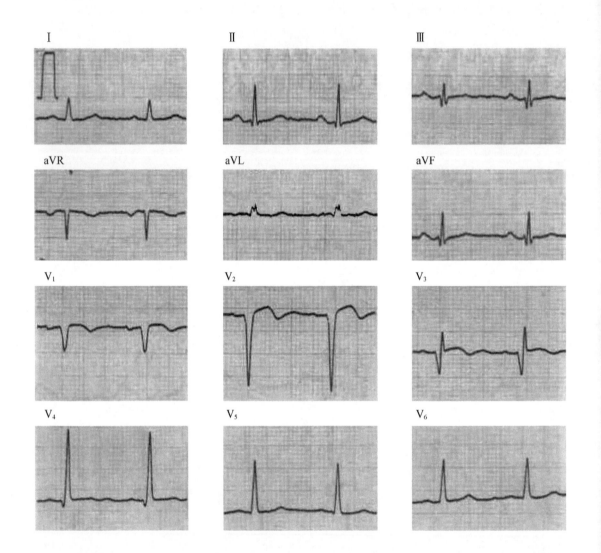

临床资料: 王××,男性,67岁。临床诊断:冠心病,陈旧性心肌梗死。

心电图特征: 窦性心律,P波正常,心率81次/分,P-R间期0.18s,QRS时限0.10s,Q-T间期0.36s,心电图正常(30°)。胸导联 V_{1-2} 呈QS型,V_3 呈Qr型,V_4、V_5 呈qR型、$qV_4 >$ qV_5,V_6 呈R型。ST段无偏移,T_{V4-6} 平坦,低平。

心电图诊断: 1.窦性心律;2.陈旧性前间壁心肌梗死。

讨论: 患者十余年前因急性前间壁心肌梗死住院治疗,一个月后出院,后期做冠状动脉造影,结果显示冠状动脉左前降支狭窄85%。本次心电图示导联 V_{1-3} 有病理性Q波,ST-T恢复正常,为陈旧性前间壁心肌梗死。

例 188 陈旧性广泛前壁心肌梗死

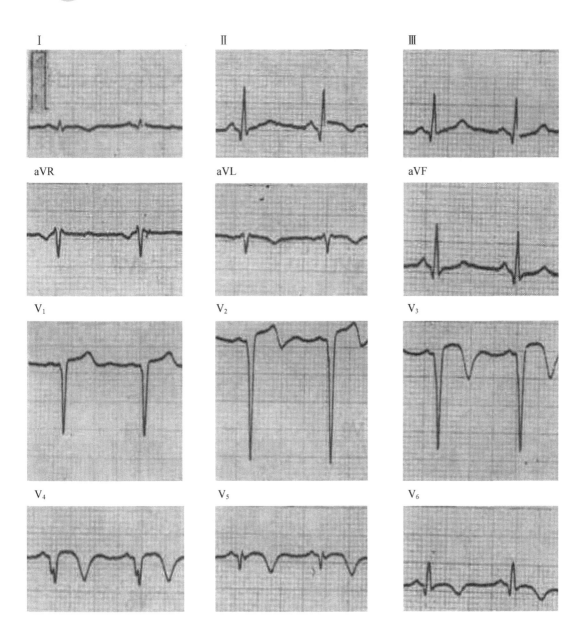

临床资料：占××，男性，63 岁。临床诊断：冠心病，陈旧性心肌梗死，室壁瘤。

心电图特征：P 波规律出现，形态正常，心率 80 次/分，P-R 间期 0.14s，QRS 时限 0.08s，Q-T 间期 0.40s，心电轴正常（80°）。导联 V_{1-5} 呈 QS 型，$QRSV_5$ 见胚胎 r，V_6 呈 qr 型，Q＞1/4R，I 呈 qrS 型，aVL 呈 rS 型，rV_6、I、aVL 低小。II、III、aVF 呈 qRs 型，q≥1/4R，时限 0.03s。ST_{V1-6} 弓背形抬高 0.1～0.2mV，$T_{V1-6,I,aVL}$ 倒置，两肢对称。

心电图诊断：1. 窦性心律；2. 陈旧性广泛前壁及下壁心肌梗死；3. 室壁瘤；4. 心肌缺血（慢性冠状动脉供血不足）。

讨论：患者于 1992 年 10 月患急性下壁及广泛前壁心肌梗死住院，治疗一个月余，病情稳定后出院，出院时常有心前区不适、隐痛等，冠状动脉造影显示左前降支近端狭窄 90%。此次为 1993 年 10 月心电图检查记录，除广泛前壁及下壁导联异常 Q 波外，尚见倒置的冠状 T 波及 ST_{V1-V3} 抬高不降，考虑有冠状动脉供血不足和心室前壁室壁瘤形成。

一般急性心肌梗死后数月到半年，倒置的 T 波和抬高的 ST 段应恢复正常，否则应考虑心肌缺血和室壁瘤。本例患者 X 线片及心脏 B 超示前室壁瘤，与心电图所见相吻合。

例189　陈旧性前壁、下壁心肌梗死

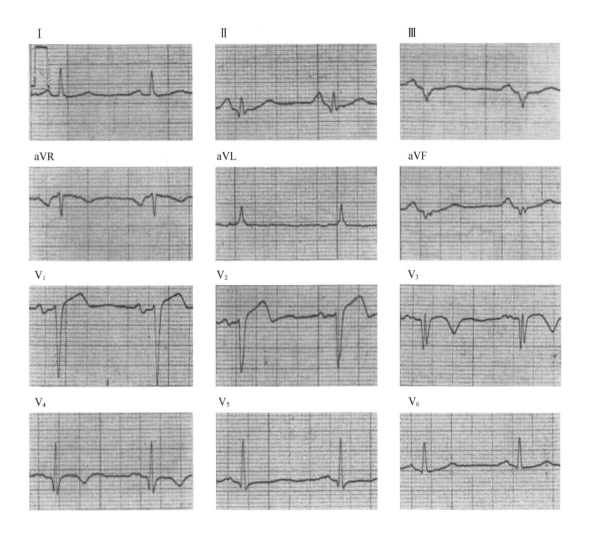

临床资料:赵××,男性,64岁。临床诊断:冠心病,陈旧性心肌梗死,室壁瘤。

心电图特征:P波规律出现,其振幅Ⅱ、Ⅲ、aVF 0.22mV,时限 0.12s,P-R 间期 0.18s,心率 64 次/分,QRS 时限 0.10s,Q-T 间期 0.42s,心电轴左偏(- 1°)。导联 V₁、V₂呈 rS 型,r_{V2} < r_{V1},V₃呈 QS 型,其间可见胚胎 r,V₄、V₅呈 qRs 型,V₆呈 qR 型,q_{V4} > 1/4R,0.03s,q_{V5} > q_{V6},Ⅱ呈 qRs 型,$q_{Ⅱ}$异常,Ⅲ、aVF 呈 QS 型,出现切迹。$ST_{V1、V2、V3}$弓背型抬高 0.1~0.3mV,$T_{V1、V2}$直立,$T_{V3、V4}$倒置,T_{aVL}低平、平坦。

心电图诊断:1. 窦性心律;2. 房内传导阻滞;3. 陈旧性前壁及下壁心肌梗死;4. 室壁瘤;5. 心肌缺血。

讨论:患者 1989 年 3 月因剧烈胸痛持续 3h 急诊入院,心电图检查符合急性前壁及下壁心肌梗死改变,心肌酶谱异常增高。本次为 1993 年 10 月心电图记录,心电图改变具备陈旧性前壁及下壁心肌梗死,ST 段改变为室壁瘤形成所致,X 线片及心脏 B 超检查均显示前壁心室壁瘤特征。患者常感心前区闷痛不适,T_{V3-V5} 改变,提示心肌缺血存在。

据文献报道,本例 V_3 QS 波中的胚胎 r 及 QS 波$_{Ⅲ、aVF}$有切迹,表示坏死心肌中,尚有呈岛状的存活心肌存在。P 波 V_2-V_6 出现切迹,时限增宽,为心房内传导阻滞引起,也可能是左心功能不全所致。

例190　陈旧性下壁心肌梗死

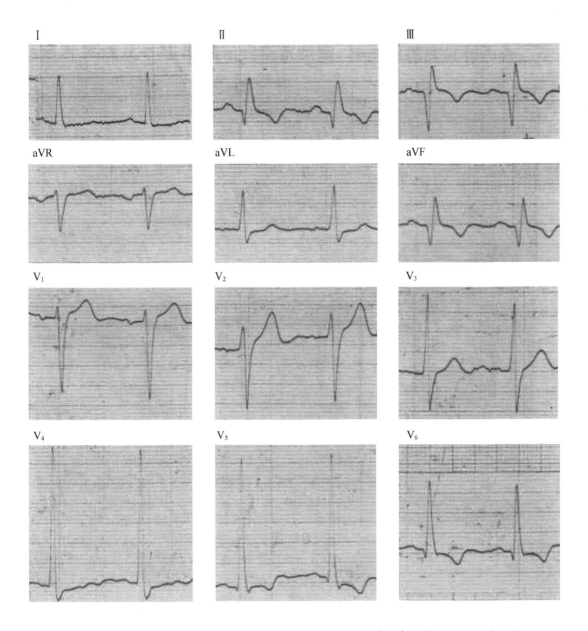

临床资料:郭××,男性,73岁。临床诊断:高血压,冠心病,陈旧性下壁心肌梗死。

心电图特征:窦性心律,P波aVL,V_3—V_6增宽,切迹,时限0.12s,P波各导联振幅正常。心率75次/分,P-R间期0.18s。QRS时限0.11s,Q-T间期0.42s,心电轴11°。肢导联Ⅱ、Ⅲ、aVF呈QR型,Q波深度及时限异常;胸导联V_1、V_2呈rS型,V_3呈Rs型,V_4、V_5、V_6呈qRs型。R_{V5}达3.2mV,S_{V1}达1.4mV,$R_{V5}+S_{V1}$为4.6mV。ST_{V1-V2}下移0.1mV,

$T_{V5、V6、II、III、aVF}$倒置，$T_{I、V4}$平坦。

心电图诊断：1. 窦性心律；2. 陈旧性下壁心肌梗死；3. 左室肥大及劳损；4. 心肌缺血。

讨论：本例心前导联 QRS 振幅异常增高及 II、III、aVF 病理性 Q 波，左心室肥大和陈旧性下壁心肌梗死的诊断可以确定。ST-T 改变是继发于左室肥大，还是原发性冠状动脉供血不足难以区分，可能两者都存在。用异常 Q 波诊断陈旧性下壁心肌梗死时，II、III、aVF 呈 QR 型较 QS 型可靠，后者容易与左前分支阻滞的 rS 型相混淆。

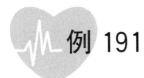

例191　频发房性早搏形成三联律伴室内差异性传导

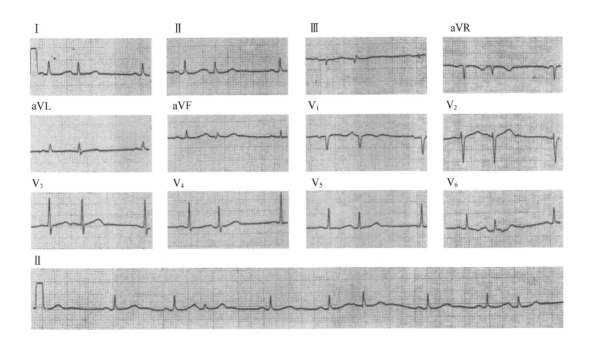

临床资料:李××,女性,68岁。临床诊断:高血压病Ⅱ期。

心电图特征:此图为同一患者同步记录的上图全导联和下图长Ⅱ导联心电图。P波规律出现,时限及振幅正常,心率63次/分,P-R间期0.18s,Q-T间期0.40s,心电轴正常(30°),QRS时限0.07s,各导联均见早搏。在长Ⅱ导联中可见每两个窦性P-QRS-T波群后有提前发出P′-QRS-T波群,P′波形态与窦性P波稍有不同,为房性早搏。房性波均落在前一窦性搏动T波的下降支,与T波重叠,使该T波变形。下传的QRS波群与窦性之QRS波群比较略有畸形,为室内差异性传导。房早联律间期相等,代偿间歇不完全。ST-T基本正常。

心电图诊断:1. 窦性心律;2. 频发性房性早搏形成三联律伴室内差异性传导。

讨论:房性早搏的心电图表现是:①提前出现变形的P′波,P′波形态和窦性P波不同,P′-R间期>0.12s;②QRS波群和主导心律者相同,如果伴室内差异性传导时可稍有变形;③有不完全性代偿间歇,即房性早搏前后两个窦性的时距小于两个窦性P-P间期。本例符合上述房性早搏的诊断标准。另外,每两个窦性心搏后出现一次房性早搏,称房早三联律。

例192 频发房性早搏形成三联律部分房早呈间位性伴室内差异性传导

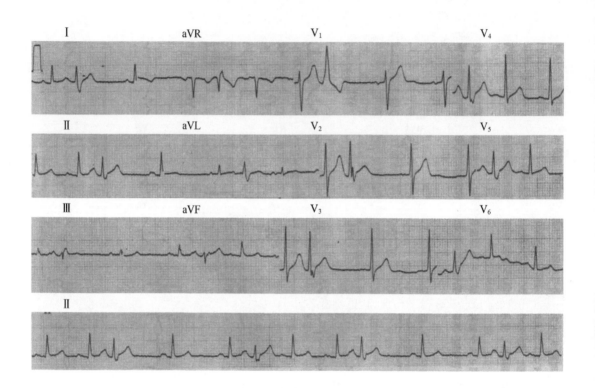

临床资料：成××，男性，63岁。临床诊断：腹膜炎。

心电图特征：上下四条为同步描记之常规12导联和长Ⅱ导联心电图，剪贴时有错位。基本心律为窦性，心率67次/分，其P波形态，时限及振幅均正常，P-R间期0.16s，Q-T间期0.38s，心电轴正常（43°），QRS时限0.07s，各导联QRS波群形态正常。长Ⅱ导联第3、6、9、12个QRS波群提前发出，其前有P′波重叠于前一T波中，P′-R间期与窦性相等，联律间期相等，第1、3个早搏代偿间期不完全，第2、4个则无代偿间期，为间位型，下传QRS波群呈右束支阻滞型（参考全导），为室内差异性传导。

心电图诊断：1. 窦性心律；2. 频发性房性早搏形成三联律部分呈间位型伴室内差异性传导。

讨论：在窦房结的激动尚未发出之前，心房异位起搏点提前发出一次激动，引起心房除极，称为房性早搏。其心电图表现是：①提前发出变形的P′波，P′-R间期＞0.12s；②QRS波群形态正常，如伴室内差异性传导时，其QRS可变形，形状多呈右束支阻滞型；③有不完全性代偿间歇。即房早前后两个窦性P波的间距小于两个基本窦性P-P间期，有部分房早后无代偿间歇，为间位型房早。

本幅符合上述诊断标准，是典型房性早搏伴室内差异性传导。每两个窦性QRS波群跟随一次房性早搏，且连续三次以上，形成三联律。第2和4个房早呈间位型。

例 193　频发房性早搏形成短阵性房性心动过速部分伴室内差异性传导

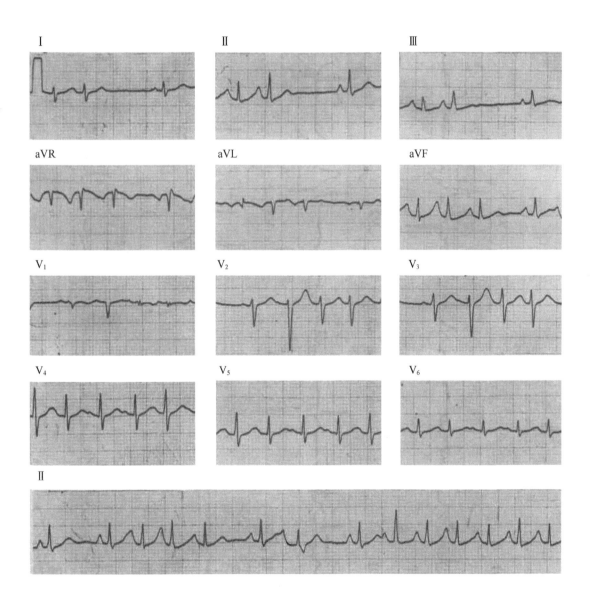

临床资料:林××,男性,49岁。临床诊断:心悸原因待查。

心电图特征:窦性心律,心率85次/分。P-R间期0.13s,Q-T间期0.36s,心电轴正常(82°),QRS时限0.08s。各导联窦性QRS波群形态正常。在长Ⅱ导联第1、2、6、8个P波为窦性,第3、4、5、9~14个P波是提前连续发出之房性早搏,其P′-P′间期0.36s,频率166次/分,形成短阵房性心动过速。部分房性P波下传之QRS波群形态和窦性稍有不同。各导联ST-T均正常。

心电图诊断:1.窦性心律;2.频发性房性早搏形成短阵性房性心动过速,部分伴室内差异性传导。

讨论:第2、8个窦性P波之后连续出现3个以上房性早搏形成了短阵房性心动过速。房性心动过速的第一个QRS波群与窦性QRS波群相比较有轻度变形,为室内差异性传导所致。

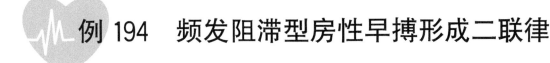

例 194　频发阻滞型房性早搏形成二联律

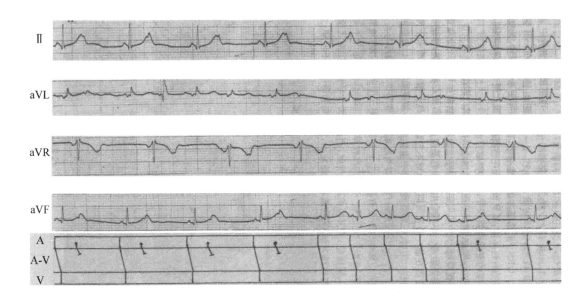

临床资料:沈××,男性,4 岁。临床诊断:心肌炎?

心电图特征:Ⅱ、aVL、aVR 和 aVF 为同一患者同一次心电图描记,窦性 P 波,形态正常,心率 107 次/分,P-R 间期 0.11s,QRS 时限 0.06s,Q-T 间期 0.40s,在 aVF 导联的第 5～9 个和 aVL 导联第 2～6 个 P-QRS-T 为基本的窦性心律,P-P 间期>0.12s,为窦性心律不齐,其余每个窦性 QRS 后均可见房性早搏,其 P 波重叠在前面的 T 波上使之高耸、切迹,其后无 QRS 波群(P′波未下传心室),早搏的联律间期相等,代偿间歇完全。

心电图诊断:1. 窦性心律;2. 频发性阻滞型房性早搏形成二联律。

讨论:在分析室率缓慢(长 R-R 间期)时,应注意其间是否有 P 或 P′波未下传情况,即阻滞型房性早搏和 2:1 房室传导阻滞。本幅心电图很容易误认为窦性心动过缓,仔细辨析发现其 T 波上有房早 P′波,由于 P′波落在前一心动周期的绝对不应期内,故 P′波受阻而未下传,为阻滞型房性早搏。此外,在分析这种心电图时,注意寻找有助于鉴别之处,如该图的 aVL 导联的 2～6 个 P-QRS-T 波群和 aVF 导联 5～9 个 P-QRS-T 波群为基本的窦性节律,又恰好与长 R-R 间期呈倍数关系,这些都是对本例心电图的分析是有帮助的。aVL 导联第三个窦性 QRS 波群变形,是由于其在长心动周期后,导致的室内差异性传导。多数的房性早搏之后的代偿间歇为不完全性,那是因为房性早搏的激动多能侵入窦房结,使其提前除极所致;而本例房性早搏的出现代偿间歇完全,是由于房性早搏的激动到达窦房结之前,窦性激动已经发出,或落在窦房结的不应期,未能干扰窦房结的基本激动之故。

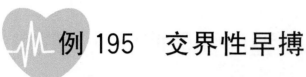

例 195　交界性早搏

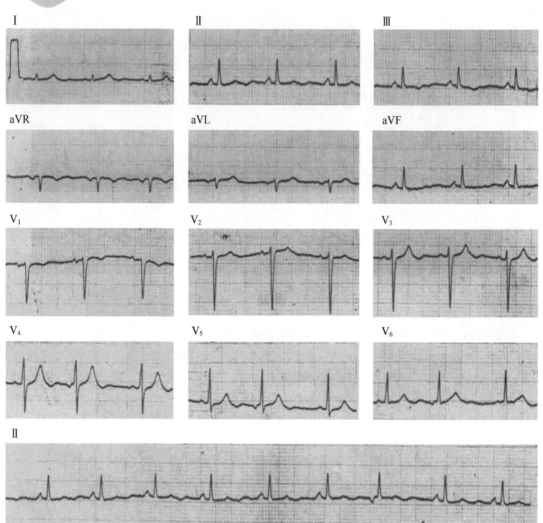

临床资料:钟××,女性,33 岁。临床诊断:心肌炎后遗症。

心电图特征:P 波规律出现,时限及振幅均正常。P-P 间期 0.76s,均齐,心率 79 次/分,P-R 间期 0.14s,QRS 时限 0.07s,Q-T 间期 0.32s,心电轴正常(78°),各导联 QRS 波群形态正常。ST-T 正常。在导联 Ⅱ、V_4、V_5 及 V_6 可见提前出现的 QRS 波群,形态与窦性者相同。其前有倒 P^-(逆行型 P^- 波),P^--R 间期 0.09s,为交界性早搏。

心电图诊断:1. 窦性心律;2. 偶发性交界性早搏。

讨论:在窦性激动尚未发出之前,交界区发出的激动,使心脏除极,称为交界性早搏。其心电图诊断标准是:①有提早的 QRS 波群和窦性 P 波方向相反的逆行 P^- 或无 P 波,QRS 波群形态和窦性相同;②逆行 P^- 在 QRS 波群之前者,P^--R 间期<0.12s,逆行 P^- 在 QRS 之后者,R-P^- 常<0.20s;③多有完全性代偿间歇。

本幅心电图符合上述诊断标准,为典型的交界性早搏。

例 196　频发交界性早搏形成二联律

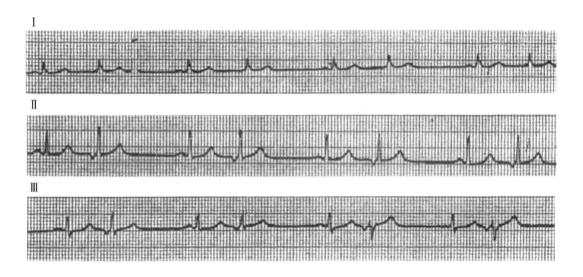

临床资料:李××,女性,26 岁。临床诊断:甲状腺功能亢进。

心电图特征:Ⅰ、Ⅱ、Ⅲ三条为同一患者的同一次心电图记录。基本心律为窦性,P 波正常,P-R 间期 0.16s,QRS 时限 0.08s,Q-T 间期 0.40s,心电轴正常(44°)。每次窦性搏动后,均提前发出 QRS 波群,其前有逆行 P⁻ 波,P⁻-R 间期<0.12s,QRS 形态与窦性相同,部分轻度变形,为室内差异性传导。

心电图诊断:1. 窦性心律;2. 频发性交界性早搏形成二联律,部分伴室内差异性传导。

讨论:本例是典型的交界性早搏,其特点是,提前发出 QRS 波群,时间<0.10s,形态与窦性者基本相同,其前有逆行型 P⁻ 波,P⁻-R 间期<0.12s。Ⅲ导联后两次早搏 QRS 轻度变形,是室内差异性传导之故。

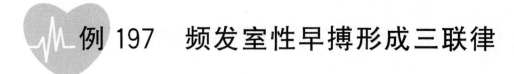

例 197　频发室性早搏形成三联律

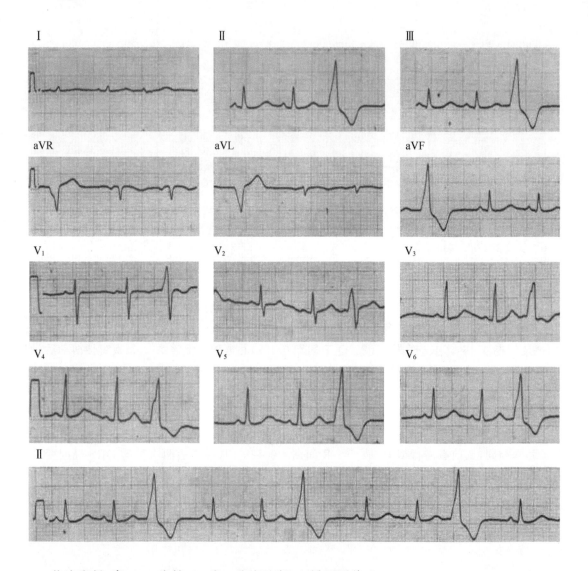

临床资料：廖××，女性，25岁。临床诊断：心悸原因待查。

心电图特征：P波规律出现，时限及振幅正常，P-P间期0.62s，心率97次/分，P-R间期0.14s，Q-T间期0.36s，QRS时限0.07s，心电轴正常（78°）。ST-T正常。在长Ⅱ导联每两个窦性QRS波群后可见提前发出，宽大畸形之QRS波群，其前无P波，时限0.14s，T波与QRS主波方向相反，为室性早搏。早搏间期相等，代偿间期完全。

心电图诊断：1. 窦性心律；2. 频发性室性早搏形成三联律。

讨论：窦性激动尚未到达心室之前，心室异位起搏点提早发出激动引起心室除极，称为室性早搏。其心电图的诊断标准是：①提前出现宽大畸形QRS波群，其前无P波；②QRS波群时限≥0.12s；③T 波方向与 QRS 主波方向相反；④早搏的联律间期基本相等，即从前一个窦性 QRS 波群起点到其后的室性早搏 QRS 波群起点的间距称为联律间期，单源折返性早搏的联律间期，一般相差不超过 0.08s；⑤代偿间歇完全，即室性早搏前后两个窦性 P 波间距等于两个基本窦性 P-P 间期，这是室性早搏一般难以逆传到达心房，不能干扰窦房结的固有节律使其重整之故。有时在每个基本窦性 QRS 波群之后都出现室性早搏者，称为二联律，如果两个或者三个窦性 QRS 波群之后出现一个室性早搏者称为三联律或四联律。本例符合室性早搏三联律的心电图标准。

例 198　频发成对型室性早搏

Ⅱ

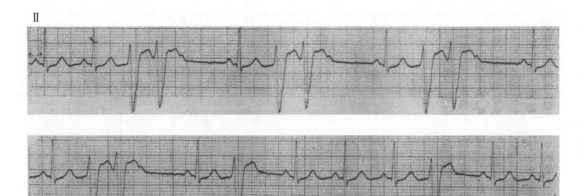

　　临床资料:刘××,男性,60 岁。临床诊断:冠心病。

　　心电图特征:上下两条为Ⅱ导联的连续记录,可见基本心律为窦性,心率 83 次/分。上条在Ⅱ导联的第 3、4、6、7、9、10 个 QRS 波群和下条 2、3、5、9 个 QRS 波群提前发出,形状宽大畸形,时限 0.18s,其前无 P 波,T 波方向与 QRS 主波相反,联律间期相等,代偿间歇完全,为室性早搏,上条 3、4、6、7、9、10 和下条 2、3 为成对型室性早搏。

　　心电图诊断:1. 窦性心律;2. 频发性成对型室性早搏。

　　讨论:本例多数是在一个基本窦性 QRS 波群之后连续出现两个室性早搏。这种早搏在临床上比较少见,其发生机制为心室肌局部的连续折返所致,临床意义则多见于有器质性心脏病或洋地黄中毒患者。

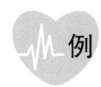 例 199　频发间位型室性早搏

Ⅱ

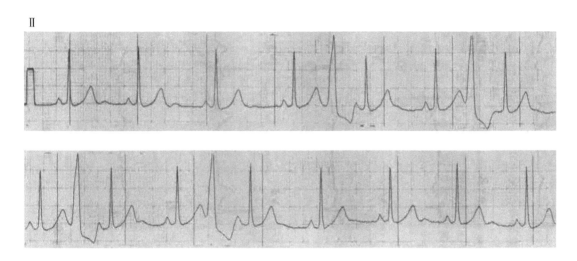

临床资料:翁××,女性,43岁。临床诊断:心肌病。

心电图特征:上下两条为Ⅱ导联连续描记,基本心律为窦性,P-P间期不齐为1.02～1.14s,平均心率56次/分。P-R间期0.16s,Q-T间期0.46s,QRS时限0.09s。在长Ⅱ导联上条的第5个及第8个QRS波群和下条第2个和第5个QRS波群为提前出现,形态宽大畸形,时限＞0.12s,其前无P波,为室性早搏。早搏的联律间期相等。无代偿间歇。

心电图诊断:1. 窦性心动过缓伴不齐;2. 频发性间位型室性早搏。

讨论:本幅室性早搏之QRS波群发生在两个基本窦性的QRS波群之间,称为间位型或插入型室性早搏。在窦性心动过缓或舒张早期出现的早搏,容易为间位型,这种间位型室性早搏要注意和室性早搏引起的反复心律鉴别。室早引起的反复心律的QRS波群前为逆行型P⁻波,间位型室早后面的QRS波群前的P波是窦性的;室性早搏后的反复心律的R-R间期常明显短于两个正常窦性心律的R-R间期之和。

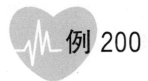 例200 非阵发性交界性心动过速
（加速性交界性心律）

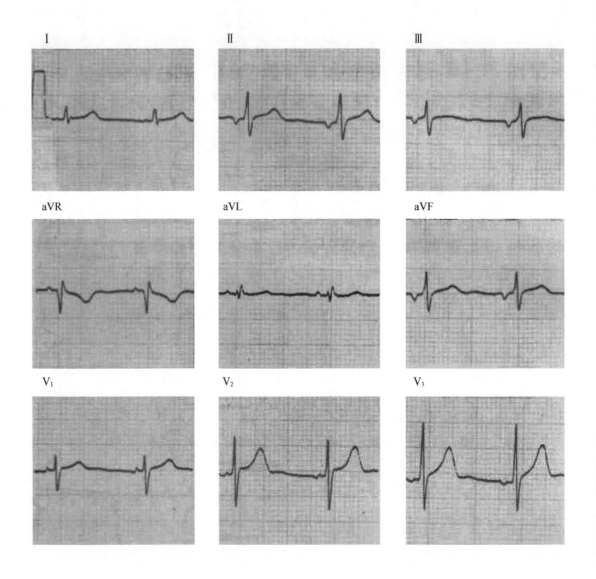

V₄　　　　　　V₅　　　　　　V₆

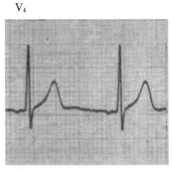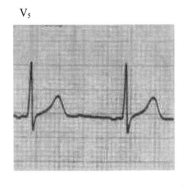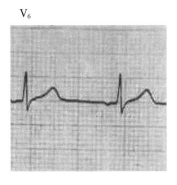

Ⅱ

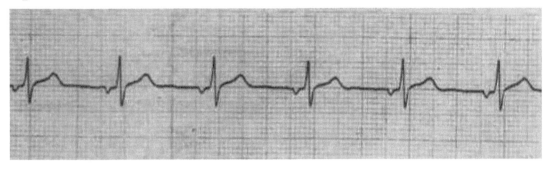

临床资料:陈××,男性,31岁。临床诊断:心肌炎。

心电图特征:P波在导联Ⅱ、Ⅲ、aVF、V₄、V₅、V₆倒置,aVR直立,为逆行型 P⁻波,P⁻-R间期 0.10s,QRS 时限 0.07s,P⁻-P⁻间期 0.80s,心率 75 次/分,为加速性交界性心动过速。Q-T 间期 0.34s,心电轴正常(30°),ST-T 正常。

心电图诊断:非阵发性交界性心动过速(加速性交界性心律)。

讨论:非阵发性交界性心动过速是由于交界区的异位兴奋点增高,在窦性激动尚未激动心脏之前,首先控制心房和(或)心室的一组主动性心律失常。其心电图表现是:①心室率或逆行型 P⁻波频率为 70~130 次/分;②QRS 波群之前或之后可有逆行 P⁻波;③P⁻-R 间期≤0.12s或 R-P⁻间期≤0.20s;④有时有窦性心律与之形成干扰性房室脱节。

本例长Ⅱ导联连续三次以上伴有逆行型 P⁻的 QRS 波群,心率 75 次/分(70~130 次/分范围内),为非阵发性交界性心动过速或加速性交界性心律。因为交界性心律的基本频率应在40~60 次/分,其心率如果超过 70 次/分时,为交界性心动过速,是一种主动性交界性心律失常。

在临床上,非阵发性交界性心动过速常见于急性风湿热,心肌炎,急性心肌梗死特别是下壁梗死,洋地黄中毒及心脏手术时等。

例201 阵发性室上性心动过速

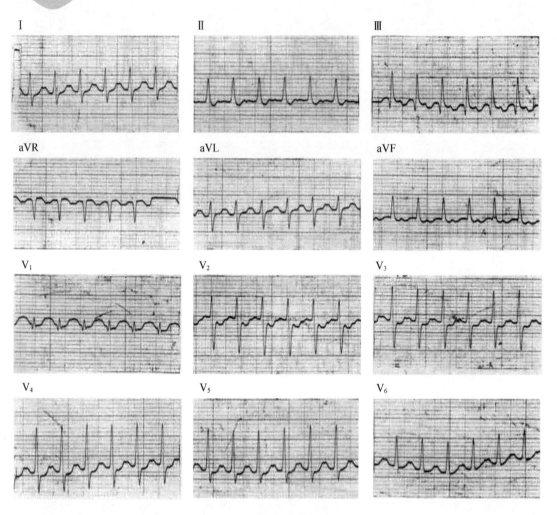

临床资料:武××,女性,26岁。临床诊断:心悸原因待查。

心电图特征:在各导联可见一系列形态正常,快速均齐的 QRS 波群,QRS 时限 0.06s,心率 175 次/分,由于心率频速,致使 P、T 波不易辨析。在肢体导联Ⅰ呈 Rs 型、Ⅱ呈 R 型、Ⅲ呈 qR 型、aVR 呈 QS 型、aVL 呈 rS 型、aVF 呈 qR 型,胸导联 V_1 呈 rsr′ 型、V_2 呈 rs 型、V_3、V_4、V_5 呈 Rs 型、V_6 呈 R 型,心电轴正常(52°)。ST-T 未见明显异常。

心电图诊断:阵发性室上性心动过速。

讨论:本幅心电图心动过速频率 175 次/分,QRS 波群形态正常,P 波不易辨析,心动过速有突发突止等特点,符合阵发性室上性心动过速。

临床电生理检查证实,阵发性室上性心动过速包括:①房室结内折返性心动过速;②房室间折返性心动过速;③窦房结折返性心动过速;④房内折返性心动过速;⑤自律性折返性心动过速。体表心电图对上述类型的心动过速时有一些诊断线索可资初步鉴别,而详细可靠的分类有赖于心内电生理检查或食管电生理检查。

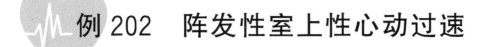

例 202 阵发性室上性心动过速

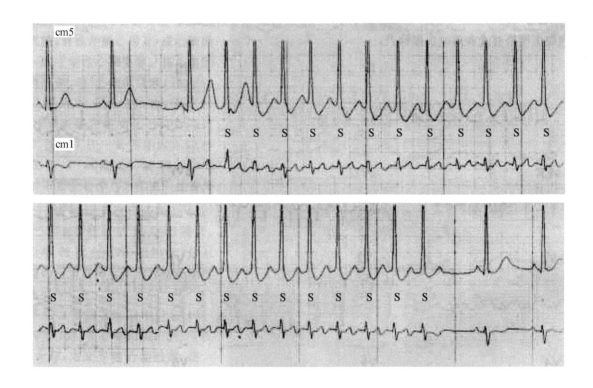

临床资料：张××，女性，33 岁。临床诊断：心悸原因待查。

心电图特征：上下两条为动态心电图 cm5、cm1 导联的连续记录。第 1～3 个 QRS 波群形态正常，其前有窦性 P 波，为基本的窦性心律。第 4 个 QRS 波群提前发出，其前有 P 波，为房性早搏，其后引发一系列快速的 QRS 波群，R-R 间期均齐，其后的 ST 段可见逆行型 P⁻ 波，R-P⁻ 间期 0.06s，心率 167 次/分。心动过速持续 10s 左右，自行终止，而且终止时的 QRS 波群 ST 段无 P⁻ 波。

心电图诊断：阵发性室上性心动过速。

讨论：本幅阵发性室上性心动过速有突发突止的特点，心动过速由房性早搏诱发，心率 167 次/分（160～220 次/分之间），P′-R 间期延长及 QRS 波群的 ST 段上有逆行性 P⁻ 波，R-P⁻＜0.07s 等特征，考虑为房室结内折返性心动过速，其明确鉴别分类，尚须依靠电生理检查。

例 203 阵发性室性心动过速

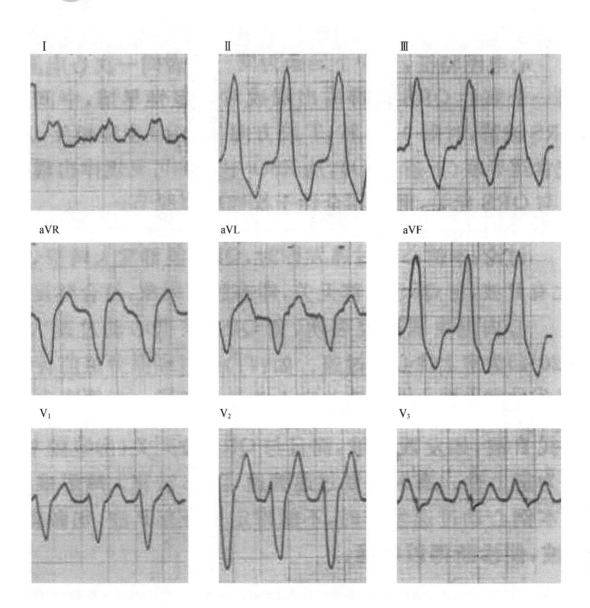

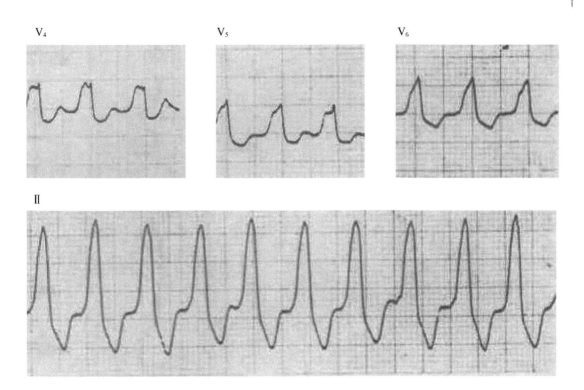

临床资料:李××,女性,27 岁。临床诊断:心悸原因待查。

心电图特征:12 导联和长 II 导联为同次记录,可见心动过速之 QRS 波群宽大畸形,其间隐约可见窦性 P 波(长 II 导联第 5、8 个 QRS 波群起始部),T 波方向与 QRS 主波相反,R-R 间期整齐,心率 160 次/分,为阵发性室性心动过速。室速之 QRS 波群呈左束支阻滞图形,心电轴不偏(83°),ST-T 呈继发性改变。

心电图诊断:阵发性室性心动过速。

讨论:阵发性室性心动过速的心电图表现:①三个或三个以上的连续出现快速的 QRS 波群,心室率 140~200 次/分(有时可低于此限);②QRS 时限≥0.12s,T 波方向与主波方向相反;③R-R 间期基本相等,室率可略有不齐;④多数见不到 P 波,如能发现 P 波,则 P 波的频率比 QRS 波群频率明显缓慢,P 与 QRS 波群无关,形成干扰性房室脱节。

本例心电图特征符合阵发性室性心动过速的诊断。

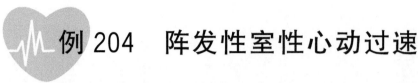

例 204　阵发性室性心动过速

II

II

ESO

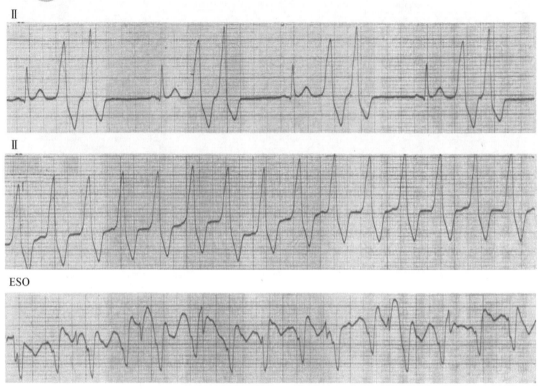

　　临床资料：李××，女性，27 岁。临床诊断：心悸原因待查。

　　心电图特征：上中下三条为同一患者同一次心电图记录。从上条 II 导联可见基本心律为窦性，每一个窦性 QRS 波群后出现成对的室性早搏，中间一条为 II 导联则连续出现快速宽大畸形的 QRS 波群，时限 0.16s，T 波方向与 QRS 主波相反，其间似乎隐约见到 P 波，但不太明确，因此描记食管导联（下条 ESO），从 ESO 中明确可见规律出现之 P 波，心房率 64 次/分，心室率 111 次/分，P 与 QRS 无关，形成完全性干扰性房室脱节。

　　心电图诊断：1. 窦性心律；2. 阵发性室性心动过速；3. 完全性干扰性房室分离。

　　讨论：本例心动过速发作时，QRS 波群宽大畸形，与成对出现的室性早搏形态相同，食管导联上有 P 波，与 QRS 波群无关，即有脱节现象，符合阵发性室性心动过速。

　　心内电生理研究表明，宽 QRS 波群心动过速大部分（80％）为室性心动过速，但有少部分（20％）为室上性心动过速。如：①通过预激旁道前传形成的反向性房室折返性室性心动过速；②阵发性室上性心动过速伴室内差异性传导；③原来存在束支传导阻滞的基础上出现室上性心动过速等，以上三种阵发性室上性心动过速的 QRS 波群宽大畸形，很像室性心动过速。两者鉴别方法是寻找 P 波，如发现 P 波，而且与 QRS 波无关（房室脱节）或可见室性融合波时，为室性心动过速，否则为室上性。有时心动过速频速，QRS 波宽大畸形难以分辨 P 波有无时，可加做食管导联心电图。如本例心动过速发作时，不能肯定是否有 P 波，加做食管导联心电图后能清晰见到与 QRS 无关的 P 波，使诊断得以明确。

例205 双向性室性心动过速

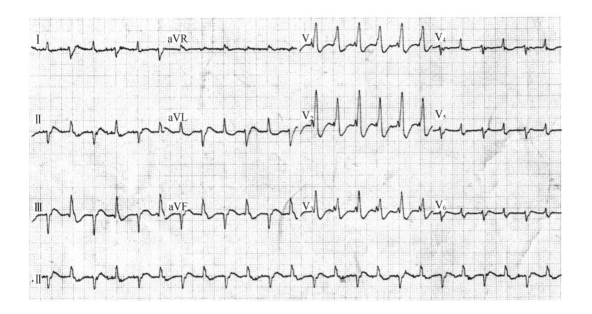

临床资料:患者,女,58岁。临床诊断:风湿性心脏病二尖瓣及主动脉瓣置换术后,左心衰竭,持续性心房颤动。

心电图特征:P波消失,代之以大小不同,间隔不等的f波。导联V_1QRS波群呈右束支阻滞型,其余多数导联QRS波群有两种形态不同的QRS波群交替出现,心电轴也左右交替变化,其一心电轴左偏($-59°$),另一心电轴右偏($116°$),QRS时限$0.13\sim0.15s$,心室率166次/分。导联Ⅱ、Ⅲ、aVF、V_{4-6}QRS主波呈上下交替出现,向上时ST段下移,T波倒置。向下时ST段抬高,T波直立平坦。

心电图诊断:双向性室性心动过速。

讨论:患者风湿性心脏病双瓣置换术后,右心衰竭,持续性心房颤动,长期服用地高辛药物治疗。心电图改变为:室性心动过速QRS波群主波上下交替出现,为双向性室性心动过速,提示洋地黄中毒所致。

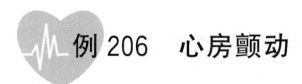

例 206 心房颤动

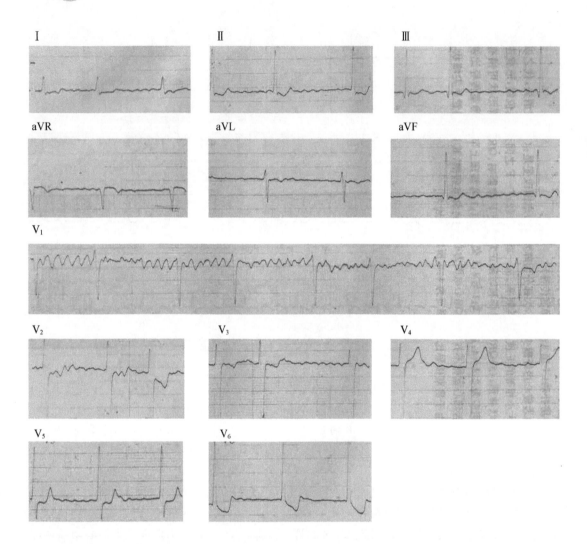

临床资料：陈××，男性，17 岁。临床诊断：风湿性心脏病：二尖瓣狭窄及关闭不全，主动脉瓣关闭不全。

心电图特征：P 波消失，代之以一系列大小不等、形状不同的 f 波，其频率 420 次/分（胸导联 V₁ 比较清楚）。R-R 间期不等，心室率平均 60 次/分，在多数导联可见超过 1.0s 的长 R-R 间期，示交界性逸搏。肢体导联 I 呈 Rs 型，II、III、aVF 呈 qRs 型，aVR 呈 QS 型，aVL 呈 rS 型，胸导联 V_{1-4} 呈 rS 型，S_{V2} 深达 2.2mV，V_5 呈 Rs 型，V_6 呈 qR 型。R_{V6} 高达 2.4mV，R_{V6}＋S_{V2} 达 4.6mV，Q-T 间期 0.34s，心电轴正常（70°）。$ST_{I、II、III、aVF}$、V_{3-6} 呈下斜型或鱼钩形下移 0.1～0.2mV，伴 T 波低平或倒置。

心电图诊断：1. 心房颤动伴交界性逸搏；2. 左室肥大及劳损。

　　讨论:心房颤动是临床上常见而重要的一种异位性心律失常。其心电图表现是:①P 波消失,代之以一系列大小不同、形状各异、间隔不等的 f 波,其频率为 350～600 次/分;②R-R 间期不等,心室率一般不超过 160 次/分。如果合并预激综合征者,频率可达到 200 次/分以上,心室率>100 次/分为快速型心房颤动。部分 R-R 间期延长>1.0s,为交界性逸搏。

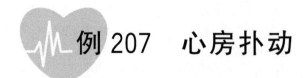

例 207 心房扑动

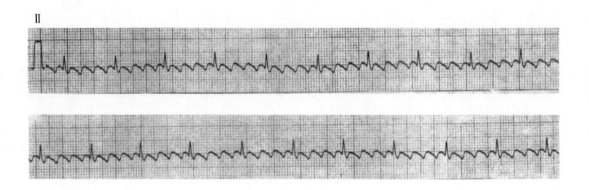

临床资料:杨××,男性,59 岁。临床诊断:冠心病。

心电图特征:上下两条为Ⅱ导联连续记录。P 波消失,代之以间隔均齐、大小相等、形状相同而且倒置的 F 波,其频率 300 次/分,F-F 之间无等电位线,呈波浪式或锯齿状,R-R 间期均齐,心室率 75 次/分,呈 4∶1房室传导,QRS 波群形态与窦性心律者相同,时限 0.10s。

心电图诊断:心房扑动(Ⅰ型 4∶1房室传导)。

讨论:心房扑动远较心房纤颤少见,大部分为阵发性。其心电图改变是:①P 波消失,代之以间隔均匀、形状相同、大小相等的 F 波。其频率 250~350 次/分;②F-F 之间无等电位线,形成连续的波浪式或呈锯齿状波形;③QRS 波群和时限正常,有时受 F 波影响,QRS 波群形状可稍有差异;④房室传导比例多为 2∶1~4∶1,有 2∶1与 4∶1交替者,但 1∶1者临床上罕见。房室传导比例固定,则心室率规则,否则心室律不齐。本幅心电图为心房扑动的典型病例,其 F 波倒置呈尖峰状,称为典型或Ⅰ型心房扑动。由于房室传导比例固定为 4∶1,所以心室率均齐。

例208 心房扑动(Ⅰ型)

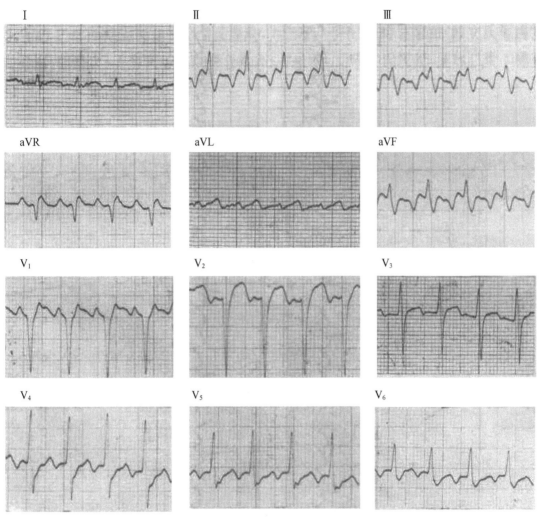

临床资料:王××,男性,57岁。临床诊断:慢性支气管炎并发肺气肿,冠心病。

心电图特征:P波消失,代之以大小相等、间隔相同及形态一致的F波,其波峰在Ⅱ、Ⅲ、aVF导联向下倒置,频率290次/分。F-R的传导比例为2:1,心室率145次/分。胸导联V₁呈QS型,V₂、V₃呈rS型,V₅、V₄呈Rs型,V₆呈R型,肢体导联因受肺气肿的影响,QRS波群振幅偏低,QRS时限0.08s,Q-T间期0.30s,心电轴左偏(-30°)。

心电图诊断:心房扑动(Ⅰ型,2:1房室传导)。

讨论:本幅心房扑动的F波在Ⅱ、Ⅲ、aVF向下倒置,为典型或Ⅰ型心房扑动,也是最常见而典型的一种类型。由于每两个F波下传心室一次,产生一个QRS波群,即为2:1房室传导,这种房室传导比例的心房扑动,心室率快,临床上较常见。

QRS波群肢体导联振幅偏低,胸导联V₃主波向下,以及V₁呈QS波等,提示受肺气肿影响所致。

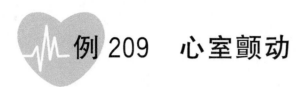

例209 心室颤动

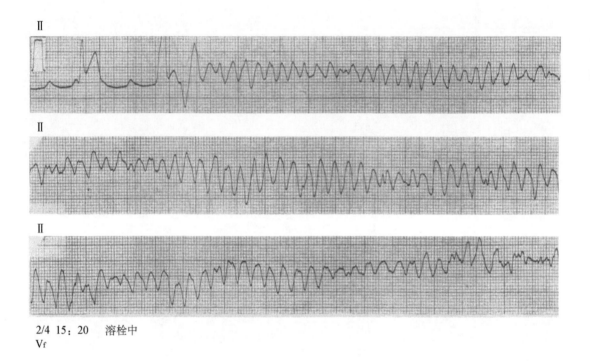

2/4 15：20 溶栓中
Vf

临床资料：赵××，男性，56岁。临床诊断：冠心病，急性下壁、右室心肌梗死。选择性冠状动脉造影示右冠状动脉近端完全闭塞。

心电图特征：上中下三条为长Ⅱ导联的连续描记。上条Ⅱ导联前段可见窦性P波，心房率150次/分，P与QRS波群无关，为三度房室传导阻滞。第一个QRS波群形态正常，是交界性逸搏，第二个QRS波群宽大畸形是室性自主搏动，紧接其后出现一次室早，联律间期极短（为0.36s），正落在前面的T波上，形成R-on-T现象，引发出一系列大小形态不同、间隔不等、连续频速的V_f波，频率320次/分，为心室颤动。

心电图诊断：1. 窦性心动过速；2. 三度房室传导阻滞伴交界性及室性逸搏；3. 极短联律间期室性早搏引发心室颤动。

讨论：该患者心室颤动的发生是由于急性心肌梗死，心肌严重缺血损伤而使其复极不均匀和电的不稳定性，再加上极短联律间期的室早落在心室肌的易颤期而发生。

由于在CCU监护病房，发现心室颤动，立即用直流电击复律，电能360瓦秒（焦耳），一次除颤成功，转为窦性心律。当天行右冠状动脉内成形术（PTCA），使闭塞的血管再通，病情好转出院，至今存活良好。

例210　扭转型室性心动过速及心室扑动

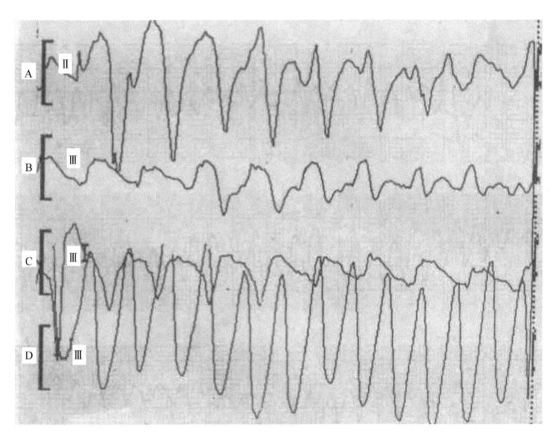

　　临床资料:曾××,女性,38岁。临床诊断:风湿性心脏病、二尖瓣狭窄及关闭不全,心室扑动。

　　心电图特征:患者风湿性心脏病心房扑动,接受奎尼丁药物转复心律治疗中,突然出现心律失常伴意识丧失时,监护仪自动储存,上、下图为回放出来的心电图连续记录。上下 A、B、C、D 为连续描记的 Ⅱ 导联和 Ⅲ 导联,从 A~C 条可见 P 波消失,出现一系列连续快速宽大畸形的 QRS 波群,其形态和振幅各不相同,但其波峰由大逐渐变小,方向自下而上,以等电位线为轴心的上下扭转,为尖端扭转型室性心动过速,频率130次/分左右。下图 D 条则为一系列规则、频速,大振幅的连续性波动,不能分辨出 QRS 波群和 T 波,频率187次/分,为心室扑动。

　　心电图诊断:1. 尖端扭转型室性心动过速;2. 心室扑动。

　　讨论:尖端扭转型室性心动过速,是一种极为严重的室性心动过速,常是心室扑动和颤动的前奏,其心电图特点是室性心动过速发作时,每隔3~20个心搏,QRS 波群便围绕基线(等电线)扭转其波峰的方向。产生这种心律失常的原因多种多样,但较多见于弥漫性心肌病变引起的心室复极障碍,如心肌炎、心肌病、冠心病、长 Q-T 间期、低血钾及奎尼丁、普鲁卡因酰胺、锑剂等药物中毒等。本例患者由于转复心房扑动用奎尼丁药物第四天,当时血钾偏低,因而引发出尖端扭转型室性心动过速,持续10余秒钟,很快转变为心室扑动和心室颤动。

例211　一度房室传导阻滞

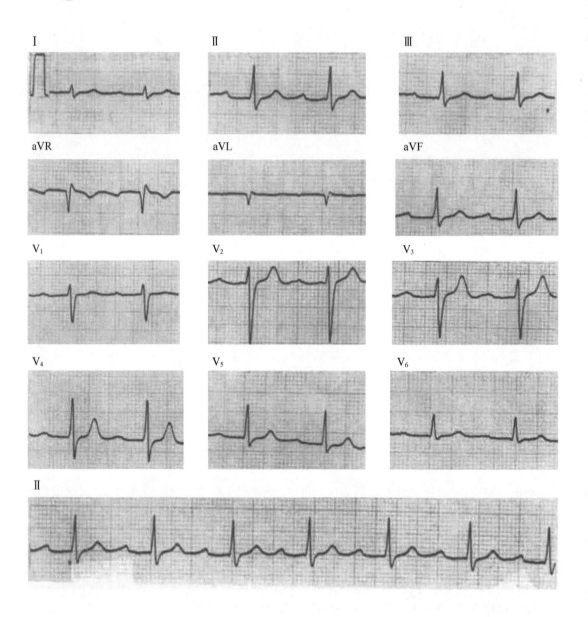

　　临床资料:陈××,男性,47岁。临床诊断:病毒性心肌炎恢复期。

　　心电图特征:P波规律出现,时限及电压正常,心率72次/分。P-R间期0.36s,Q-T间期0.39s,QRS时限正常。各导联QRS波群形态正常,肢体导联电压稍偏低,但还在正常范围。心电轴正常(77°)。ST段及T波无明显异常。

　　心电图诊断:1. 窦性心律;2. 一度房室传导阻滞。

　　讨论：一度房室传导阻滞（简称一度房室阻滞）是由于房室传导系统的相对不应期延长，心房激动下传时引起房室传导时间延长，但每次的心房激动均能传入心室。心电图表现为 P 波后均有下传 QRS 波群，但 P-R 间期延长，即①在任何情况 P-R 间期≥0.21s（成人）或 0.18s（儿童）；②按心率换算 P-R 间期超过正常最高限度；③同一人前后心电图比较，心率无明显改变而 P-R 间期延长超过 0.04s；④交界性心率（逆行 P⁻）其 P-R 间期＞0.12s。

　　一度房室传导阻滞的常见病因有：急性心肌炎、冠心病尤其是心肌梗死、洋地黄过量或迷走神经功能亢进等。

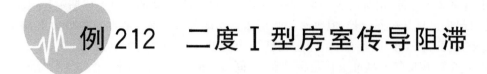

例212 二度Ⅰ型房室传导阻滞

Ⅱ

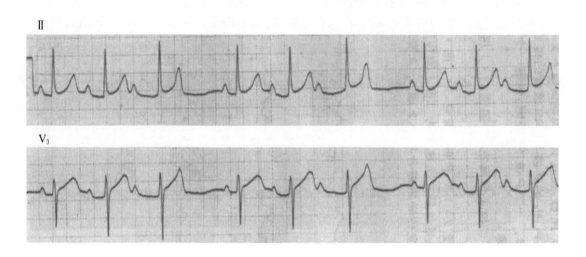

V₃

临床资料:刘××,男性,36 岁。临床诊断:甲状腺功能亢进。

心电图特征:P 波规律出现,时限及振幅正常,心房率 88 次/分。在Ⅱ导联第 1、2、3 个 P 波的 P-R 间期逐渐延长,分别为 0. 20、0. 27、0. 38s,第 4 个 P 波落在前一心动周期的 T 波上未下传到心室,脱落一次 QRS 波群,形成 4:3 的房室传导阻滞。这种方式反复出现,周而复始。

心电图诊断:1. 窦性心律;2. 二度Ⅰ型房室传导阻滞。

讨论:二度Ⅰ型房室传导阻滞也称文氏型房室传导阻滞,是由于房室交界区绝对与相对不应期均延长所引起。其心电图表现为 P-R 间期逐渐延长,直到 P 波后脱漏一次 QRS 波群,在漏搏后的 P-R 间期又重新恢复缩短,以后又逐渐延长此种现象反复出现,周而复始。这种传导延迟递增现象称文氏(WencReb ach)现象。二度Ⅰ型房室传导阻滞的比值常为 3:2、4:3 或 5:4等。本例心电图符合上述改变。

例213　二度Ⅱ型房室传导阻滞

Ⅱ

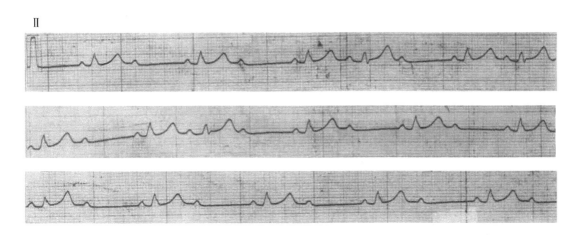

临床资料:杜××,男性,45岁。临床诊断:心肌炎后遗症。

心电图特征:三条为Ⅰ导联心电图的连续记录。P波规律出现,时限及振幅正常,为窦性心律,P-P间期均齐,心房率81次/分。从图中可见多数情况是P波与QRS波群的传导比例呈2:1,即每两个P波仅一个下传心室,产生QRS波群,另一P波下传受阻,其后无QRS波,出现心室漏搏现象。当P波下传时,P-R间期0.18s,而且P-R间期固定不变,QRS时限0.10s。另外,上条的P_5、P_6、P_7、P_8、P_9和中条的P_3、P_4、P_5的P波与QRS波群的传导比例呈3:2,即每三个P波有两个P波下传心室,产生QRS波群。一个P波下传受阻,脱漏一个QRS波群,下传P-R间期逐渐延长,从0.18~0.24s,呈文氏现象。

心电图诊断:1.窦性心律;2.二度Ⅱ型房室传导阻滞(2:1房室阻滞);3.二度Ⅰ型房室传导阻滞(3:2房室阻滞)。

讨论:本例大部分房室传导呈2:1,P-R间期恒定,为二度Ⅱ型房室传导阻滞。另有三组房室传导呈3:2,下传P-R间期逐渐延长呈文氏现象,为二度Ⅰ型房室传导阻滞(即文氏型房室传导阻滞)。也有人提出,如果2:1房室传导阻滞合并3:2或4:3等文氏现象,统称二度Ⅰ型房室传导阻滞。

例214 二度Ⅱ型房室传导阻滞合并完全性左束支传导阻滞

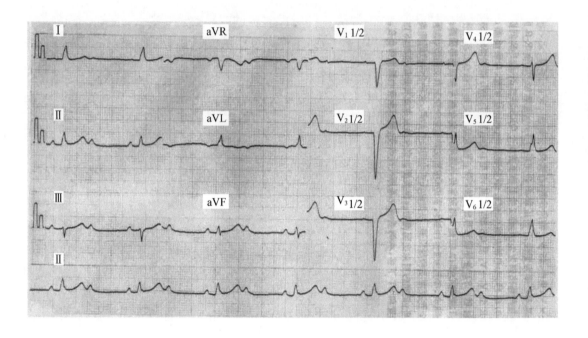

临床资料: 杜××,男性,45 岁。临床诊断:心肌炎。

心电图特征: 基本心律为窦性,P 波正常,P-P 间期均齐,心房率 92 次/分,R-R 间期亦规整,心室率 46 次/分,房室传导比例为 2:1,即 2 个 P 波下传 1 个 QRS 波群,下传 P-R 间期恒定,为 0.18s,Q-T 间期为 0.46s,心电轴左偏(−19°)。肢导联Ⅰ、Ⅱ、aVL 呈 R 型,Ⅲ呈 rS 型,aVF 呈 Rs 型。胸导联 V_5、V_6 呈 R 型,V_1-V_3 呈 QS 型,V_4 呈 rS 型。R_{V5}、V_6、Ⅰ、aVL 增宽切迹,S_{V1-V3} 增宽粗钝,QRS 时限 0.14s。ST 各导联无明显偏移,T_{V1-V6} 直立。

心电图诊断: 1. 窦性心律;2. 二度Ⅰ型房室传导阻滞;3. 完全性左束支传导阻滞;4. 心肌损伤。

讨论: 患者心肌炎,房室为 2:1 传导,下传 QRS 波群呈完全性左束支图形,诊断二度Ⅱ型房室传导阻滞合并完全性左束支传导阻滞。根据希氏束心电图检查结果,这种合并症阻滞类型多数发生在室内左右束支水平,是室内双束支阻滞的一种类型。完全性左束支传导阻滞时,ST-T 呈继发性改变,即 $T_{V5、V6}$ 倒置和 ST 下移,本例 T 直立系原发性改变,提示原有心肌损伤存在。

例215　三度房室传导阻滞

Ⅱ

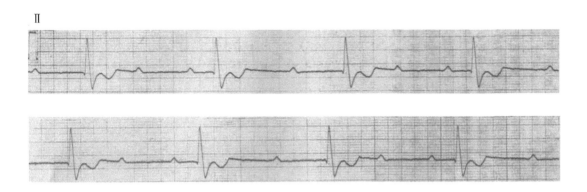

临床资料：卜××，女性，66岁。临床诊断：高血压病、冠心病。

心电图特征：上下两条为连续描记的Ⅱ导联心电图。P波规律出现，时限及振幅正常，P-P间期规整，时间为0.76s，心房率78次/分。QRS波群呈qRs型，时限增宽达0.16s，T波倒置与QRS主波反向，R-R间期均齐，时限为1.92s，心室率31次/分。P波与QRS波群无固定关系，心房率＞心室率，形成完全性阻滞性房室脱节。

心电图诊断：1. 窦性心律；2. 三度房室传导阻滞；3. 室性自搏性心律。

讨论：当房室传导系统某部的传导功能异常降低，使所有的心房激动都不能下传心室，房室传导被完全阻断，称三度（完全性）房室传导阻滞。此时的心房与心室活动分别由两个起搏点控制，通常窦房结控制心房，而交界区或心室起搏点控制心室，形成完全性房室脱节。

心电图表现是：①P-P间期相等，R-R间期相等，P-R间期不固定；②完全性房室脱节，心房率＞心室率；③心室起搏点如位于房室束分叉以上，则QRS波群形态正常，心室率常在40次/分以上；若起搏点位于房室束分叉以下，则QRS波群增宽（时限≥0.12s）、畸形，心室率常在40次/分以下。本例心电图具备以上特点，为三度房室传导阻滞。QRS波群宽大畸形，心室率31次/分示房室阻滞点位于房室束分叉以下。

例 216 三度房室传导阻滞（完全性房室传导阻滞）

II

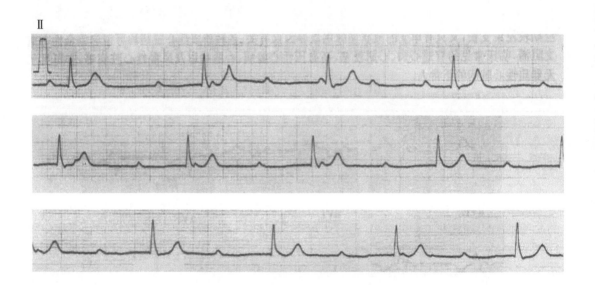

临床资料：黄××，男性，63 岁。临床诊断：高血压病、冠心病。

心电图特征：P 波为窦性，时限振幅正常，P-P 间期 0.72～0.86s，平均心房率 76 次/分，Q-T 间期 0.46s，QRS 时限 0.14s，其形态呈 qRs 型，S 波稍粗钝。R-R 间期 1.66s，且非常规则。心室率 36 次/分，P 波与 QRS 波群无关，形成阻滞型房室脱节。

心电图诊断：1. 窦性心律不齐；2. 三度房室传导阻滞；3. 室性自搏性心律。

讨论：本例心电图 P-P 间期相等，R-R 间期均齐，P-R 间期不等，P 与 QRS 无关，心房率＞心室率，为典型的三度房室传导阻滞图形。QRS 波群呈完全性右束支阻滞图形，心电轴不偏，提示其异位起搏点位于左束支；因心室自搏性心率缓慢，心室率 36 次/分，显示起搏点位置比较低。

这种心律容易发生心室颤动或心室停搏，是安置心脏起搏器的适应证。该图是行心室起搏器（型号 VVIR，即心室频率应答按需型起搏器）置入术中的心电图记录。

例 217 完全性右束支传导阻滞

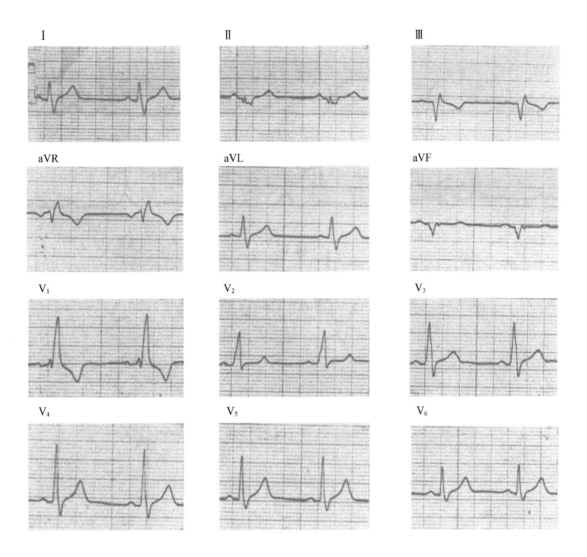

临床资料: 劳××,男性,42 岁。临床诊断:冠心病,陈旧性下壁心肌梗死。

心电图特征: 窦性心律、P 波规律出现,时限振幅正常,心率 71 次/分。P-R 间期 0.14s,Q-T 间期 0.40s,心电轴左偏(-68°)。各导联 QRS 时限达 0.16s。心前 V_1 导联呈 rsR' 型,V_5、V_6 导联呈 Rs 型,R'_{V1} 导联及 S_{V5} 导联增宽粗钝,肢体导联 I 呈 qRS 型,aVR 呈 rsR' 型,R'_{aVR} 及 SI 也增宽、粗钝,II 呈 QS 型,其中间出现小波折为"胚胎 r"波,aVF 呈 QS 型,III 呈 Qr 型,为陈旧性下壁心肌梗死。此外,心前导联 T_{V1} 倒置,ST 段下移 0.05mV,$T_{V5,V6}$ 直立,为继发性 ST-T 改变。

心电图诊断: 1. 窦性心律;2. 完全性右束支传导阻滞;3. 陈旧性下壁心肌梗死。

讨论：本幅是一份典型的完全性右束支传导阻滞图例，其心电图主要表现是：心室除极最初阶段的 0.01～0.06s 向量是正常的，其 QRS 波群和正常相似；而在 0.06s 向量之后，由于在右室心肌内非常缓慢地除极，出现异常的向右前下的附加向量，因而在心电图上 QRS 时间延长达 0.12s 以上，在 V₁、aVR 导联的 QRS 后半部分，出现了宽阔、粗钝的 R 或 R′波，而在 V₅、V₆及 Ⅰ、aVL 等导联，QRS 终末部分出现宽阔、粗钝的 S 波；由于除极程序的异常导致复极程序的异常，产生了继发性 ST-T 改变。

在临床上，右束支阻滞远较左束支阻滞多见，这与右束支结构细长容易损伤，其生理（有效）不应期较左束支长，又只有单支的冠状动脉供血等因素有关。各种器质性心脏病均可引起完全性右束支阻滞，临床常见的有冠心病、心肌梗死、高血压性心脏病、心肌病及风湿性心脏病等，亦可见于无器质性心脏病的正常人。

例218 完全性右束支传导阻滞及左后分支传导阻滞

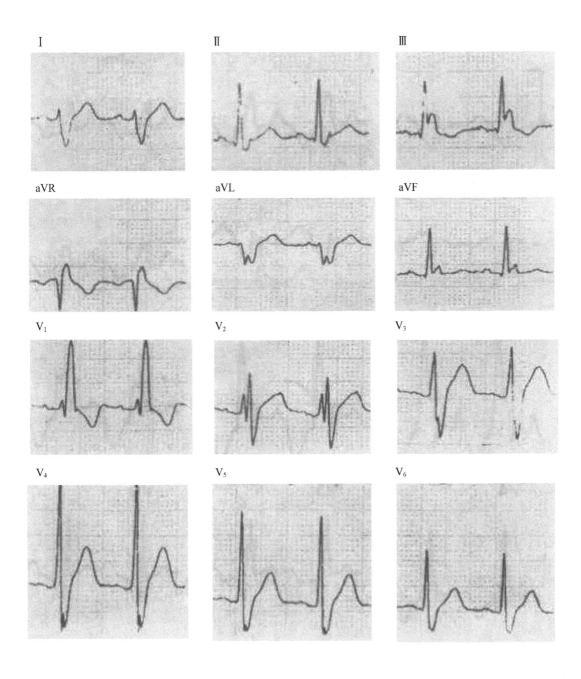

临床资料:张××,男性,46岁。临床诊断:冠心病,心绞痛。

心电图特征:P波规律出现,时限及振幅正常,P-P间期0.62s,心率96次/分,P-R间期0.15s,Q-T间期0.36s,心电轴重度右偏(120°),各导联QRS时限0.13s。心前导联V_1呈rsR′型,R波宽大,V_2呈rsR′S′型,V_5、V_6呈RS型,S波增宽。肢导联Ⅰ、aVL呈rS型,S波宽且顿挫,Ⅱ、Ⅲ、aVF呈qRs型。V_1导联ST段降低,T_{V1}倒置,有宽大S波的导联T波直立。

心电图诊断:1.窦性心律;2.完全性右束支传导阻滞;3.左后分支传导阻滞。

讨论:本幅心电图主要改变是心前V_1呈rsR′型,R波增宽粗钝,V_5、V_6呈Rs型,S波宽大而有切迹,心电轴重度右偏达120°,符合典型的完全性右束支阻滞合并左后分支阻滞,是双束支阻滞中的一种较少见的组合类型。应当提出的是,左后分支阻滞远较左前分支阻滞少见,下诊断时应慎重。除左后分支阻滞之外,右室肥大,慢性肺源性心脏病,大面积侧壁心肌梗死及正常垂直位心脏也可导致心电轴右偏,出现上述图形,因此,分析心电图时应结合临床资料,综合考虑方可下结论。该患者冠心病,心绞痛无右室肥大证据,完全性右束支阻滞及左后分支阻滞可能是心脏心肌病变损害传导系统所致。

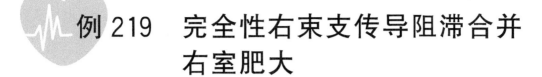

例219 完全性右束支传导阻滞合并右室肥大

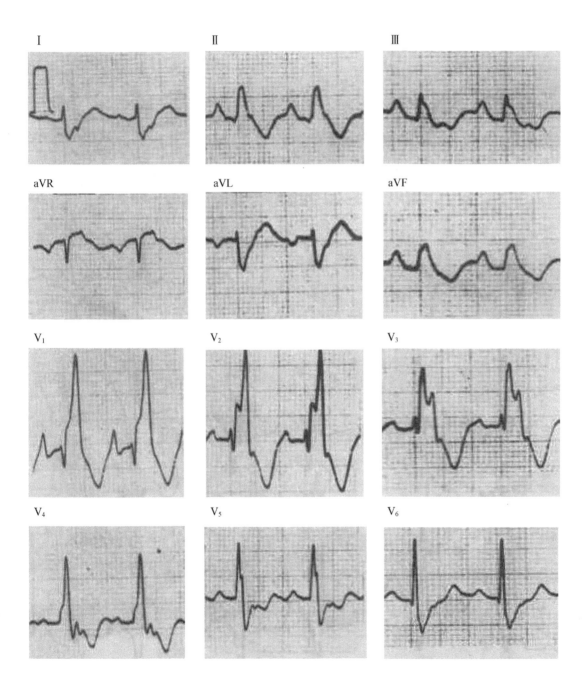

临床资料：黄××，男性，22 岁。临床诊断：先天性心脏病，"法洛四联症"。

心电图特征：P 波规律出现，$P_{II、III、aVF}$ 直立，振幅 0.25mV，P_{V1} 先正后负，正向波幅 0.35mV，P 波时限 0.10s，P-P 间期 0.62s，心率 92 次/分，P-R 间期 0.18s，QRS 时限 0.16s，Q-T 间期 0.40s，心电轴右偏（103°）。QRS 波群在胸导联 V_1、V_2、V_3 呈 rsR' 型，V_4、V_5 呈 Rs 型，V_6 呈 qRs 型。

R'_{V1}＝2.0mV（正常 R'_{V1}＜1.5mV），肢导联 I、aVL 呈 rS 型，II、III、aVF 呈 R 型，aVR 呈 Qr 型，R' 或 $R_{V1、aVR}$ 增宽、切迹，$S_{V5、V6、I、aVL}$ 粗钝。$ST_{V1、V2、V3、V4、V5}$ 下移 0.10～0.20mV，$T_{II、III、aVF、V1-V4}$ 倒置。

心电图诊断：1. 窦性心律；2. 完全性右束支传导阻滞；3. 右房肥大；4. 右室肥大。

讨论：当完全性右束支传导阻滞时 R'_{V1}≥1.5mV，常合并右室肥大，本例 R'_{V1}＝2.0mV，心电轴右偏，$S_{V5、V6}$ 增深等符合右室肥大，与临床先天性心脏病法洛四联症相吻合。P 波振幅 II、III、aVF 虽然不算太高，但是，P 波在 V_1 增高尖锐，振幅高达 0.35mV，这符合先天性心脏病引起的右房肥大的特点。先天性心脏病引起的右房肥大，P 向量环常向前下，反映在 V_1、V_2 导联 P 波振幅高尖为主，而肺源性心脏病引起之右房肥大，则 P 波高尖在 II、III、aVF 导联为主。

例220　完全性左束支传导阻滞

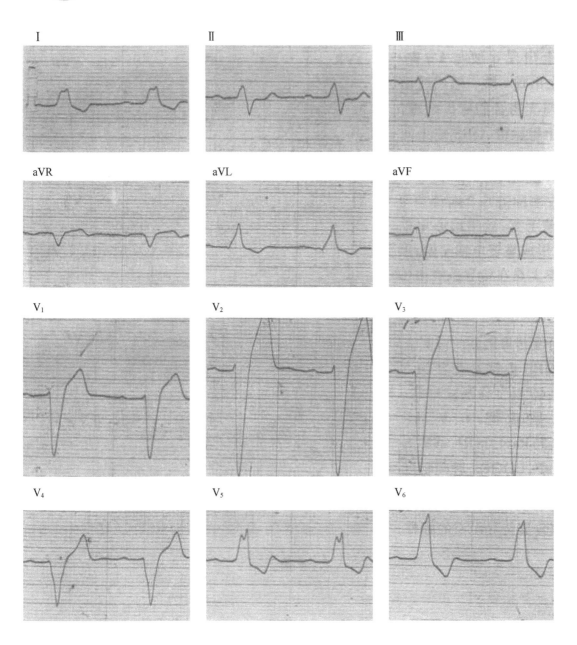

　　临床资料:张××,男性,62 岁。临床诊断:心肌病。

　　心电图特征:P 波规律出现,时限及振幅正常,P-P 间期 1.0s,心率 60 次/分,P-R 间期 0.28s,Q-T 间期 0.46s,心电轴重度左偏(-58°),各导联 QRS 时限增宽达 0.17s。心前导联 V_5、V_6 呈 R 型,V_1、V_2、V_3、V_4 呈 rS 型,肢体导联 Ⅰ 呈 R 型,aVL 呈 qR 型,Ⅱ、Ⅲ、aVF 呈 rS 型,aVR 呈 QS 型。R 在导联 Ⅰ、aVL、V_5、V_6 增宽,波幅顶端明显切迹或顿挫,$S_{V1、V2、V3、V4、Ⅲ、aVF}$ 明显粗钝。在以 R 波为主的导联如 Ⅰ、aVL、V_5、V_6 ST 段下移,T 波倒置或双向,以 S 波为主的导联 ST 段抬高,T 波直立。

　　心电图诊断:1. 窦性心律;2. 一度房室传导阻滞;3. 完全性左束支传导阻滞。

　　讨论:本例是一完全性左束支传导阻滞心电图,其主要心电图改变是:①QRS 波群时间>0.12s;②导联 V_5、V_6、Ⅰ 的 R 波宽阔,切迹或顿挫,无 q 波,V_1、V_2 的 S 波增宽粗钝,r 波极小;③ST-T 方向与 QRS 主波方向相反,即导联 ST 段抬高,T 波直立,V_5、V_6 导联 ST 段下移,T 波倒置,为继发性改变。此外,一度房室传导阻滞(P-R 间期延长)的阻滞部位可能在右束支,也可诊断完全性左束支传导阻滞合并一度右束支传导阻滞。

　　左束支传导阻滞多表示有器质性心脏病,如冠心病、高血压心脏病、心肌病及风湿性心脏病等。

例 221　左前分支传导阻滞

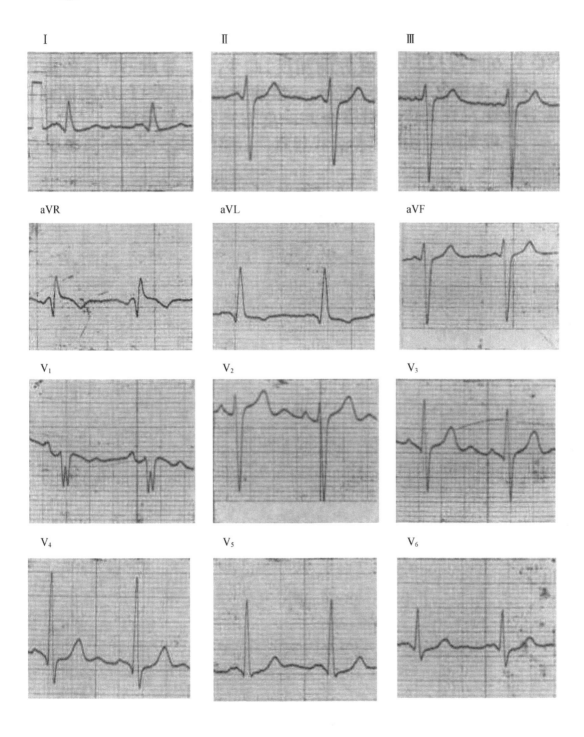

临床资料：李××，男性，26岁。临床诊断：甲状腺功能亢进。

心电图特征：窦性心律，P-P间期0.68s，心率88次/分，P-R间期0.13s，Q-T间期0.33s，心电轴显著左偏（-69°），QRS时限0.10s。肢体导联Ⅰ、aVL呈qR型，Ⅱ、Ⅲ、aVF呈rS型，aVR呈qR型，$R_{aVL} > R_{I、aVR}$，$S_{Ⅲ} > S_{Ⅱ、aVF}$。心前导联V_1、V_2呈rS型，V_3呈qRS型，V_4、V_5、V_6呈qRs型。ST-T正常。

心电图诊断：1. 窦性心律；2. 左前分支传导阻滞。

讨论：本例是典型左前分支传导阻滞心电图。左束支有两个分支，即左前分支和左后分支，左前分支阻滞时，激动通过左后分支先使左室后下壁除极，使QRS起始0.02s向量指向右下，在Ⅰ、aVL导联上出现q波与Ⅱ、Ⅲ、aVF导联上出现r波。然后激动通过前后两支吻合的浦氏纤维，使左室前上壁除极，QRS终末向量指V_3向左上，投影在Ⅰ、aVL导联出现终末R波与Ⅱ、Ⅲ、aVF导联的S波。左室除极综合向量方向是朝向左前上方，故平均心电轴指向左上，形成显著电轴左偏。由于激动基本上是在传导系统内传布的，所以QRS时间正常或仅轻度延长。

左前分支传导阻滞的诊断标准是：①QRS电轴显著左偏，-30°～-90°，-45°以上诊断较可靠；②Ⅰ、aVL呈qR型，Ⅱ、Ⅲ、aVF呈rS型；③$R_{aVL} > R_{I、aVR}$，$S_{Ⅲ} > S_{Ⅱ、aVF}$；④QRS时间轻度延长，一般在0.11s以内。本例符合上述左前分支传导阻滞的诊断标准。

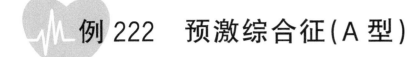

例222 预激综合征(A型)

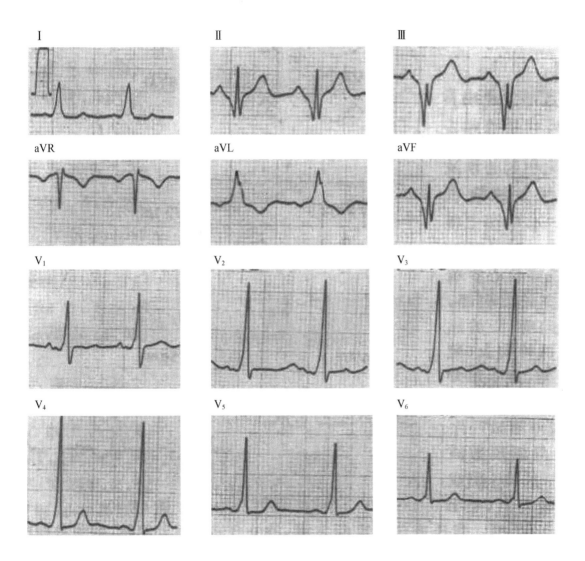

临床资料：谭××，男性，20岁。临床诊断：心悸原因待查。

心电图特征：P波规律出现，$P_{I、II、aVF、V5、V6}$直立，P_{aVR}倒置，时限及振幅正常。P-P间期0.72s，心率83次/分，P-R间期0.12s，P-J间期0.26s，QRS时限0.13s，各导联QRS起始部顿挫为预激波（△波），胸导联预激波和QRS主波均向上，肢体导联 I、aVL呈R型，II、III、aVF导联有异常Q波。Q-T间期为0.38s，心电轴左偏（−12°），ST-T无明显异常。

心电图诊断：1. 窦性心律；2. 预激综合征（A型）；3. 假性下壁心肌梗死图形。

讨论：预激综合征是心房的激动沿正常房室传导系统下传还未到达心室之前，经由房室旁道预先激动心室的某一部分的一种综合征。其心电图表现是：①P-R间期＜0.12s，但P波仍为窦性。②QRS 时限>0.10s。但 P-J 间期正常（<0.27s）。③有预激波（△波），其△波一般与 QRS 主波方向一致。④ST-T 呈继发性改变。在Ⅱ、Ⅲ、aVF 导联△波负向，提示预激部位在左室后壁。另外，Ⅱ、Ⅲ、aVF 有异常 Q 波，是预激所造成的酷似下壁心肌梗死图形，并非真正的心肌梗死，应注意鉴别。预激综合征时，根据 V₁ 导联△波极性及 QRS 波方向对预激旁道进行初步判断，如果 V₁ 导联△波正向，QRS 主波也向上者，一般为左侧房室旁道，即 A 型预激综合征；如果 V₁ 导联△波负向或 QRS 波主波向下为主者，为 B 型预激综合征。

本幅心电图改变是 P-R 间期缩短（虽然≥0.12s），出现△波和 QRS 时限增宽，符合预激综合征。由于心前导联预激波和 QRS 主波均向上，为 A 型预激综合征。Ⅰ、aVL 导联△波正向。

例223　预激综合征(B型)

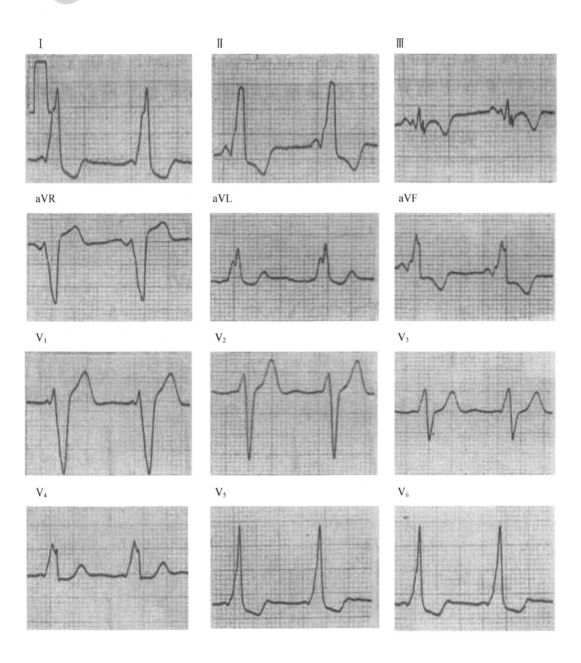

临床资料:张××,男性,25 岁。临床诊断:心悸原因待查。

心电图特征:基本心律为窦性,心率 79 次/分,P-R 间期缩短 0.08s,QRS 时限增宽达 0.16s,而 P-J 间期正常 0.24s。QRS 形态于胸导联 V₁、V₂、V₃呈 rS 型,V₄、V₅、V₆呈 R 型,肢导联 I、II、aVL、aVF 呈 R 型,III呈 M 型,aVR 呈 QS 型,各导联 QRS 波群起始部有△波(预激波),Q-T 间期 0.40s,心电轴正常(30°)。ST-T 呈继发性改变(QRS 主波向上的导联 ST 段下移,T 波倒置)。

心电图诊断:1. 窦性心律;2. 预激综合征(B 型)。

讨论:患者临床上有反复发作心动过速史,心电图 P-R 间期短,QRS 波群宽,有明显△波而诊断预激综合征无疑。V₁、V₂、QRS 主波向下(以 S 波为主),V₅、V₆、QRS 主波向上(呈 R 型)。提示预激旁道在右心室。另外,参考△波方向II、aVF 向上(正向),表示预激部位在右前隔旁。部分导联 ST 段下移和 T 波倒置,预激程度越大,ST-T 改变越显著,为继发性改变。

预激综合征大部分是由肯氏束(Kent)引起,它是跨越左或右房室沟的肌桥,故又称房室旁道。由肯氏束引起的预激综合征为典型预激综合征(WPW 综合征)。心电图上根据预激波的方向,一般分为三型。①A 型:肯氏束的心室端终止于左或右心室的后底部,则预激程序由后向前,心前导联 V₁-V₆QRS 主波均向上(呈 R 或 Rs 型)。②B 型:肯氏束旁道位于右房室间,其心室端终止于右室前侧壁,则预激程序由右向左,V₁、V₂、导联预激波和 QRS 主波向下(呈 QS 型或 rS 型),V₅、V₆导联向上(呈 B 型),电轴多左偏。③C 型:肯氏束位于左房室间,终止于左室外侧壁,则预激程序由左向右,V₁、V₂、QRS 主波向上(呈 R 型),V₅、V₆向下(呈 Qr 型或 QR 型),电轴右偏。

例224　急性心包炎

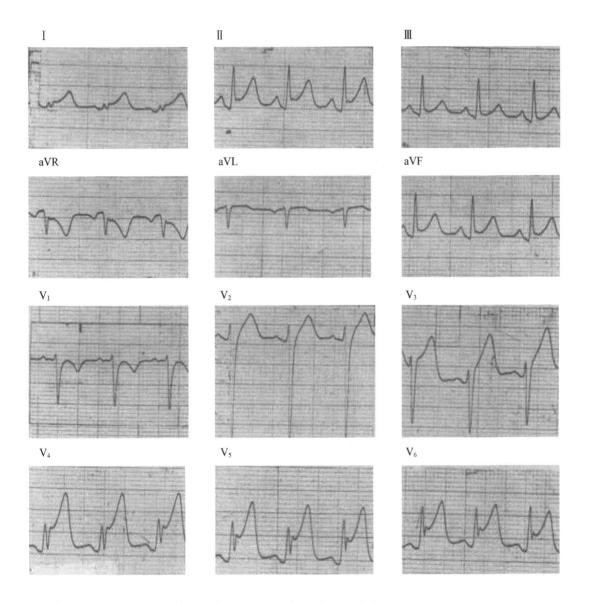

临床资料:陈××,男性,18岁。临床诊断:急性病毒性心包炎。

心电图特征:窦性P波规律出现,心率105次/分,P-R间期0.14s,QRS时限0.08s,Q-T间期0.32s,心电轴90°。QRS振幅在左心导联如Ⅰ、aVL、V_4—V_6明显降低,Ⅰ、Ⅱ、Ⅲ、aVL、aVF及V_2—V_6导联ST段呈凹面向上型抬高0.1~0.4mV,伴T直立高耸,ST_{aVR}下移0.15mV,T_{V1}位于等电位线。

心电图诊断:1.窦性心动过速;2.心肌损伤,符合急性心包炎的心电图改变。

　　讨论：本例心电图表现主要四条：①窦性心动过速；②普遍导联 ST 凹面向上型抬高；③T 波在多数导联直立高耸；④QRS 低电压，以上心电图改变是急性心包炎特征性表现，以此可与急性心肌梗死心电图相鉴别。急性心包炎产生心电图改变的原因是：①由于心包内积液，使心肌激动产生的电流发生短路，导致 QRS 电压降低；②心包炎使心外膜下浅层心肌损伤，产生损伤性电流，引起 ST 段抬高伴直立 T 波。此外，由于心肌损伤仅在心肌浅层，但较为广泛，因此，ST-T 改变表现在普遍导联，而且形状一致。

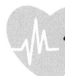 例225　低钾血症

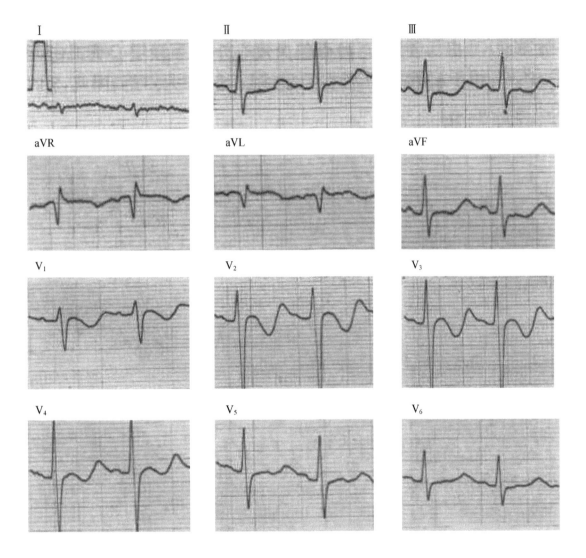

临床资料：陆××，男性，28岁。临床诊断：结肠癌术后，小肠不全梗阻，血钾2.1mmol/L。

心电图特征：窦性心律，P波正常，心率94次/分，P-R间期0.14s，QRS时限0.09s，Q-Tu间期0.50s，心电轴90°。各导联QRS波群形态正常。$ST_{II、III、aVF、V_5、V_6}$下移0.05mV、$T_{II、III、aVF}$、平坦，V_1-V_4倒置，V_5、V_6低平，但这些明显直立高大的u波，与其前的T相融合。

心电图诊断：1. 窦性心律；2. 低钾血症。

讨论：血钾过低时，细胞膜对钾离子的通透性减少，3位相平缓，时间延长，使整个动作电位时间延长，心电图表现Q-Tu间期延长，T低平，平坦或倒置。本例临床化验血钾低（2.1mmol/L），T低平，倒置伴高大u波，Q-Tu间期延长，低钾血症的诊断可以确立。

例226 高钾血症

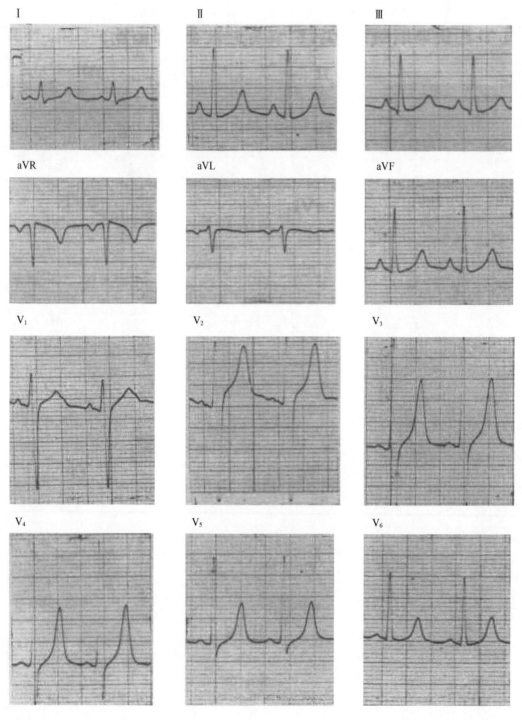

　　临床资料:李××,男性,27 岁。临床诊断:慢性肾炎,尿毒症,血钾 7.0mmol/L。

　　心电图特征:窦性 P 波规律出现,形态 Ⅱ、Ⅲ、aVF 稍尖锐,振幅时限正常,心率 102 次/分,P-R 间期 0.12s,QRS 时限 0.10s,Q-T 间期 0.34s,心电轴正常(75°)。各导联 QRS 波群形态均正常。T 波在普遍导联,尤其 V_2-V_6 导联高耸尖锐,两肢对称,基底变窄,ST_{V_2} 抬高,其他导联无明显偏移。

　　心电图诊断:1. 窦性心动过速;2. 高钾血症。

　　讨论:血钾过高时,首先是细胞膜在复极期对钾离子的通透性增加,因而 3 位相时间缩短,坡度变陡,使整个动作电位时间缩短,表现心电图上为 T 波高耸尖锐,Q-T 间期缩短。本例患者慢性肾功能不全,尿毒症,血钾 7.0mmol/L,心电图具备高血钾特征,诊断高钾血症无疑。

例 227 低钙血症

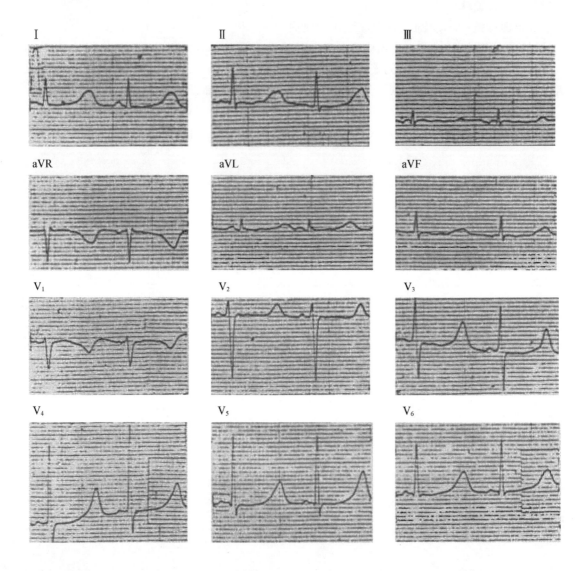

临床资料：方××，女性，36岁。临床诊断：慢性肾炎，肾功能不全，血清钙 6mmol/L，钾 5.4mmol/L。

心电图特征：窦性 P 波规律出现，时限及振幅正常，心率 71 次/分，P-R 间期 0.14s，QRS 时限 0.10s，Q-T 间期 0.60s，明显延长，心电轴正常（30°）。导联 Ⅰ、Ⅱ、Ⅲ、aVF 呈 qRs 型，aVL 呈 R 型，aVR 呈 rSr′型，V_1、V_2 呈 rS 型，V_3 呈 RS 型，V_4 呈 Rs 型，V_5、V_6 呈 qRs 型。$T_{aVR、V_1}$ 倒置外，其余均直立，稍高尖，ST 段无偏移。

心电图诊断：1. 窦性心律；2. 低钙血症；3. 疑高钾血症。

　　讨论：正常血清钙 9～11mmol/L，钾 3.5～5.5mmol/L，血钙过低时，动作电位 2 位相延长，反映在心电图上则是平坦延长，而致 Q-T 间期延长，患者临床慢性肾炎，肾功能不全，血清钙低，心电图 ST 段平坦延长，致 Q-T 延长达 0.60s，低血钙诊断可以确定。另外，本例化验血钾虽然正常（5.4mmol/L），但 T 波在胸导联稍高尖，可疑有轻度血钾偏高。

例 228　右位心

图1　　　　　　　　　　　　　　　图2

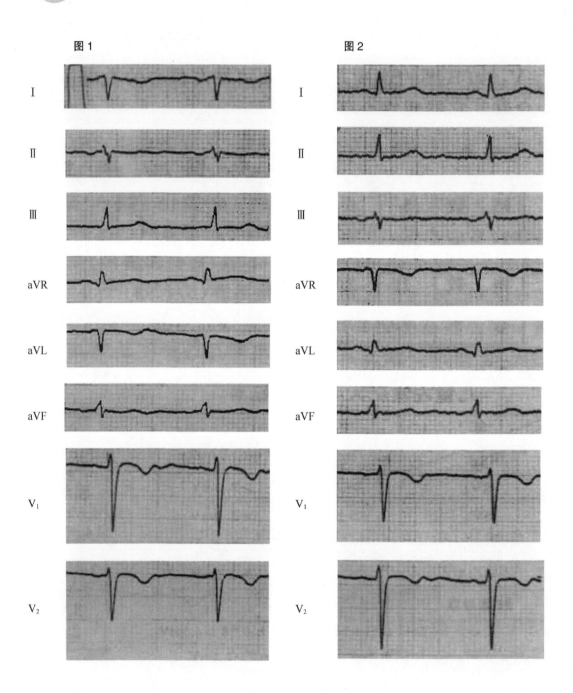

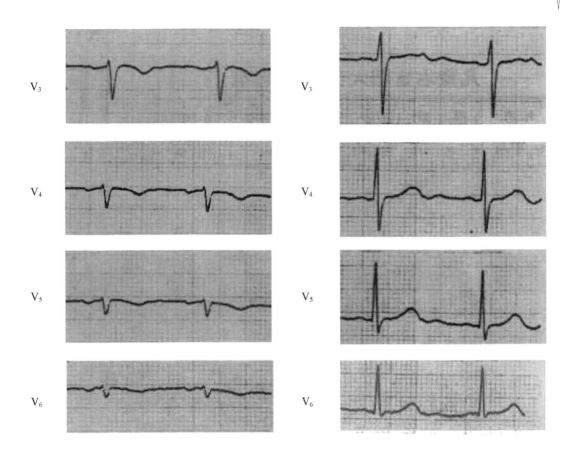

临床资料:杨××,女性,35 岁。查体时发现右位心而描记心电图。

心电图特征:

图 1,为常规导联方法连接描记的心电图。P 波规律出现,时限及振幅正常。$P_{I,aVL}$ 倒置,aVR 直立。P-P 间期 0.84s,心率 71 次/分,P-R 间期 0.14s,QRS 时限 0.08s,Q-T 间期 0.40s。导联 V_1-V_6 均呈 rS 型,R 振幅自至 V_1-V_6 逐渐减低,R/S 比值逐渐减少,I、II、aVL 呈 rS 型,aVR 呈 qR 型,aVF 呈 Rs 型。T 波 V_1-V_6,I、aVL 倒置,aVR 则直立。

图 2,是将左右手导联反接描记的心电图。$P_{I,II}$ 直立,aVR 倒置。导联 V_2、V_1、V_3R 呈 rS 型,V_4R 呈 Rs 型,V_5R、V_6R 呈 qRs 型。R 波振幅自 V_2-V_6R 逐渐增高,R/S 比值逐渐增大。I 呈 qR 型,II、aVF 呈 Rs 型,III 呈 rS 型,aVR 呈 QS 型,aVL 呈 qR 型。各导联 T 波正常。

心电图诊断:1. 窦性心律;2. 右位心。

讨论:本幅心电图图 1 I、aVL 导联 P、QRST 波均倒置,在 aVR 导联 P、QRS、T 均直立,似正常 aVL 导联图形,aVF 导联波形与正常 aVF 导联相同,胸前导联 V_{1-6}R 波逐渐减低,R/S 逐渐减小,符合右位心的心电图特征。图 2 为左右手反接的心电图。P、QRS、$T_{I,aVL}$ 导联直立,aVR 导联倒置,I 导联 III 导联互换,V_2、V_1、V_3R-V_6R 导联代替 V_1-V_6 导联,这样就成为一幅正常的心电图。

诊断右位心的心电图时,应注意排除因导联错接时出现的图形误差。为了鉴别和适应左位心(正常心脏位)分析习惯,可故意将左右手导联反接,再加做自 V_2、V_1、V_3R、V_4R、V_5R、V_6R代替 V_1-V_6(如图 2 的连接方法),这样便可按左位心的心电图标准进行分析和判断,不致于遗漏了右位心合并其他器质性心脏病的诊断。

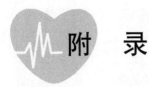

附　录

心电图心率换算表

格数	5	6	7	8	9	10	11	12	13	14	15	16	17	18
心率	300	250	214	187	166	150	136	125	115	107	100	93	88	83
格数	19	20	21	22	23	24	25	26	27	28	29	30		
心率	79	75	71	68	65	62	60	57	55	53	51	50		

儿童左室肥大心电图诊断标准

心前导联 ＼ 年龄	0～3 岁	3～16 岁
R_{V5}	＞3.0mV	＞3.5mV
S_{V1}	＞1.5mV	＞2.0mV
$S_{V1}+R_{V5}$	＞4.5mV	＞5.0mV
$Q_{V5,V6}$	＞0.5mV	＞0.5mV

正常 P-R 间期的最高限度表

心率(/min)	70 以下	71～90	91～110	111～130	130 以上
成年人	0.20	0.19	0.18	0.17	0.16
14～17 岁	0.19	0.18	0.17	0.16	0.15
7～13 岁	0.18	0.17	0.16	0.15	0.14
1.5～6 岁	0.17	0.165	0.155	0.145	0.135
0～1.5 岁	0.16	0.15	0.145	0.135	0.125

心电图心率、Q-T、Q-Tc 推算简表

时限最高值(s)

R-R (s)	心率 (/min)	男 Q-T	男 Q-Tc	女 Q-T	女 Q-Tc
0.30	200	0.24	0.43	0.25	0.46
0.32	187	0.25	0.44	0.26	0.46
0.34	176	0.26	0.45	0.27	0.46
0.36	167	0.26	0.43	0.27	0.45
0.38	158	0.27	0.45	0.28	0.45
0.40	150	0.27	0.43	0.29	0.46
0.42	143	0.28	0.43	0.30	0.46
0.44	136	0.29	0.44	0.30	0.45
0.46	130	0.29	0.43	0.31	0.46
0.48	125	0.30	0.43	0.32	0.46
0.50	120	0.31	0.44	0.32	0.45
0.52	115	0.31	0.43	0.33	0.46
0.54	111	0.32	0.44	0.34	0.46
0.56	107	0.32	0.43	0.34	0.45
0.58	103	0.33	0.43	0.35	0.46
0.60	100	0.34	0.44	0.35	0.45
0.62	97	0.34	0.44	0.36	0.46
0.64	94	0.35	0.44	0.36	0.45
0.66	91	0.35	0.43	0.37	0.46
0.68	88	0.36	0.44	0.38	0.46
0.70	86	0.36	0.43	0.38	0.45
0.72	83	0.37	0.44	0.39	0.46
0.74	81	0.37	0.43	0.39	0.45
0.76	79	0.38	0.44	0.40	0.46
0.78	77	0.38	0.43	0.40	0.45
0.80	75	0.39	0.44	0.41	0.46
0.82	73	0.39	0.43	0.41	0.45
0.84	71	0.40	0.43	0.42	0.46
0.86	70	0.40	0.43	0.42	0.45
0.88	68	0.41	0.44	0.43	0.46
0.90	67	0.41	0.43	0.43	0.46
0.92	65	0.42	0.44	0.44	0.46
0.94	64	0.42	0.43	0.44	0.45
0.96	63	0.42	0.43	0.45	0.45
0.98	61	0.43	0.43	0.45	0.45
1.00	60	0.43	0.43	0.46	0.46
1.02	59	0.44	0.44	0.46	0.46
1.04	58	0.44	0.43	0.46	0.45
1.06	57	0.45	0.44	0.47	0.46
1.08	56	0.45	0.43	0.47	0.45
1.10	55	0.45	0.44	0.48	0.46
1.12	54	0.46	0.43	0.48	0.45
1.14	53	0.46	0.43	0.49	0.46
1.16	52	0.47	0.44	0.49	0.45
1.18	51	0.47	0.43	0.49	0.46
1.20	50	0.48	0.44	0.50	0.46
1.22	49	0.48	0.43	0.50	0.46
1.24	48	0.48	0.43	0.51	0.45
1.26	48	0.49	0.44	0.51	0.45
1.28	47	0.49	0.43	0.51	0.45
1.30	46	0.49	0.43	0.51	0.46
1.32	45	0.50	0.44	0.52	0.45
1.34	45	0.50	0.43	0.52	0.46
1.36	44	0.51	0.44	0.53	0.45
1.38	43	0.51	0.43	0.53	0.46
1.40	43	0.51	0.43	0.54	0.46
1.42	42	0.52	0.44	0.54	0.45
1.44	41	0.52	0.43	0.55	0.45
1.46	41	0.52	0.43	0.55	0.46
1.48	40	0.53	0.44	0.56	0.46
1.50	40	0.53	0.43	0.56	0.46
1.52	39	0.53	0.43	0.56	0.45
1.54	39	0.54	0.44	0.57	0.46
1.56	38	0.54	0.43	0.57	0.46
1.58	38	0.55	0.44	0.57	0.45
1.60	37	0.55	0.43	0.58	0.46
1.62	37	0.55	0.43	0.58	0.46
1.64	37	0.55	0.43	0.58	0.45
1.66	36	0.56	0.43	0.59	0.46
1.68	36	0.56	0.43	0.59	0.46
1.70	35	0.56	0.43	0.59	0.45
1.72	35	0.57	0.43	0.60	0.46
1.74	34	0.57	0.43	0.60	0.45
1.76	34	0.58	0.43	0.61	0.46
1.78	34	0.58	0.43	0.61	0.46
1.80	33	0.58	0.43	0.61	0.45
1.82	33	0.58	0.43	0.62	0.46
1.84	33	0.59	0.43	0.62	0.46
1.86	32	0.59	0.43	0.62	0.45
1.88	32	0.60	0.43	0.62	0.45
1.90	32	0.61	0.44	0.63	0.46
1.92	31	0.61	0.44	0.63	0.45
1.94	31	0.61	0.44	0.63	0.45
1.96	31	0.61	0.44	0.64	0.46

导联 I、III QRS 波测定心电轴表

I＼III	−10	−9	−8	−7	−6	−5	−4	−3	−2	−1	0	+1	+2	+3	+4	+5	+6	+7	+8	+9	+10
+10	−30°	−25°	−19°	−13°	−7°	0°	+7°	+13°	+19°	+25°	+30°	+35°	+39°	+43°	+46°	+49°	+52°	+54°	+56°	+58°	+60°
+9	−35°	−30°	−24°	−18°	−11°	−4°	+4°	+11°	+18°	+24°	+30°	+35°	+40°	+44°	+47°	+51°	+53°	+56°	+58°	+60°	+62°
+8	−41°	−36°	−30°	−23°	−16°	−8°	0°	+8°	+16°	+23°	+30°	+36°	+41°	+45°	+49°	+52°	+55°	+58°	+60°	+62°	+64°
+7	−47°	−42°	−37°	−30°	−22°	−14°	−5°	+5°	+14°	+22°	+30°	+37°	+42°	+47°	+51°	+55°	+57°	+60°	+62°	+64°	+66°
+6	−53°	−49°	−44°	−38°	−30°	−21°	−11°	0°	+11°	+21°	+30°	+38°	+44°	+49°	+53°	+57°	+60°	+63°	+65°	+67°	+68°
+5	−60°	−56°	−52°	−46°	−39°	−30°	−19°	−7°	+7°	+19°	+30°	+39°	+46°	+52°	+56°	+60°	+63°	+66°	+68°	+69°	+71°
+4	−66°	−64°	−60°	−55°	−49°	−41°	−30°	−16°	0°	+16°	+30°	+41°	+49°	+55°	+60°	+64°	+67°	+69°	+71°	+73°	+74°
+3	−72°	−71°	−68°	−65°	−60°	−53°	−44°	−30°	−11°	+11°	+30°	+44°	+53°	+60°	+65°	+68°	+71°	+73°	+75°	+76°	+77°
+2	−78°	−78°	−76°	−74°	−71°	−67°	−60°	−49°	−30°	0°	+30°	+60°	+71°	+76°	+79°	+81°	+82°	+83°	+84°	+84°	+85°
+1	−84°	−84°	−83°	−82°	−81°	−79°	−76°	−71°	−60°	−30°	+30°	+60°	+71°	+76°	+79°	+81°	+82°	+83°	+84°	+85°	+85°
0	−90°	−90°	−90°	−90°	−90°	−90°	−90°	−90°	−90°	−90°		+90°	+90°	+90°	+90°	+90°	+90°	+90°	+90°	+90°	+90°
−1	+265°	+265°	+264°	+263°	+262°	+261°	+259°	+256°	+251°	+240°	+210°	+150°	+120°	+109°	+104°	+101°	+99°	+98°	+97°	+96°	+95°
−2	+261°	+260°	+259°	+258°	+256°	+254°	+251°	+247°	+240°	+229°	+210°	+180°	+150°	+131°	+120°	+113°	+109°	+106°	+104°	+102°	+101°
−3	+257°	+256°	+255°	+253°	+251°	+248°	+245°	+240°	+233°	+224°	+210°	+191°	+169°	+150°	+136°	+127°	+120°	+115°	+112°	+109°	+107°
−4	+254°	+252°	+251°	+249°	+247°	+244°	+240°	+235°	+229°	+221°	+210°	+196°	+180°	+164°	+150°	+139°	+131°	+125°	+120°	+116°	+113°
−5	+251°	+249°	+248°	+246°	+243°	+240°	+236°	+232°	+226°	+219°	+210°	+199°	+187°	+173°	+161°	+150°	+141°	+134°	+128°	+124°	+120°
−6	+248°	+247°	+245°	+243°	+240°	+237°	+233°	+229°	+224°	+218°	+210°	+201°	+191°	+180°	+169°	+159°	+150°	+142°	+136°	+131°	+127°
−7	+246°	+244°	+242°	+240°	+238°	+235°	+231°	+227°	+222°	+217°	+210°	+202°	+194°	+185°	+175°	+166°	+158°	+150°	+143°	+138°	+133°
−8	+244°	+242°	+240°	+238°	+235°	+232°	+229°	+225°	+221°	+216°	+210°	+203°	+196°	+188°	+180°	+172°	+164°	+157°	+150°	+144°	+139°
−9	+242°	+240°	+238°	+236°	+233°	+231°	+228°	+224°	+220°	+215°	+210°	+204°	+198°	+191°	+184°	+176°	+169°	+162°	+156°	+150°	+145°
−10	+240°	+238°	+236°	+234°	+232°	+229°	+226°	+223°	+220°	+215°	+210°	+206°	+199°	+192°	+186°	+180°	+173°	+167°	+161°	+155°	+150°

ICHD/NASPES 位字母起搏器代码(1981 年)

位置	1	2	3	4	5
类目	起搏的心腔	感知的心腔	感知后反应方式	程控功能	抗心动过速功能
	V——心室	V——心室	T——触发	P——程控频率	B——快速短阵刺激
	A——心房	A——心房	I——抑制和(或)输出	A——心房	A——心房
	D——双腔	D——双腔	D——双重*	M——多项程控	N——正常频率
	O无	O无	C——交流	S——扫描	
				R——逆转**（遥测功能）	E——体外控制

* 触发和抑制功能；

** 在正常和缓慢心律时,起搏器被抑制,而在心动过速时,起搏器的反应为"逆转"方式,现已无此类起搏器